全国高等医学院校规划教材精讲与习题丛书编委会

总 主 编 孙庆伟
副总主编 何 蔚　李良东　谢水祥　陈懿建
编　　委（按姓氏笔画为序）

王小农	王建忠	甘 滔	叶 军	叶和杨
朱亚飞	刘 铮	刘先发	许春鹃	孙庆伟
李良东	李启华	杨庆春	何 珏	何 蔚
宋 涛	张文平	陈水亲	陈同强	陈学洪
陈懿建	罗开源	罗晓婷	周爱琴	钟小明
钟有添	钟善全	袁 娲	徐小琴	黄 樱
黄彬红	蒋绍祖	温二生	谢水祥	谢晓英
谢富华	谢新华	赖燕蔚	廖红群	缪作华

全国高等医学院校规划教材精讲与习题

组织学与胚胎学

Histology and Embryology

陈同强　袁　娲　主编

化学工业出版社

·北京·

本书分上、下两篇，共28章，章节编排与规划教材基本一致。每章先列出教学目的要求，强调本章需要重点掌握、熟悉和了解的内容；内容精讲对本章的学习内容和知识点进行了提炼、归纳和总结，重点内容用★号标出，特别需要强调的重点、难点与考点内容用点线明示，以提醒学生注意掌握、记忆；章后设同步练习和参考答案。书后附两套综合模拟测试试卷，以供学习者检查自己对知识的掌握程度。

本书适用于高等医学院校基础、临床、预防、口腔等医学类专业本科学生使用，也可作为报考研究生的专业课复习用书及教师教学的参考用书。

图书在版编目（CIP）数据

组织学与胚胎学/陈同强，袁娲主编. —北京：化学工业出版社，2019.10

全国高等医学院校规划教材精讲与习题

ISBN 978-7-122-35045-9

Ⅰ.①组⋯ Ⅱ.①陈⋯ ②袁⋯ Ⅲ.①人体组织学-医学院校-教学参考资料②人体胚胎学-医学院校-教学参考资料 Ⅳ.①R32

中国版本图书馆CIP数据核字（2019）第173827号

责任编辑：邱飞婵　满孝涵　　　　文字编辑：吴开亮
责任校对：宋　玮　　　　　　　　装帧设计：刘丽华

出版发行：化学工业出版社（北京市东城区青年湖南街13号　邮政编码100011）
印　　装：大厂聚鑫印刷有限责任公司
787mm×1092mm　1/16　印张12½　字数341千字
2020年1月北京第1版第1次印刷

购书咨询：010-64518888　　售后服务：010-64518899
网　　址：http://www.cip.com.cn
凡购买本书，如有缺损质量问题，本社销售中心负责调换。

定　价：35.00元　　　　　　　　　　　　　　　　　版权所有　违者必究

编写人员名单

主　　编　陈同强　袁　娲
副 主 编　邓　婷　况花荣
编　　者（按姓氏笔画为序）
　　　　　邓　婷　刘波兰　李　丰　况花荣
　　　　　陈同强　袁　娲

前言

组织学与胚胎学是一门承前启后的重要的医学基础课程，需要解剖学、化学等有关知识作为基础，又能为后继课程如生理学、生物化学、病理学以及内、外、妇、儿科等临床课程的学习准备必要的基本知识和基本技能。同时组织学与胚胎学也是一门形态学课程，可以称之为正常人体微观形态学，是主要讲述显微镜（包括光学显微镜和电子显微镜）下正常人体形态结构与功能的科学。与解剖学这门形态性课程相比，组织学与胚胎学教学内容抽象、复杂，记忆性内容较多，不易归纳，在教学实践过程中，学生感觉难懂、难讲、难记，厌学情绪严重，因此仅仅依靠课堂和教材，很难牢固掌握组织学与胚胎学的基本知识与基本理论。

为了激发学生的学习兴趣，减轻学生的学习负担，用较少的时间掌握和记住教材的内容，帮助学生对教材理论知识进行准确理解和全面复习，培养学生全面分析问题和解决问题的能力，训练学生比较、归纳、综合问题及表达问题的能力，轻松学好本课程，本书紧紧围绕国家卫生健康委员会"十三五"规划教材《组织学与胚胎学》（第9版），根据教学大纲，结合教学过程中一线教师多年的教学经验与体会，参考 Basic Histology（Luiz Carlos Junqueira）、《现代组织学（成令忠）》等书进行了编写。

全书分上、下两篇，共28章，章节编排与教材基本一致，每章又分四部分，即教学目的要求、内容精讲、同步练习和参考答案。在每章开始处列出了本章需重点掌握、熟悉和了解的内容。行文中重点内容用★标出，并在特别需要强调处（重点、难点、考点）用点线标出。书后附有两套综合模拟测试试卷，以供学生检查自己对知识的掌握程度。

本书能帮助学生进行课前预习，提高听课效率，更有助于在课后复习时对知识的总结归纳、融会贯通，从而减轻学习负担，增强学习效果。本书适用于高等医学院校基础、临床、预防、口腔等医学类专业本科学生使用，也可作为报考研究生的专业课复习及教师教学、临床医师的参考用书。

由于编者水平有限，编写时间比较仓促，错漏之处及其他问题在所难免，恳请使用本书的教师和同学批评指正。

编者
2019年4月

目录

上篇　组织学

第1章　组织学绪论 ……………… 001
  一、组织学的研究内容 …………… 001
  二、组织学发展简史 ……………… 001
  三、组织学的学习方法 …………… 002
  四、常用组织学技术 ……………… 002
  同步练习 …………………………… 003
  参考答案 …………………………… 004

第2章　上皮组织 ………………… 005
  一、被覆上皮 ……………………… 005
  二、腺上皮和腺 …………………… 006
  三、上皮细胞的特化结构 ………… 007
  四、上皮组织的再生与化生 ……… 009
  同步练习 …………………………… 009
  参考答案 …………………………… 010

第3章　结缔组织 ………………… 012
  一、疏松结缔组织 ………………… 012
  二、致密结缔组织 ………………… 015
  三、脂肪组织 ……………………… 016
  四、网状组织 ……………………… 016
  同步练习 …………………………… 016
  参考答案 …………………………… 017

第4章　软骨与骨 ………………… 019
  一、软骨 …………………………… 019
  二、骨 ……………………………… 020
  三、骨的发生 ……………………… 022
  同步练习 …………………………… 023
  参考答案 …………………………… 024

第5章　血液 ……………………… 025
  一、红细胞 ………………………… 025
  二、白细胞 ………………………… 026
  三、血小板 ………………………… 027
  四、淋巴 …………………………… 028

  五、骨髓和血细胞的发生 ………… 028
  同步练习 …………………………… 030
  参考答案 …………………………… 031

第6章　肌组织 …………………… 033
  一、骨骼肌 ………………………… 033
  二、心肌 …………………………… 034
  三、平滑肌 ………………………… 035
  同步练习 …………………………… 035
  参考答案 …………………………… 036

第7章　神经组织 ………………… 038
  一、神经元 ………………………… 038
  二、突触 …………………………… 040
  三、神经胶质细胞 ………………… 040
  四、神经干细胞 …………………… 041
  五、神经纤维和神经 ……………… 041
  六、神经末梢 ……………………… 042
  同步练习 …………………………… 043
  参考答案 …………………………… 044

第8章　神经系统 ………………… 045
  一、大脑皮质 ……………………… 045
  二、小脑皮质 ……………………… 046
  三、脊髓灰质 ……………………… 047
  四、神经节 ………………………… 047
  五、脑脊膜和血-脑屏障 …………… 048
  六、脉络丛和脑脊液 ……………… 048
  同步练习 …………………………… 048
  参考答案 …………………………… 049

第9章　循环系统 ………………… 051
  一、动脉和静脉管壁的一般结构 … 051
  二、动脉 …………………………… 052
  三、毛细血管 ……………………… 053
  四、静脉 …………………………… 054
  五、微循环 ………………………… 054

六、淋巴管系统 ………………………………… 055
　七、心脏 ………………………………………… 055
　同步练习 ………………………………………… 056
　参考答案 ………………………………………… 057
第10章　免疫系统
　一、免疫系统的组成 …………………………… 059
　二、免疫系统的功能 …………………………… 059
　三、免疫系统的分子基础 ……………………… 059
　四、主要的免疫细胞 …………………………… 059
　五、淋巴组织 …………………………………… 060
　六、淋巴器官 …………………………………… 061
　同步练习 ………………………………………… 063
　参考答案 ………………………………………… 064
第11章　皮肤
　一、表皮 ………………………………………… 066
　二、真皮 ………………………………………… 068
　三、皮肤的附属器 ……………………………… 068
　同步练习 ………………………………………… 069
　参考答案 ………………………………………… 069
第12章　眼和耳
　一、眼 …………………………………………… 071
　二、耳 …………………………………………… 073
　同步练习 ………………………………………… 075
　参考答案 ………………………………………… 076
第13章　内分泌系统
　一、甲状腺 ……………………………………… 078
　二、甲状旁腺 …………………………………… 079
　三、肾上腺 ……………………………………… 079
　四、垂体 ………………………………………… 080
　五、松果体 ……………………………………… 082
　六、弥散神经内分泌系统 ……………………… 082
　同步练习 ………………………………………… 082
　参考答案 ………………………………………… 083
第14章　消化管
　一、消化管壁的一般结构 ……………………… 085
　二、口腔与咽 …………………………………… 086
　三、食管 ………………………………………… 087
　四、胃 …………………………………………… 088
　五、小肠 ………………………………………… 089
　六、大肠 ………………………………………… 090
　七、消化管的淋巴组织 ………………………… 091
　八、胃肠的内分泌细胞 ………………………… 091

　同步练习 ………………………………………… 091
　参考答案 ………………………………………… 092
第15章　消化腺
　一、大唾液腺 …………………………………… 094
　二、胰腺 ………………………………………… 095
　三、肝 …………………………………………… 096
　四、胆囊和胆管 ………………………………… 097
　同步练习 ………………………………………… 098
　参考答案 ………………………………………… 098
第16章　呼吸系统
　一、鼻腔 ………………………………………… 100
　二、喉 …………………………………………… 100
　三、气管与主支气管 …………………………… 101
　四、肺 …………………………………………… 101
　同步练习 ………………………………………… 103
　参考答案 ………………………………………… 104
第17章　泌尿系统
　一、肾 …………………………………………… 105
　二、输尿管 ……………………………………… 109
　三、膀胱 ………………………………………… 109
　同步练习 ………………………………………… 109
　参考答案 ………………………………………… 110
第18章　男性生殖系统
　一、睾丸 ………………………………………… 111
　二、生殖管道 …………………………………… 113
　三、附属腺 ……………………………………… 113
　四、阴茎 ………………………………………… 114
　同步练习 ………………………………………… 114
　参考答案 ………………………………………… 115
第19章　女性生殖系统
　一、卵巢 ………………………………………… 117
　二、输卵管 ……………………………………… 119
　三、子宫 ………………………………………… 119
　四、阴道 ………………………………………… 120
　五、乳腺 ………………………………………… 121
　同步练习 ………………………………………… 121
　参考答案 ………………………………………… 122

下篇　胚胎学

第20章　胚胎学绪论
　一、胚胎学的内容 ……………………………… 124
　二、胚胎学发展简史 …………………………… 125
　三、胚胎学的研究方法 ………………………… 125

四、学习胚胎学的意义 …………… 126
同步练习 ………………………… 126
参考答案 ………………………… 127
第21章 胚胎发生总论 ………… 128
一、生殖细胞和受精 ……………… 128
二、胚泡形成和植入 ……………… 129
三、胚层的形成 …………………… 130
四、三胚层的分化和胚体形成 …… 130
五、胎膜和胎盘 …………………… 131
六、胚胎龄的推算 ………………… 133
七、双胎、多胎和联胎 …………… 133
同步练习 ………………………… 134
参考答案 ………………………… 135
第22章 颜面及四肢的发生 …… 138
一、鳃器的发生 …………………… 138
二、颜面的形成 …………………… 138
三、腭的发生与口腔、鼻腔的分隔 … 139
四、舌的发生 ……………………… 139
五、牙的发生 ……………………… 139
六、颈的形成 ……………………… 140
七、四肢的发生 …………………… 140
八、相关畸形 ……………………… 140
同步练习 ………………………… 140
参考答案 ………………………… 141
第23章 消化系统和呼吸系统的发生
  ……………………………………… 143
一、消化系统的发生 ……………… 143
二、呼吸系统的发生 ……………… 146
同步练习 ………………………… 146
参考答案 ………………………… 147
第24章 泌尿系统和生殖系统的发生
  ……………………………………… 148
一、泌尿系统的发生 ……………… 148
二、生殖系统的发生 ……………… 149

同步练习 ………………………… 151
参考答案 ………………………… 152
第25章 心血管系统的发生 …… 153
一、原始心血管系统的建立 ……… 153
二、心脏的发生 …………………… 153
三、主要血管的演变 ……………… 155
四、胎儿血液循环及出生后血液循环
    的变化 ………………………… 155
五、相关畸形 ……………………… 156
同步练习 ………………………… 156
参考答案 ………………………… 157
第26章 神经系统的发生 ……… 160
一、神经组织的发生 ……………… 160
二、脑的发生 ……………………… 160
三、脊髓的发生 …………………… 161
四、神经节和周围神经的发生 …… 162
五、神经系统相关内分泌腺的发生 … 162
六、相关畸形 ……………………… 163
同步练习 ………………………… 163
参考答案 ………………………… 163
第27章 眼和耳的发生 ………… 165
一、眼的发生 ……………………… 165
二、耳的发生 ……………………… 166
同步练习 ………………………… 167
参考答案 ………………………… 168
第28章 先天性畸形概述 ……… 169
一、先天性畸形的分类 …………… 169
二、先天性畸形的发生原因 ……… 169
三、胚胎的致畸敏感期 …………… 170
四、先天性畸形的预防和诊疗 …… 171
同步练习 ………………………… 171
参考答案 ………………………… 172
综合模拟测试（一） ……………… 173
综合模拟测试（二） ……………… 179

上篇 组织学

第1章 组织学绪论

教学目的要求

1. **掌握** 组织的概念；苏木精-伊红（HE）染色的含义及结果。
2. **熟悉** 组织学的概念、研究内容；基本组织与器官、系统的关系；几种常用组织学技术。
3. **了解** 组织学的学习方法。

内容精讲

一、组织学的研究内容

1. 组织学的概念 组织学（histology）是研究机体微细结构及其相关功能的科学。

2. 组织学的研究内容

(1) 细胞（cell） 机体结构与功能的基本单位。

(2) 组织（tissue） 由细胞群和细胞外基质构成。人体组织可归纳为四大基本组织，即上皮组织、结缔组织、肌组织和神经组织。

(3) 器官（organ） 由组织以不同的种类、数量和方式组合而成，具有一定的形态结构，执行特定的生理功能。

(4) 系统（system） 由一些功能相关的器官组成，能完成连续的生理功能。

二、组织学发展简史

1. 细胞、组织概念及细胞学说的提出 1665年英国物理学家Robert Hooke用自制的显微镜观察软木塞薄片，描述了细胞壁构成的小室，称之为"细胞"（cell）；1801年法国人Bichat观察解剖后的组织，首次提出"组织"（法文tissu）一词，并认为是组织构成了器官。1838年与1839年，德国人Schleiden和Schwann提出了细胞学说，认为细胞是一切植物和动物的结构、功能和发生的基本单位，在组织学与胚胎学等生命科学发展史上具有十分重要的意义。

2. 组织学的建立、发展以及超微结构的发现 19世纪中期以后，随着光学显微镜、切片技术及染色方法的不断改进与充实，使组织学发展成一门独立而系统的学科。20世纪初至中期，随着相差显微镜、偏光显微镜、暗视野显微镜、荧光显微镜和紫外光显微镜等特殊显微镜的应用，促进了组织学的发展。20世纪40年代，随着电子显微镜的问世，人类对生命现象结构基础的认识深入到超微结构领域。

3. 当代组织学 20世纪后期以后，随着组织和细胞培养、细胞融合、放射自显影术、荧光和激光技术等以及其他新发明的仪器和相关技术的应用，使组织学的研究进入了分子水平。

三、组织学的学习方法

1. 纵横联系深化认识 ①掌握机体各系统的主要器官由表及里（实质性器官）或由内向外（空腔性器官）是什么组织、以何种方式构成的，该器官有什么特异性的微细结构和细胞。②掌握主要细胞在器官和组织中的分布，其相对大小和外形，内部结构特点及主要功能。③各种组织结构不仅存在于某一章节，也可能存在于其他章节内容中。

2. 注意形态与功能的统一 研究形态、关注功能，才能深入理解器官中的组织、细胞的结构，以及它们之间的微妙关系。

3. 平面与立体的关系 组织学借助显微镜开辟了一个新的视觉空间。切片和照片只是提供了平面图像，而真实的结构是立体的。这就要求观察者将所看到的二维图形还原为事物本身的三维结构。

4. 从静态结构了解动态变化 生活中的细胞和组织处于动态变化之中，要善于从静态的组织切片理解时刻变化的组织结构。

四、常用组织学技术

（一）光学显微镜技术

1. 一般光学显微镜（简称光镜） 应用光镜观察组织切片是组织学研究最基本的方法，可放大1000倍左右。石蜡包埋切片技术是其标本制作的最常用方法，包括取材、固定、脱水、透明、石蜡包埋、切片、染色、封片等步骤，可成 $5\sim10\mu m$ 的薄片。

★常用的染色技术为苏木精-伊红染色法（hematoxylin-eosin staining），简称 HE 染色。苏木精为碱性染料，主要将细胞核内的染色质及胞质内的核糖体染成紫蓝色；伊红为酸性染料，主要使细胞质和细胞外基质中的成分着红色。易于被碱性或酸性染料着色的性质分别称为嗜碱性（basophilia）和嗜酸性（acidophilia）。若与两种染料亲和力均不强，称中性（neutrophilia）。

此外，还有物理吸附作用的染色方法：苏丹染料溶于脂肪显示脂肪组织；硝酸银、氯化金等染色使金属微粒附着在结构表面而呈棕黑色或棕黄色；银染法中有些组织结构可直接使硝酸银还原而显示，称为亲银性（argentaffin），有些结构无直接还原作用，需加入还原剂方能显色，则称为嗜银性（argyrophilia）。

2. 特殊光学显微镜 特殊光学显微镜包括荧光显微镜、相差显微镜、激光扫描共聚焦显微镜、双光子显微镜等。

（二）电镜技术

与一般光镜相比，电镜用电子束代替了可见光，用电磁透镜代替了光学透镜，用荧光屏将肉眼不可见的电子束成像。

1. 透射电镜术 由于电子易被散射或被样品吸收，须制备超薄切片（50~80nm）。透射电镜的分辨率为0.2nm，用于观察细胞内部和细胞间质的超微结构。当电子束投射到密度大、吸附重金属多的结构时，电子被散射得多，射落到荧光屏上的电子少而呈暗像，电镜照片上呈黑或深灰色，称该结构为高电子密度（electron-density）；反之呈浅灰色，称低电子密度。

2. 扫描电镜术 扫描电镜术无须制备切片，主要用于观察细胞、组织和器官的表面立体结构。

（三）组织化学技术

组织化学技术（histochemistry）是应用化学、物理、生物化学、免疫学或分子生物学的原理和技术，与组织学技术相结合而产生的技术，能在组织切片定性、定位地显示某种物质的存在与否以及分布状态。

1. 一般组织化学术　基本原理是在切片上加某种试剂,与组织中的待检物质发生化学反应,其最终产物或为有色沉淀物,用光镜观察;或为重金属沉淀,用电镜观察。待测物质可为糖类、脂类、核酸、酶类等。如<u>过碘酸希夫反应(periodic acid Schiff reaction,PAS反应)显示聚糖</u>和糖蛋白的糖链。

2. 免疫组织化学术(immunohistochemistry)　是根据抗原与抗体特异性结合的原理,检测组织中肽和蛋白质的技术。

3. 原位杂交技术(in situ hybridization)　即核酸分子杂交组织化学术。其原理是用带有标记物的已知碱基顺序的核酸探针,与细胞内待测的核酸按碱基配对的原则,进行特异性原位结合,然后通过对标记物的显示和检测,从而获得待测核酸的有无及相对量。

(四) 图像分析术

图像分析术(image analysis)又称形态计量术(morphometry),应用数学和统计学原理对组织切片提供的平面图像进行分析,从而获得立体的组织和细胞内各种有形成分的数量、体积、表面积等参数。

(五) 细胞培养术和组织工程

1. 细胞培养术(cell culture)　是把从机体取得的细胞在体外模拟体内的条件下进行培养的技术。

2. 组织工程(tissue engineering)　是用细胞培养术在体外模拟构建机体组织或器官的技术。组织工程技术包括四个方面:①生长旺盛的细胞,也称种子细胞;②细胞外基质,可用生物材料和无毒、可被机体吸收的人工合成高分子材料;③构建组织或器官;④将构建物移植入机体的方法。

(六) 组织芯片技术

组织芯片(tissue chip),也称组织微阵列(tissue microarrays,TMA),是生物芯片技术的一个重要分支,是将组织标本按不同的设计需求,有序地集成在固相载体上所形成的组织微阵列,再利用免疫组织化学、原位杂交、原位PCR等各种组织学、分子生物学技术对芯片中的组织进行检测。

同步练习

一、填空题

1. 组织学是在_____、_____、_____和分子水平上对机体进行研究。
2. 组织学是研究机体_____其相关功能的科学。
3. 人体的基本组织有_____、_____、_____和_____。
4. 细胞是一切生物体_____和_____的_____。
5. 组织切片(光镜下)厚度一般是_____,超薄切片(电镜下)厚度一般是_____。
6. 组织切片染色中,最常用的是_____和_____染色法,简称_____。
7. Hematoxylin是一种_____性染液,使所染的结构着_____色;Eosin是一种_____性染液,使所染的结构着_____色。
8. 在光学显微镜下观察的固定标本除组织切片外,还有_____、_____和_____。
9. 常用_____显示聚糖和糖蛋白的糖链。
10. 电镜照片上,染色深的结构为_____,染色浅的结构为_____。
11. 图像分析术又称_____。

12. 把从机体取得的细胞在体外模拟体内的条件下进行培养的技术称_____。
13. 组织工程是用_____术在体外模拟构建机体组织或器官的技术。

二、名词解释

1. 组织
2. 高电子密度
3. 原位杂交术
4. 组织学
5. 嗜碱性、嗜酸性和嗜银性
6. HE 染色

三、问答题

简述免疫组织化学术和原位杂交术的主要区别。

参考答案

一、填空题

1. 组织　细胞　亚细胞
2. 微细结构
3. 上皮组织　结缔组织　肌组织　神经组织
4. 结构　功能　基本单位
5. 5～10μm　50～80nm
6. 苏木素　伊红　HE 染色
7. 碱　紫蓝　酸　红
8. 涂片　铺片　磨片
9. 过碘酸希夫反应（PAS 反应）
10. 高电子密度　低电子密度
11. 形态计量术
12. 细胞培养术
13. 细胞培养

二、名词解释

1. 组织：由细胞群和细胞外基质构成。人体组织可归纳为四大类型，即上皮组织、结缔组织、肌组织和神经组织，它们在胚胎时期的发生来源、细胞构成、形态特点及功能等方面，各具明显特性。

2. 高电子密度：当电子束投射到密度大、吸附重金属多的结构（如溶酶体）时，电子被散射得多，因此，射落到荧光屏上的电子少而呈暗像，电镜照片上呈黑或深灰色，习惯称该结构为高电子密度。

3. 原位杂交术：即核酸分子杂交组织化学术。其原理是用带有标记物的已知碱基顺序的核酸探针，与细胞内待测的核酸按碱基配对的原则，进行特异性原位结合，然后通过对标记物的显示和检测，从而获得待测核酸的有无及相对量。

4. 组织学：是研究机体微细结构及其相关功能的科学，主要在组织、细胞、亚细胞和分子水平上对机体进行研究。

5. 嗜碱性和嗜酸性：易于被碱性染料（苏木素）或酸性染料（伊红）着色的性质分别称为嗜碱性和嗜酸性；银染法中有些结构无直接还原作用，需加入还原剂方能显色称为嗜银性。

6. HE 染色：用苏木素（hematoxylin）、伊红（eosin）染色的方法称为 HE 染色。

三、问答题

答：免疫组织化学术和原位杂交术的主要区别如下。

（1）原理不同　免疫组织化学术是根据抗原与抗体特异性结合的原理，检测组织中肽和蛋白质的技术。原位杂交术的原理是用带有标记物的已知碱基顺序的核酸探针，与细胞内待测的核酸按碱基配对的原则，进行特异性原位结合，即杂交，然后通过对标记物的显示和检测，而获知待测核酸的有无及相对量。

（2）检测物不同　免疫组织化学术在显微镜下通过观察标记物而获知该肽或蛋白质的分布部位；原位杂交术则是检测基因（DNA 片段）的有无及在转录水平检测基因的活性（mRNA），因此，这是一种特异性的核酸组织化学术。

（陈同强）

第 2 章 上皮组织

教学目的要求

1. 掌握 上皮组织的共同特点；被覆上皮的分类；单层扁平上皮、单层立方上皮、单层柱状上皮、假复层纤毛柱状上皮、复层扁平上皮、复层柱状上皮和变移上皮的光镜结构和功能；上皮细胞游离面的微绒毛和纤毛的光镜结构、超微结构特点和功能；基膜光镜结构、超微结构和功能。

2. 熟悉 上皮细胞侧面连接结构的分布和连接复合体；上皮细胞基底面的质膜内褶和半桥粒的超微结构特点，基膜的成分。

3. 了解 腺上皮和腺的概念和一般功能；外分泌腺和内分泌腺的一般特点；外分泌腺的分类；黏液性腺、浆液性腺和混合性腺的特点。

内容精讲

★ 上皮组织的共同特点：
（1）细胞形态规则、排列紧密，细胞外基质少。
（2）细胞有明显的极性，分游离面、基底面和侧面。
（3）上皮内大都无血管。
（4）可有丰富的感觉神经末梢。
（5）具有保护、吸收、分泌和排泄等功能。

一、★ 被覆上皮

被覆上皮种类与分布见表 2-1。

表 2-1 被覆上皮种类与分布

	上皮类型	主要分布
单层上皮	单层扁平上皮	内皮：心血管、淋巴管腔面 间皮：胸膜、心包膜和腹膜表面 其他：肺和肾小囊壁层上皮
	单层立方上皮	肾小管上皮等腔面
	单层柱状上皮	胃、肠、胆囊、子宫等腔面
	假复层纤毛柱状上皮	呼吸道等腔面
复层上皮	复层扁平上皮	角化（皮肤）；未角化（口腔、食管等）
	复层柱状上皮	睑结膜、男性尿道腔面等
	变移上皮	肾盂、肾盏、输尿管和膀胱等腔面

1. 单层扁平上皮（simple squamous epithelium）
（1）由一层扁平细胞组成。
（2）表面观察，细胞为不规则形或多边形，核椭圆形，位于细胞中央；细胞边缘锯齿状或波浪状，互相嵌合。

(3) 垂直切面看，细胞扁薄，含核的部分略厚。

(4) 衬贴在心、血管和淋巴管腔面的单层扁平上皮称内皮（endothelium）；分布在胸膜、腹膜和心包膜表面的单层扁平上皮称间皮（mesothelium）。

2. 单层立方上皮（simple cuboidal epithelium）

(1) 由一层近似立方形的细胞组成。

(2) 表面观察，细胞呈六角形或多角形。

(3) 垂直切面观察，细胞呈立方形，细胞核圆形，位于细胞中央。

3. 单层柱状上皮（simple columnar epithelium）

(1) 由一层棱柱状细胞组成。

(2) 表面观察，细胞呈六角形或多角形。

(3) 垂直切面看，细胞呈柱状，核长圆形，其长轴与细胞长轴一致，位于细胞近基底部。在小肠和大肠腔面的单层柱状上皮中，柱状细胞间有许多散在的杯状细胞。杯状细胞形似高脚酒杯，底部狭窄，含小而深染的三角形或扁圆形细胞核，顶部膨大，充满黏液性分泌颗粒，分泌黏液，有滑润上皮表面和保护上皮的作用。

(4) 具有吸收或分泌功能。

4. 假复层纤毛柱状上皮（pseudostratified ciliated columnar epithelium）

(1) 由柱状细胞、梭形细胞、锥体细胞和杯状细胞组成，其中柱状细胞最多，游离面有纤毛。

(2) 细胞形态不同、高矮不等，但基底部都附在基膜上，只有柱状细胞和杯状细胞的顶端伸到上皮游离面。

(3) 主要分布在呼吸道的腔面，可黏附尘粒、细菌等，起保护和净化空气的作用。

5. 复层扁平上皮（stratified squamous epithelium）

(1) 由多层细胞组成，表层细胞是扁平鳞片状，又称复层鳞状上皮。

(2) 细胞形状不一，紧靠基膜的一层细胞为立方形或矮柱状，为基底层细胞；基底层细胞以上是数层多边形细胞，再上为梭形细胞，浅层为几层扁平细胞。位于皮肤表面的复层扁平上皮，浅层细胞已无胞核，胞质中充满角蛋白，细胞干硬并不断脱落，为角化的复层扁平上皮。衬贴在口腔和食管等腔面的复层扁平上皮，浅层细胞有核，角蛋白少，为未角化的复层扁平上皮。

(3) 上皮与深部结缔组织的连接面凹凸不平，扩大了两者的连接面积，有利于两者的牢固连接，又有利于上皮细胞获取营养。

6. 复层柱状上皮（stratified columnar epithelium） 由数层细胞组成，深部为一层或几层多边形细胞，浅部为一层排列较整齐的柱状细胞。

7. 变移上皮（transitional epithelium）

(1) 分布在排尿管道（肾盂、肾盏、输尿管和膀胱）的腔面，可分为表层细胞、中间层细胞和基底层细胞。表层细胞大而厚，称盖细胞，一个盖细胞可覆盖几个中间层细胞。

(2) 特点 细胞形状和层数可随所在器官的收缩与扩张而发生变化。如膀胱空虚时，上皮变厚，细胞层数较多，细胞呈大的立方形；膀胱扩张时，上皮变薄，细胞层数减少，细胞呈扁梭形。

二、腺上皮和腺

1. 概述

(1) 腺上皮 腺上皮（glandular epithelium）是由腺细胞组成的以分泌功能为主的上皮，腺细胞的分泌物有酶类、黏液和激素等。

(2) 腺 以腺上皮为主要成分的器官或结构称为腺（gland）。有的腺的分泌物可经导管输送到体表或器官腔内，称外分泌腺，如汗腺、唾液腺等。有的腺没有导管，其分泌物进入血液或淋巴而运送到全身，称内分泌腺，如甲状腺、肾上腺等。

（3）外分泌腺一般都由分泌部和导管两部分组成，根据导管有无分支，外分泌腺分为单腺和复腺；分泌部的形状有管状、泡状和管泡状。因此，外分泌腺的形态分为单管状腺、单泡状腺、复管状腺、复泡状腺和复管泡状腺。

2. 分泌部（secretory portion） 一般由一层腺细胞组成，中央有腔。泡状和管泡状的分泌部常称腺泡。组成分泌部的腺细胞多呈锥体形，因分泌物不同而形态各异。消化系统和呼吸系统的腺细胞一般可分为浆液性细胞和黏液性细胞两种。

（1）浆液性细胞 ①核圆形，位于中央或近细胞基底部；②基底部胞质呈嗜碱性，顶部胞质充满嗜酸性的酶原颗粒；③电镜下，细胞基底部有排列紧密的粗面内质网，核上区有发达的高尔基复合体和分泌颗粒。

（2）黏液性细胞 ①核扁色深，位于细胞基底部；②胞质不着色呈空泡状或泡沫状；③电镜下细胞基底部有一定量粗面内质网，核上区高尔基复合体很发达，顶部胞质中含有丰富粗大的黏原颗粒；④杯状细胞为典型的黏液性细胞。

（3）腺泡 ①黏液性细胞与浆液性细胞分别组成黏液性腺泡与浆液性腺泡；②由黏液性细胞和浆液性细胞共同组成的腺泡称为混合性腺泡；③大部分混合性腺泡主要由黏液性细胞组成，少量浆液性细胞位于腺泡的底部，在切片中呈半月形结构，称浆半月。黏液性细胞间隙局部扩大，形成分泌小管，浆半月的分泌物可经分泌小管释入腺泡腔内。

（4）浆液性腺、黏液性腺、混合性腺 ①分泌部由浆液性腺泡组成的腺体为浆液性腺，如腮腺；②分泌部由黏液性腺泡组成的腺体为黏液性腺，如十二指肠腺；③由浆液性腺泡、黏液性腺泡和混合性腺泡共同组成的腺体为混合性腺，如下颌下腺。

3. 导管

（1）导管（duct）与分泌部直接通连。

（2）由单层或复层上皮构成，主要是排出分泌物，有的导管还有吸收水和电解质作用。

三、上皮细胞的特化结构

★上皮细胞具有极性，在其各表面形成了与其功能相适应的特化结构。细胞游离面有微绒毛和纤毛；细胞侧面含紧密连接、黏着小带、桥粒和缝隙连接，这四种连接，只要有两个或两个以上的同时存在，即称连接复合体；细胞基底面的特化结构有基膜、质膜内褶和半桥粒。

（一）上皮细胞的游离面

1. ★微绒毛（microvillus）

（1）光镜 小肠上皮细胞游离面的纹状缘（striated border）即是由密集的微绒毛整齐排列形成。

（2）电镜 ①上皮细胞游离面伸出的细小指状突起；②胞质中有许多纵行的微丝，微丝上端附着于微绒毛顶部，下端插入细胞质中，附着于终末网；③终末网是微绒毛基部胞质中与细胞表面平行的微丝网，其边缘附着于细胞侧面的中间连接处；④微丝为肌动蛋白丝，终末网中还有肌球蛋白，其滑动可使微绒毛伸长或缩短。

（3）功能 微绒毛显著地扩大了细胞的表面积，有利于细胞的吸收作用。

2. ★纤毛（cilium）

（1）是上皮细胞游离面伸出的粗而长的突起，在光镜下能看见。

（2）电镜 ①纤毛中央有两条单独的微管，周围有9组二联微管（即"9+2"结构），二联微管的一侧伸出两条小的动力蛋白臂；②动力蛋白臂具有ATP酶活性，分解ATP，微管之间产生位移或滑动，引起纤毛摆动。

(3) 功能　具有向一定方向节律性摆动的能力。许多纤毛的协调摆动像风吹麦浪起伏，把黏附在上皮表面的分泌物和颗粒状物质向一定方向推送。

（二）上皮细胞的侧面

1. 紧密连接（tight junction）

(1) 又称闭锁连接（occluding junction），呈带状位于相邻细胞间隙的顶端侧面。

(2) 相邻细胞膜形成2～4个点状融合（蛋白颗粒与相连细胞膜的蛋白颗粒对接），融合处细胞间隙消失，非融合处有极窄的细胞间隙。

(3) 在紧密连接处的膜内，蛋白颗粒排列成2～4条嵴线，嵴线交错形成网格，环绕细胞。

(4) 在相邻细胞的连接处，这种网格相互吻合，蛋白颗粒与蛋白颗粒对接，封闭了细胞间隙。

(5) 功能　封闭细胞间隙，阻挡物质穿过，具有屏障作用。

2. 黏着小带（zonula adherens）

(1) 位于紧密连接下方，长短不等的带状，环绕上皮细胞顶部。

(2) 相邻细胞之间有15～20nm的间隙，间隙中有钙黏蛋白胞外部分构成的低电子密度的丝状物连接相邻细胞膜；在膜的胞质面，有钙黏蛋白胞内部分与锚定蛋白相结合形成的薄层致密物质，组成终末网的微丝（肌动蛋白丝）附于其上。

(3) 功能　具有黏着、保持细胞形状和传递细胞收缩力的作用。

3. 桥粒（desmosome）

(1) 呈斑状或纽扣状，大小不等。

(2) ①连接处的细胞间隙宽20～30nm，有钙黏蛋白胞外部分构成的低密度丝状物，间隙中央有一条与细胞膜相平行而致密的中间线，此线由丝状物质交织而成；②细胞膜的胞质面具有由锚定蛋白构成的厚而致密的桥粒斑，与钙黏蛋白胞内部分直接相连；③胞质中有许多直径10nm的中间丝（角蛋白丝）附着于桥粒斑，并折成袢状返回胞质，起固定和支持作用。

(3) 功能　桥粒是一种很牢固的细胞连接，在易受机械性刺激和摩擦的复层扁平上皮中多见。

4. 缝隙连接（gap junction）　又称通讯连接（communication junction）。

(1) 呈大小不等的斑状。

(2) 相邻细胞膜高度平行，细胞间隙很窄（2～3nm），内有许多间隔大致相等的柱状的连接小体　①连接小体直径7～9nm，由6个杆状的连接蛋白分子围成，中央有直径约2nm的管腔；②连接小体贯穿细胞膜脂质双层并突出于细胞表面约1.5nm，相邻两细胞膜中的连接小体对接，管腔相同，成为细胞间直接交通的管道。

(3) 功能　细胞相互交换小分子物质和离子，传递化学信息，也可经此处传递电冲动，调节细胞的营养代谢、增殖分化和功能等。

以上四种细胞连接，只要有两个或两个以上紧邻存在，则称连接复合体（junctional complex）。

（三）上皮细胞的基底面

1. 基膜（basement membrane）

(1) 是上皮细胞基底面与深部结缔组织之间共同形成的薄膜。

(2) 光镜　HE染色呈粉红色，镀银染色呈黑色，假复层纤毛柱状上皮和复层扁平上皮明显。

(3) 电镜　基膜分为两部分，靠近上皮的部分为基板（basal lamina），与结缔组织相接的部分为网板（reticular lamina）。①基板由上皮细胞产生，可分为透明层（lamina lucida，电子密度低的，紧贴上皮细胞基底面）和致密层（lamina densa，电子密度高、较厚），构成基板的主要成分有层黏连蛋白、Ⅳ型胶原蛋白和硫酸肝素蛋白多糖等；②网板是由结缔组织的成纤维细胞分泌产生的，主要由网状纤维和基质构成，有时可有少许胶原纤维。

（4）功能　①具有支持、连接和固着作用；②为半透膜，有利于上皮细胞与深部结缔组织进行物质交换；③引导上皮细胞移动，影响细胞的增殖和分化。

2. 质膜内褶（plasma membrane infolding）

（1）是上皮细胞基底面细胞膜折向胞质所形成的许多内褶，内褶与细胞基底面垂直，内褶含有与之平行的长杆状线粒体。

（2）功能　扩大细胞基底部的表面积，有利于水和电解质的迅速转运。

3. 半桥粒（hemidesmosome）

（1）为桥粒结构的一半，质膜内也有桥粒斑，角蛋白丝附着其上，折成袢状返回胞质。

（2）功能　将上皮细胞固定在基膜上。

四、上皮组织的再生与化生

在生理状态下，上皮细胞不断衰老、死亡和脱落，并不断地由上皮中的未分化细胞（干细胞）增殖补充，此过程称为上皮组织的更新或生理性再生。在某种生理或病理条件下，已分化成熟的上皮组织，其上皮细胞可适应改变了的条件，形态、排列和功能发生转变，称为上皮组织化生。

同步练习

一、填空题

1. 上皮细胞具有明显的_____，它们朝向身体的表面或有脏器官的腔面称_____，与游离面相对的朝向深部结缔组织的一面称_____。
2. 衬贴于心血管和淋巴管腔面的单层扁平上皮称_____，分布于胸膜、腹膜和心包膜表面的单层扁平上皮称_____。
3. 假复层纤毛柱状上皮中，_____细胞和_____细胞的顶部可到达腔面，其中_____细胞的游离面有纤毛。
4. 复层柱状上皮见于_____和_____等处。
5. 在上皮细胞的侧面，有一系列的细胞连接，包括_____、_____、_____和_____，这些细胞连接只要有两个或两个以上同时存在，即可称连接复合体。
6. 复层扁平上皮由多层细胞构成，表层细胞的形态为_____状，基底层细胞为_____状，细胞较幼稚，具有旺盛的分裂能力，新生的细胞渐向_____移动。
7. 上皮组织内大都无_____，所需营养依靠_____内的血管提供。

二、名词解释

1. 半桥粒
2. 基膜
3. 间皮
4. 浆液性细胞
5. 紧密连接
6. 连接复合体
7. 内皮
8. 桥粒

三、问答题

1. 简述假复层纤毛柱状上皮的结构特点和主要功能。
2. 简述变移上皮的结构特点。
3. 简述紧密连接的超微结构与功能。
4. 简述上皮细胞微绒毛和纤毛形态结构与功能的相同点和不同点。
5. 简述基膜的超微结构、组成成分与功能。

参考答案

一、填空题

1. 极性　游离面　基底面
2. 内皮　间皮
3. 柱状　杯状　柱状
4. 睑结膜　男性尿道腔面
5. 紧密连接　黏着小带　桥粒　缝隙连接
6. 扁平鳞片　矮柱　浅层
7. 血管　结缔组织

二、名词解释

1. 半桥粒：位于上皮细胞基底面，为桥粒结构一半，主要作用是将上皮细胞固定在基膜上。

2. 基膜：是上皮细胞基底面与深部结缔组织之间共同形成的薄膜，均质状嗜酸性着色，较厚的基膜含基板和网板，除具有支持、连接和固着作用外，还是半透膜，有利于上皮细胞与深部结缔组织进行物质交换以及引导上皮细胞移动、影响细胞的增殖和分化。

3. 间皮：是指分布在胸膜、腹膜和心包膜表面的单层扁平上皮。其游离面光滑利于内脏运动。

4. 浆液性细胞：呈锥形或柱状；核圆形，位于中央或细胞偏基底部；基底部胞质呈嗜碱性，顶部胞质有许多嗜酸性分泌颗粒；电镜下，细胞基底部有排列紧密的粗面内质网，核上区有发达的高尔基复合体和分泌颗粒。

5. 紧密连接：位于相邻细胞的顶端侧面，呈带状环绕细胞。此处相邻细胞的细胞膜形成约2~4个点状融合，融合处细胞间隙消失，非融合处有极窄的细胞间隙。作用：封闭细胞顶部的细胞间隙，阻挡细胞外大分子进入组织内，具有屏障作用。

6. 连接复合体：是指在上皮细胞的侧面，有一系列的细胞连接，包括紧密连接、黏着小带、桥粒和缝隙连接，这些细胞连接只要有两个或两个以上同时存在即可称连接复合体。

7. 内皮：是指衬贴在心血管和淋巴管腔面的单层扁平上皮。

8. 桥粒：是细胞连接的一种，呈斑状或纽扣状。连接处的细胞间隙宽20~30nm，其中有低密度的丝状物，间隙中央有一条与细胞膜相平行而致密的中间线，此线由丝状物交织而成。细胞膜的胞质面有较厚的致密物质构成的桥粒斑，胞质中有许多直径10nm的中间丝（角蛋白丝）附着于桥粒斑上，并折成袢状返回胞质，起固定和支持作用。桥粒是一种很牢固的细胞连接，在易受摩擦的皮肤、食管等部位的复层扁平上皮中尤其发达。

三、问答题

1. 答：假复层纤毛柱状上皮由柱状细胞、梭形细胞、锥形细胞和杯状细胞组成，其中柱状细胞最多，游离面有大量纤毛。细胞形态不同、高矮不等，细胞核的位置也深浅不一，但基底部均附着于基膜。主要分布在呼吸道的腔面，可黏附尘粒、细菌等，起保护和净化空气的作用。

2. 答：变移上皮分布于排尿管道的腔面，可分为表层细胞、中间层细胞和基底层细胞。其特点是细胞形状和层数可随所在器官的收缩与扩张而发生变化，如膀胱收缩时，上皮变厚、细胞层数较多，细胞呈大立方形。膀胱扩张时，细胞层数减少，细胞呈扁梭形。其表层细胞较大较厚，称盖细胞，有的盖细胞可见双核。

3. 答：超微结构：呈带状位于相邻细胞间隙的顶端侧面，相邻细胞膜形成2~4个点状融合，融合处细胞间隙消失，非融合处有极窄的细胞间隙；在紧密连接处的膜内，蛋白颗粒排列成2~4条嵴线，嵴线交错形成网格，环绕细胞；在相邻细胞的连接处，这种网格相互吻合，蛋白颗粒与蛋白颗粒对接，封闭了细胞间隙。功能：阻挡物质穿过细胞间隙，具有屏障作用。

4. 答：相同点：均为上皮细胞游离面伸出的突起，表面为细胞膜内有细胞质。不同点：①纤毛粗、长，光镜可见；微绒毛细小，电镜下才可见。②纤毛中的主要成分为微管；微绒毛的主要成分为许多纵行的微丝。③纤毛可定向摆动，输送上皮表面的分泌物和颗粒状物质；微绒毛可伸长或缩短，有扩大细胞表面积、参与细胞吸收物质的作用。

5. 答：超微结构：基膜分为两部分，靠近上皮的部分为基板,与结缔组织相接的部分为网板。组成成分:基板的主要成分为层黏蛋白、Ⅳ型胶原蛋白和硫酸肝素蛋白多糖;网板由网状纤维和基质构成。功能:基膜有支持、连接作用;半透膜作用;引导上皮细胞移动及影响上皮细胞的分化。

(陈同强)

第 3 章　结缔组织

教学目的要求

1. 掌握　结缔组织的特点和分类；疏松结缔组织成纤维细胞和纤维细胞的光镜结构、超微结构及其功能；巨噬细胞的光镜结构、超微结构及其功能；浆细胞的光镜结构与超微结构，抗体的形成；肥大细胞的光镜结构、超微结构及其功能。

2. 熟悉　脂肪细胞的光镜结构及其功能；未分化的间充质细胞的概念；各种白细胞；胶原纤维、网状纤维和弹性纤维的光镜结构、超微结构、理化特性和染色特点。

3. 了解　基质的组成、特性和功能；分子筛的概念；组织液；致密结缔组织和脂肪组织的结构特点及功能；网状组织的基本结构。

内容精讲

★结缔组织（connective tissue）由细胞和大量的细胞外基质构成，特点：①细胞成分少，细胞外基质多；②细胞无极性，分散分布；③结缔组织分布广泛，形态多样，包括固有结缔组织（疏松结缔组织、致密结缔组织、脂肪组织和网状组织）、血液、淋巴液、软骨组织和骨组织；④具有连接、支持、保护、营养、物质运输等功能；⑤由胚胎时期的间充质（mesenchyme）演化而来。

间充质由间充质细胞和无定形基质构成。间充质细胞（mesenchymal cell）大，呈星状，细胞间以突起相互连接成网；细胞核大，核仁明显；胞质呈弱嗜碱性。间充质细胞分化程度低，增殖分化能力强，可分化成多种结缔组织细胞、血细胞、内皮细胞、肌细胞等。

一、疏松结缔组织

★疏松结缔组织（loose connective tissue）又称蜂窝组织（areolar tissue）。特点：①细胞种类多（成纤维细胞、巨噬细胞、浆细胞、肥大细胞、脂肪细胞、未分化间充质细胞和白细胞等）；②纤维数量较少，排列稀疏；③血管丰富；④具有连接、支持、防御和修复等功能。

（一）细胞

1. ★成纤维细胞（fibroblast）　是疏松结缔组织中最主要的细胞，常附着在胶原纤维上。成纤维细胞的形态与功能如表 3-1 所示。

表 3-1　成纤维细胞的形态与功能

内容		功能活跃时	功能静止时（称纤维细胞）
形态	光镜	细胞较大，多突起 胞核较大，扁卵圆形，着色浅，核仁明显 胞质较丰富，呈弱嗜碱性	细胞较小，呈长梭形 胞核小而细长，着色深 胞质少，呈嗜酸性
	电镜	细胞表面有粗短的突起，胞质内有较多的粗面内质网和高尔基复合体	胞质内粗面内质网少，高尔基复合体不发达
功能		合成蛋白质功能旺盛，分泌物构成疏松结缔组织的纤维和无定形基质；分泌多种生长因子	创伤的情况下可转变为成纤维细胞，向受损部位迁移，形成新的细胞外基质成分

2. ★巨噬细胞（macrophage） 是体内广泛存在的一种免疫细胞，疏松结缔组织内功能处于静止状态的巨噬细胞称为组织细胞（histocyte）。细胞形态多样，随功能状态而变化，常伸出较长伪足而成不规则形。

（1）形态 光镜：①胞核较小，圆形或肾形，着色深；②胞质丰富，多呈嗜酸性，可含有异物颗粒和空泡。电镜：①细胞表面有许多皱褶、微绒毛和少数球形突起；②胞质内含有大量初级溶酶体、次级溶酶体、吞饮小泡、吞噬体和残余体；③细胞膜内侧有较多的微丝和微管（参与细胞运动）。

（2）趋化性 当巨噬细胞周围出现细菌的产物、炎症变性蛋白、补体 C5a 等物质时，巨噬细胞受刺激伸出伪足，沿这些化学物质的浓度梯度向浓度高的部位定向移动，聚集到产生和释放这些化学物质的部位，这种特性称为趋化性（chemotaxis），这类化学物质称为趋化因子（chemotactic factor）。趋化性是巨噬细胞行使功能的前提。

（3）功能

① 吞噬作用：伸出伪足包围被吞噬物，将其摄入胞质形成吞噬体，吞噬体与溶酶体融合，吞噬物被溶酶体分解后形成残余体。分为特异性吞噬和非特异性吞噬。特异性吞噬是在有识别因子（抗体等）识别和黏附被吞噬物的情况下，巨噬细胞通过其表面抗体受体与识别因子特异性结合，间接黏附被吞噬物，启动吞噬过程；非特异性吞噬是巨噬细胞不需要识别因子而直接识别和黏附被吞噬物，如碳粒、粉尘、衰老死亡的自体细胞和某些细菌，进而吞噬。

② 抗原提呈作用：吞噬蛋白质性抗原，在溶酶体内进行分解，保留其最具特征性的短肽分子基团（抗原决定基），与巨噬细胞内的 MHC-Ⅱ结合，形成抗原肽-MHC 分子复合物，提呈到细胞表面。T 淋巴细胞接触到抗原肽后便被激活，发生免疫应答。

③ 分泌功能：巨噬细胞可合成和分泌上百种生物活性物质，如溶菌酶（分解细菌的细胞壁，杀灭细菌）、补体、多种细胞因子（如白介素 1 可刺激骨髓白细胞的增殖和释放入血）等。

3. ★浆细胞（plasma cell）

（1）形态 ①光镜：细胞卵圆形或圆形，核圆偏于细胞一侧（偏心位），异染色质常呈粗块状，从核中心向核膜呈辐射状分布（车轮状核），胞质丰富，呈嗜碱性，核旁有一浅染区（中央浅染区）；②电镜：细胞质内含大量粗面内质网，浅染区内有发达的高尔基复合体。

（2）分布 在病原微生物容易入侵的部位，如消化道、呼吸道的结缔组织及慢性炎症部位。

（3）功能 合成与分泌免疫球蛋白，即抗体。抗体能与抗原高度特异性地结合，形成抗原-抗体复合物。

4. ★肥大细胞（mast cell）

（1）形态 ①细胞较大，圆形或卵圆形；②核小而圆，居中，染色深；③胞质内充满粗大嗜碱性分泌颗粒（含肝素、组胺、嗜酸性粒细胞趋化因子等），可被醛复红染为紫色。

（2）分布 常沿小血管和小淋巴管分布，在身体与外界抗原接触的地方，如皮肤、消化管和呼吸道的结缔组织内较多。

（3）功能

① 启动针对病原菌的炎症反应。

② 参与过敏反应的发生：当机体再次接触相同过敏原（引起过敏反应的抗原）时，肥大细胞受刺激以胞吐方式大量释放颗粒内容物（肝素、组胺、嗜酸性粒细胞趋化因子等），称脱颗粒，同时胞质内还合成释放白三烯（肥大细胞释放物质的功能见表 3-2）。

表 3-2　肥大细胞释放物质的功能

参与炎症反应物质	功能
肝素	抗凝血
组胺和白三烯	①引起过敏反应:使皮肤微静脉和毛细血管扩张,形成数量不等的红肿块,称荨麻疹;②使肺内支气管平滑肌痉挛,黏液分泌增多,导致哮喘;③使全身小动脉扩张,导致血压急剧下降,引起休克
嗜酸性粒细胞趋化因子	吸引嗜酸性粒细胞向过敏反应部位迁移,嗜酸性粒细胞有一定的抗过敏反应作用
中性粒细胞趋化因子	吸引中性粒细胞迁入

5. 脂肪细胞（adipocyte, or fat cell）

（1）形态　①细胞体积大，呈圆形、椭圆形或相互挤压成多边形；②胞质被一个大脂滴（HE 染色呈空泡状）挤到细胞周缘，成为很薄的一层包绕脂滴；③细胞核被挤成弯月形，位于细胞一侧。

（2）功能　合成和储存脂肪、参与脂质代谢。

6. 未分化的间充质细胞（undifferentiated mesenchymal cell）

（1）形态　似纤维细胞。

（2）分布　多分布在小血管周围。

（3）功能　是成体结缔组织内的干细胞，保持着间充质细胞的多向分化潜能。在炎症及创伤修复时大量增殖，可分化为成纤维细胞、脂肪细胞、平滑肌和内皮细胞，参与结缔组织和小血管的修复。

7. 白细胞（leukocyte）　血液中的白细胞，包括嗜酸粒细胞、淋巴细胞、中性粒细胞等，受趋化因子的吸引，常以变形运动穿出毛细血管和微静脉，游走到疏松结缔组织内，行使防御功能，参与免疫应答和炎症反应。

（二）纤维

结缔组织的纤维存在于基质中，包括胶原纤维、弹性纤维、网状纤维三种。

1.★胶原纤维（collagenous fiber）　在三种纤维中数量最多，新鲜时呈白色，有光泽，又称白纤维。

（1）形态　纤维粗细不等，直径 1~20μm，呈波浪形，有分支并交织成网。HE 染色呈嗜酸性，着粉红色。

（2）成分　Ⅰ型胶原蛋白（collagen）。

（3）形成过程　成纤维细胞合成分泌胶原蛋白，在细胞外聚合成胶原原纤维（collagenous fibril，直径为 20~200nm，具明暗交替的周期性横纹，横纹周期约 64nm），再经少量黏合质黏结成胶原纤维。

（4）特性　韧性大，抗拉力强。

2.★弹性纤维（elastic fiber）　含量较胶原纤维少，但分布很广，新鲜时呈黄色，又称黄纤维。

（1）形态　①HE 染色中呈嗜酸性，着淡红色，用醛复红染成紫色，纤维较细，直径 0.2~1.0μm，表面光滑，断端常卷曲，可有分支，交织成网；②弹性纤维的核心部分由均质的弹性蛋白（elastin）组成，外周覆盖微原纤维（microfibril）。弹性蛋白分子以共价键交联成网，能任意弯曲。在外力牵拉下可伸展拉长。

（2）特性　富有弹性。

3. 网状纤维（reticular fiber）

（1）形态　直径 0.2~1.0μm，分支多，交织成网。镀银染色呈黑色，故又称嗜银纤维

(sagyrophilic fiber)。

(2) 成分　主要由Ⅲ型胶原蛋白构成，表面被覆糖蛋白，故 PAS 反应阳性。

(3) 分布　主要存在于网状组织，也分布于基膜的网板等处。

(三) 基质

基质 (ground substance) 是由生物大分子构成的无定形的胶状物质，有一定的黏性，空隙中有组织液。其生物大分子主要为蛋白聚糖和纤维黏连蛋白。

1. 蛋白聚糖 (proteoglycan)　又称蛋白多糖，为基质的主要成分，是由氨基聚糖 (glycosaminoglycans, GAGs, 占 80%~90%) 与蛋白质以共价键结合而成的聚合体。

(1) 氨基聚糖又称糖胺多糖或黏多糖，分为硫酸化和非硫酸化两类。硫酸化的主要有硫酸软骨素 (chondroitin sulfate)、硫酸角质素 (keratin sulfate)、硫酸乙酰肝素 (heparin sulfate) 等，分子量小。非硫酸化的主要为透明质酸 (hyaluronic sulfate)，为曲折盘绕的长链大分子。

(2) 组成　透明质酸+核心蛋白+其他氨基聚糖→蛋白聚糖。其他氨基聚糖与核心蛋白结合，并以核心蛋白为中心向外呈放射状排列，形成蛋白聚糖亚单位；蛋白聚糖亚单位通过结合蛋白结合于透明质酸分子上，形成蛋白聚糖聚合体。

(3) 功能　蛋白聚糖聚合体形成许多微孔的分子筛 (molecular sieve)，允许小于其微孔的水和营养物、代谢产物、激素、气体分子通过，对大于其微孔的大分子物质、细菌等则被阻挡，使基质成为限制细菌等有害物质扩散的防御屏障。

(4) 溶血性链球菌和癌细胞等能产生透明质酸酶，分解蛋白聚糖，破坏分子筛结构，致使感染和肿瘤扩散。

2. 纤维黏连蛋白 (fibronectin)　是基质中最主要的黏连性糖蛋白。①分子表面具有与多种细胞、胶原蛋白及蛋白聚糖结合的位点，能将这三种成分连接在一起。②对细胞的分化和迁移有一定的作用。

3. 组织液 (tissue fluid)　是从毛细血管动脉端渗流入基质内的液体，经毛细血管静脉端和毛细淋巴管等回流入血液或淋巴，周而复始，组织液不断更新，维持了细胞代谢所需的内环境，有利于物质交换进行。当组织液渗出与回流的动态平衡遭到破坏时，将导致机体组织水肿或脱水。

二、致密结缔组织

致密结缔组织 (dense connective tissue) 以纤维为主要成分，纤维粗大，排列致密，以支持和连接为其主要功能。根据纤维的性质和排列方式，可分为以下几种类型。

1. 规则致密结缔组织

(1) 特点　大量密集的胶原纤维顺着应力方向平行排列成束，基质很少，纤维束之间有形态特殊的成纤维细胞 (称为腱细胞，tenocyte)。腱细胞胞体伸出多个薄翼状突起插入纤维束之间，胞核扁椭圆形，呈点线状排列，着色深。

(2) 功能　主要构成肌腱、腱膜和韧带，使骨骼肌附着于骨。

2. 不规则的致密结缔组织 (dense irregular connective tissue)

(1) 特点　粗大的胶原纤维纵横交错，形成致密的三维网状结构，纤维之间含少量基质和成纤维细胞。

(2) 分布　主要见于真皮、硬脑膜、巩膜及许多器官的被膜等。

3. 弹性组织

(1) 特点　以弹性纤维为主，弹性纤维间有少量的胶原纤维和成纤维细胞。

(2) 功能　粗大的弹性纤维平行排列成束，如黄韧带和项韧带，以适应脊柱运动；或编织成膜状，如弹性动脉的中膜，以缓冲血流压力。

三、脂肪组织

脂肪组织（adipose tissue）主要由大量群集的脂肪细胞构成，被疏松结缔组织分隔成小叶。根据脂肪细胞结构和功能的不同，脂肪组织分为两类。

1. 黄色脂肪组织 为通常所说的脂肪组织，在某些哺乳类动物为白色。

（1）特点 脂肪细胞内只有一个大的脂滴，又称单泡脂肪细胞。

（2）分布 主要在皮下、网膜和系膜等处。

（3）功能 体内最大的贮能库，并具有维持体温、缓冲、保护和填充等作用。

2. 棕色脂肪组织

（1）特点 组织中有丰富的毛细血管，脂肪细胞内散在许多小脂滴，线粒体大而丰富、核圆形，位于细胞中央，称多泡脂肪细胞。

（2）分布 成人极少，新生儿和冬眠动物较多。主要在新生儿的肩胛间区、腋窝及颈后部等处。

（3）功能 在寒冷的刺激下，脂肪细胞内的脂类分解、氧化，产生大量热能，维持体温。

四、网状组织

（1）构成 网状组织（reticular tissue）由网状细胞（reticular cell）和网状纤维构成。①网状细胞：有突起，呈星状，相邻细胞的突起相互连接成网，胞核较大，圆或卵圆形，着色浅，常可见1~2个核仁，胞质丰富，粗面内质网较发达。②网状纤维：由网状细胞产生，彼此交织成网，是网状细胞依附的支架。

（2）分布 体内网状组织不单独存在，而是构成造血器官和淋巴器官的基本组成成分。

同步练习

一、填空题

1. 一般所说的（即狭义的）结缔组织，主要指_____结缔组织和_____结缔组织。
2. 广义的结缔组织还包括液态的_____和_____，坚硬的_____和_____。
3. 疏松结缔组织中最主要的细胞是_____；常沿小血管分布的是_____和_____。
4. 疏松结缔组织内含有_____细胞、_____细胞、_____细胞、_____细胞、_____细胞、_____细胞和_____细胞等细胞。
5. 疏松结缔组织内还含有三种纤维成分，即_____、_____、_____。
6. 疏松结缔组织具有_____、_____、_____和_____等功能。
7. 浆细胞呈_____，核圆，多偏居细胞一侧，异染色质常成粗块状，从核中心向核膜呈_____分布。
8. 浆细胞胞质丰富，呈嗜_____性，核旁有一浅染区。电镜下，浆细胞胞质内含大量平行排列的_____，浅染区内有_____。浆细胞合成与分泌_____，即_____。

二、名词解释

1. 成纤维细胞
2. 间充质
3. 蛋白聚糖
4. 黄色脂肪组织
5. 基质
6. 趋化性
7. 网状纤维

8. 组织液

三、问答题

1. 简述肥大细胞的结构特点及其意义。
2. 简述浆细胞的光镜及电镜结构特点、分布和功能。
3. 比较结缔组织与上皮组织的结构特点。
4. 简述巨噬细胞的功能。
5. 简述巨噬细胞的结构特点。
6. 比较疏松结缔组织中三种纤维的特性。

参考答案

一、填空题

1. 疏松　致密
2. 血液　淋巴　软骨　骨
3. 成纤维细胞　肥大细胞　未分化的间充质细胞
4. 成纤维　巨噬　浆　肥大　脂肪　未分化的间充质　白
5. 胶原纤维　弹性纤维　网状纤维
6. 连接　支持　防御　修复
7. 卵圆形或圆形　辐射状
8. 碱　粗面内质网　高尔基复合体　免疫球蛋白　抗体

二、名词解释

1. 成纤维细胞：是疏松结缔组织中最主要的细胞。光镜下，细胞较大，多突起，核较大，着色浅，核仁明显，胞质较丰富，弱嗜碱性；电镜下，胞质有丰富的粗面内质网和发达的高尔基复合体，高尔基复合体周围和细胞膜下方可见分泌小泡。功能：合成蛋白质功能旺盛，分泌物构成疏松结缔组织的纤维和无定形基质。

2. 间充质：是由间充质细胞和无定形基质组成，不含纤维。间充质细胞大，呈星状，细胞间以突起相互连接成网；细胞核大，核仁明显；胞质呈弱嗜碱性。间充质细胞分化程度低，增殖分化能力强，可分化成多种结缔组织细胞、血细胞、内皮细胞、肌细胞等。

3. 蛋白聚糖：又称蛋白多糖，为基质的主要成分，是由氨基聚糖和蛋白质以共价键结合而成的聚合体。氨基聚糖又分硫酸化和非硫酸化两种类型。以分子筛形式存在。

4. 黄色脂肪组织：即通常所说的脂肪组织。脂肪细胞内只有一个大的脂滴，故又称为单泡脂肪细胞。具有维持体温、缓冲、保护和填充等作用。

5. 基质：是由生物大分子构成的无定形胶状物。生物大分子主要为蛋白聚糖和纤维黏连蛋白。

6. 趋化性：是指机体内某些细胞(如巨噬细胞)沿化学物质的浓度梯度向浓度高的部位定向移动，聚集到产生和释放这些化学物质部位的特性。

7. 网状纤维：分支多，交织成网。镀银染呈黑色，故又称嗜银纤维。主要存在于网状组织，也分布于基膜的网板等处。

8. 组织液：是从毛细血管动脉端渗入基质内的液体，经血管或淋巴管回流入血。组织液不断更新，利于物质交换，是细胞生存的体液环境。

三、问答题

1. 答：肥大细胞体积较大，圆形或卵圆形，胞核小而圆，染色深，位于中央。胞质内充满粗大的分泌颗粒，可被醛复红染为紫色。颗粒内含肝素、组胺、嗜酸性粒细胞趋化因子等，胞质内含白三烯。当肥大细胞受刺激时，以胞吐方式大量释放颗粒内物质，导致过敏反应或炎症反应，凡可导致肥大细胞脱颗粒的物质称为过敏原。

2. 答：①光镜下，浆细胞呈卵圆形或圆形；细胞核圆形，多偏居细胞一侧，染色质呈粗块状，沿核膜内面呈辐射状排列；细胞质丰富，呈嗜碱性，核旁有一浅染区。②电镜下，细胞质内含有大量平行排列的粗面内质网和游离核糖体，有发达的高尔基复合体，中心体位于核旁浅染区内。③浆细胞通常在疏松结缔组织内较少，而在病原菌或异性蛋白质易于入侵的部位，如消化道、呼吸道固有层结缔组织内及慢性炎症部位较多。④浆细胞可合成与分泌抗体即免疫球蛋白，参与体液免疫应答。

3. 答：上皮组织细胞多，细胞间质少，细胞有极性，分游离面和基底面，一般无血管，但有丰富的神经末梢。根据结构和功能的不同，可分被覆上皮、腺上皮和感觉上皮等。结缔组织细胞少，细胞种类多，细胞间质包括无定形的基质、丝状的纤维和不断循环更新的组织液。细胞无极性，含丰富的血管分布，形态多样，分布广泛。

4. 答：①非特异性吞噬作用和特异性吞噬作用。

②抗原提呈作用：吞噬抗原物质，在溶酶体内分解后，保留其抗原决定基，形成抗原肽-MHC分子复合物，提呈到细胞表面。③分泌作用：分泌溶菌酶、补体、多种细胞因子等参与防御及调节有关细胞的功能活动。

5. 答：巨噬细胞是体内广泛存在的一种免疫细胞，其形态多样，可随功能状态而改变。核较小，圆形或肾形，着色深；胞质丰富，多呈嗜酸性，含异物颗粒和空泡。电镜下，细胞表面有许多皱褶、微绒毛和少数球形突起；胞质内含大量溶酶体、吞噬体、吞饮小泡和残余体；细胞膜内侧有许多微丝和微管，参与细胞的运动。

6. 答：①胶原纤维：粗细不等，呈波浪形，有分支并交织成网。HE染色呈嗜酸性，由胶原原纤维构成，胶原原纤维由Ⅰ型胶原蛋白在细胞外聚合而成。胶原纤维韧性大，抗拉力强。②弹性纤维：纤维较细有分支，表面光滑，断端常卷曲，有折光性。HE染色呈嗜酸性，醛复红能将其染成紫色，由中央的弹性蛋白和外周的微原纤维构成。弹性纤维富于弹性而韧性差。③网状纤维：细，分支多，交织成网。HE染色不易着色，镀银染色呈黑色，由Ⅲ型胶原蛋白构成，表面被覆糖蛋白。网状纤维主要存在于网状组织，也分布于基膜的网板等处，还构成骨髓、淋巴组织、淋巴器官的支架。

（陈同强）

第4章 软骨与骨

> **教学目的要求**
>
> **1. 掌握** 软骨组织的结构；软骨细胞的光镜结构和超微结构特点；透明软骨的分布、结构特点和功能；骨基质的组成；类骨质、骨板、密质骨和松质骨的概念；骨祖细胞的功能；成骨细胞的光镜结构、超微结构及功能；骨细胞的光镜结构与超微结构特点；破骨细胞的光镜结构、超微结构及功能；环骨板、哈弗斯系统和间骨板。
>
> **2. 了解** 弹性软骨及纤维软骨的分布、结构特点和功能；软骨膜的结构和功能；软骨的生长；破骨细胞在调节血钙中的作用；骨膜的结构与功能；膜内成骨的过程；软骨内成骨的过程：软骨雏形形成、骨领形成、初级骨化中心与骨髓腔形成、次级骨化中心与骨骺形成；骨加长和骨增粗。

内容精讲

一、软骨

软骨由软骨组织及包裹它的软骨膜构成。软骨组织（cartilage tissue）由软骨细胞和软骨基质构成。软骨是胚胎早期的主要支架。随着胎儿发育逐渐被骨取代，取代过程中一直延续到出生后一段时期。在成体，仅散在分布一些软骨，其类型与作用因部位不同而不同。

（一）★软骨组织

1. 软骨细胞（chondrocyte） 软骨细胞包埋在软骨基质中，所在腔隙称软骨陷窝。软骨细胞的大小形状和分布在软骨内呈一定的规律，反映了软骨细胞从幼稚到成熟的发育过程。

（1）周边的软骨细胞 幼稚，胞体扁圆形，较小，长轴与软骨表面平行，单个分布。

（2）中央的软骨细胞 软骨中央的细胞越成熟，体积越大，由扁圆形变成椭圆形和圆形，细胞增生分裂成相对集中的细胞群体，由于皆是由同一个幼稚软骨细胞增殖而形成，故称同源细胞群（isogenous group）。

（3）成熟的软骨细胞 细胞胞质弱嗜碱性，有丰富的粗面内质网和高尔基复合体，表明软骨细胞具有产生软骨基质的强大能力。

2. 软骨基质 即软骨组织的细胞外基质，由无定形基质和包埋其中的纤维构成。无定形基质的主要成分是蛋白多糖和水；纤维埋于基质中，使软骨具有弹性和韧性，具体情况取决于纤维的类型和含量。尽管软骨组织内无血管和淋巴管，处于软骨组织深部的软骨细胞，依然可借助渗透方式与周围组织进行物质交换，软骨中的蛋白聚糖含量远高于一般的结缔组织，使软骨基质形成较为坚固的凝胶。氨基聚糖在软骨基质中的分布不均匀，硫酸软骨素紧靠软骨陷窝分布，呈强嗜碱性，于 HE 染色切片中，形似囊状包围软骨细胞，称为软骨囊（cartilage capsule）。

（二）软骨膜

软骨膜外层为致密结缔组织，内层存在由间充质细胞分化而来的骨祖细胞，可进一步分化为成软骨细胞。成软骨细胞狭长，仅含核处略厚，能分泌软骨基质并被包围形成软骨细胞。

软骨膜中含有血管、淋巴管和神经，为软骨提供营养和保护。

(三) ★ 软骨的类型

根据软骨基质中所含纤维的不同，可将软骨分为透明软骨、弹性软骨和纤维软骨三种类型。三种软骨比较见表 4-1。

1. 透明软骨（hyaline cartilage） 是一种分布较广的软骨类型，包括肋软骨、关节软骨、呼吸道软骨等。纤维成分主要是Ⅱ型胶原蛋白组成的胶原原纤维，排列成三维网格状。由于纤维很细，且折光率与基质接近，基质中含大量水分，使软骨在新鲜时呈半透明，这是透明软骨呈半透明的重要原因之一。

2. 弹性软骨（elastic cartilage） 分布于耳郭、咽喉及会厌等处。新鲜时呈不透明的黄色。结构特点是有大量交织分布的弹性纤维，在软骨中部更为密集，因而具有较强的弹性。由于弹性纤维丰富，使基质呈现一定程度的嗜酸性，仅软骨囊嗜碱性明显，因而在光镜下呈现红蓝相间的着色特点。

3. 纤维软骨（fibrous cartilage） 分布于椎间盘、关节盘及耻骨联合等部位，呈不透明的乳白色。纤维软骨的结构特点是有大量平行或交叉排列的胶原纤维束，故韧性强大，软骨细胞较小而少，成行排列或单行排列于纤维束之间，基质较少，呈弱嗜碱性。

表 4-1 三种软骨比较

区别点	透明软骨	弹性软骨	纤维软骨
细胞	位于软骨陷窝内	同左	成行排列或单行排列于纤维束之间
纤维	少量胶原原纤维	大量弹性纤维交织成网	大量胶原纤维束交叉或平行排列
特点	弹性差	弹性好	韧性好
分布	分布较广，包括肋软骨、关节软骨、呼吸道软骨等	耳郭、咽喉、会厌等处	椎间盘、关节盘及耻骨联合等处

(四) 软骨的生长

附加性生长（又称软骨膜下生长）：软骨膜内的骨祖细胞→分化为成软骨细胞→分化为软骨细胞。

间质性生长（又称软骨内生长）：软骨内的软骨细胞分裂、生长→导致软骨从内部向四周扩大。

二、骨

骨由骨组织、骨膜和骨髓等构成。由于骨中含有大量的钙、磷等矿物质，因此，骨是机体钙和磷的贮存库。骨是支撑机体重量的坚硬的器官，具有运动、保护和支持的作用。骨的外形和内部结构符合所承担的功能与生物力学原理，并可进行适应性的更新和改建。

(一) ★ 骨组织

骨组织（osseous tissue）是骨的结构主体，由骨基质和骨细胞组成，其特点是细胞外基质中有大量骨盐沉积，使骨组织成为人体最坚硬的组织之一。

1. 骨基质（bone matrix） 骨基质是钙化的骨细胞外基质，简称骨质。包括有机成分和无机成分。

有机成分：胶原纤维和少量的无定形基质，胶原纤维主要由Ⅰ型胶原蛋白构成。无机成分：主要以钙和磷离子为主，主要存在形式是羟基磷灰石结晶（hydroxyapatite crystal），又称骨盐。

骨基质在最初形成时，细胞外基质无骨盐沉积，称类骨质（osteoid），钙化是大量骨盐规律性沉积后转变为坚硬的骨质的过程。

骨质形成板层状结构，称为骨板（bone lamella）。骨板成层排列，同一骨板内的胶原纤维相互平行，相邻骨板的纤维则相互垂直。

骨板排列规则、相互紧密结合、层数多，构成密质骨（compact bone），分布在长骨骨干，扁骨和短骨的表层。

骨板排列不规则，形成针状或片状骨小梁，并交错成为较大孔隙的立体网络样结构，肉眼可见骨质呈疏松状，故称为松质骨（spongy bone），分布在长骨两端的骨骺、扁骨的板障和短骨的中心等部位。

2. 骨组织的细胞

（1）骨祖细胞（osteoprogenitor cell）　是软骨组织和骨组织共同的干细胞，分布在软骨膜和骨膜内。

① 形态：梭形，较小，胞质少，核小色深。

② 功能：是骨组织中的干细胞，能分化为成骨细胞。分化方向取决于所处部位和所受的刺激性质。当骨改建、生长或骨折修复时，骨祖细胞功能活跃，不断增殖分化为成骨细胞。

（2）成骨细胞（osteoblast）　分布在骨组织表面。

① 形态：矮柱状或不规则形，单层排列。有小突起。核大而圆，分泌活动旺盛时，胞质嗜碱性增强。有丰富的粗面内质网、高尔基体等。

② 功能：合成和分泌骨基质的有机成分，形成类骨质。此外，成骨细胞还释放基质小泡，内含细小钙盐结晶，小泡膜上有钙结合蛋白和碱性磷酸酶；还分泌多种细胞因子，调节骨组织的形成吸收、促进骨组织的钙化。

③ 成骨的基本过程：成骨细胞产生类骨质后，自身被包埋其中，分泌能力逐渐减弱，转变为骨细胞。当成骨细胞功能静止时，细胞突起减少甚至消失，细胞扁平，称骨被覆细胞。

（3）骨细胞（osteocyte）　位于骨板内或骨板间多突起的细胞，由成骨细胞转变而成。细胞体所在腔隙称骨陷窝。突起所在腔隙称骨小管。

① 形态：细胞小、扁椭圆形，有多个突起，单个分布。胞体位于固态骨质的骨陷窝内，突起位于骨小管中，相邻细胞突起借骨小管相连，相邻细胞突起之前以缝隙连接相连，借此传递信息。

② 功能：骨细胞具有一定的溶骨和成骨作用，参与调节钙和磷的平衡。骨陷窝和骨小管内含少量组织液，可营养骨细胞并输送代谢产物。

（4）破骨细胞（osteoclast）　位于骨组织表面，是一种多核巨细胞。

① 形态：巨大（直径可达30～100μm），多核（6～50个），胞质嗜酸性。细胞贴骨质面可见皱褶缘（电镜下为长短不一的突起），细胞周边贴骨质，使皱褶缘与骨质之间封闭形成特殊的微环境，细胞在此释放水解酶和有机酸，溶解吸收骨质。电镜下有亮区（胞质围堤的电子密度低）。亮区的细胞膜紧贴骨组织，使皱褶缘和对应的骨组织表面凹陷之间封闭成一个密闭的腔隙，称吸收陷窝。

② 功能：破骨细胞具有很强的溶解吸收骨质的作用。破骨细胞释放→水解酶和有机酸→溶解吸收骨质→钙→释放入血液。

（二）长骨的结构

长骨由密质骨、松质骨、关节软骨、骨膜、骨髓血管和神经等构成。

1. 密质骨　分布于骨干和骨骼外侧面，骨板结合紧密，肉眼下难见明显的孔隙。按排列方式可分为环骨板、骨单位和间骨板。

（1）环骨板（circumferential lamellae）　环骨板是环绕在骨干内外表面排列的骨板，分别称为内环骨板和外环骨板。

① 外环骨板：厚，由数层或几十层骨板组成，绕骨干较整齐地呈环形排列。

② 内环骨板：薄，仅由数层骨板组成，排列不如外环骨板规则。

(2) 哈弗斯系统（Haversian system） 又称骨单位（osteon），位于内、外环骨板之间，排列方向与骨干长轴一致，呈长筒状，数量多。由4～20层同心圆排列的骨板构成，围绕中央管（central canal）排列。骨板中的胶原纤维围绕中央管呈螺旋状走行，相邻骨板的纤维方向互成直角。中央管内有血管、神经纤维和结缔组织。

(3) 间骨板（interstitial lamellae） 间骨板是位于骨单位之间或骨单位与环骨板之间的骨板，排列形状不规则。

在环骨板、哈弗斯骨板和间骨板之间，有一条折光较强的轮廓线，称黏合线（cement line），该处主要由基质构成。伸向骨单位表面的骨小管，都在黏合线处折返，不与相邻单位的骨小管连通。因此，同一骨单位内的骨细胞都接受来自其中央管的营养供应。

长骨骨干内有横向穿行的管道，称穿通管，也称福尔克曼管。穿通管在骨外表面的开口为滋养孔，与骨的长轴近似垂直的方向走行，横向穿越密质骨中的环骨板，并连接骨单位的中央管。

2. 松质骨 分布在骨干的内侧面和骨骺中部，由大量针状或片状骨小梁构成，并交错成为较大孔隙的立体网络样结构，肉眼可见骨质呈疏松状，网眼中充满骨髓。

3. 骨膜 除关节面以外，骨的内外表面都覆盖有结缔组织膜，分别称为骨内膜和骨外膜，通常所说的骨膜指的是骨外膜。骨外膜（periosteum）由致密结缔组织组成。胶原纤维较厚，粗大密集，交织成网，其中有些纤维束穿入骨质，称穿通纤维（perforating fiber）。

骨膜内有血管、神经，深面有骨祖细胞。骨内膜（endosteum）很薄，衬于骨髓腔面、骨小梁表面、穿通管和中央管内表面，在疏松结缔组织中穿行小血管、神经纤维，还含有骨祖细胞。

骨膜的主要作用是营养骨组织，并为骨的生长和修复提供成骨细胞。

三、骨的发生

骨的发生有膜内成骨和软骨内成骨两种方式。

(一) 骨发生的方式

1. 膜内成骨（intramembranous ossification） 扁骨和不规则骨等以此方式发生。胚胎发生早期，在将要形成骨的部位，中胚层的间充质首先分化为原始的结缔组织膜，然后，间充质细胞聚集并分化为骨祖细胞，后者进一步分化为成骨细胞。成骨细胞首先形成骨组织，最先形成骨组织的部位称为骨化中心（ossification center），随着成骨不断进行，骨小梁形成。成骨细胞在骨小梁表面不断增长加粗，逐渐形成为松质骨。松质骨的外侧部分逐步改建为密质骨，成骨区周围的结缔组织相应地转变为骨膜。

2. 软骨内成骨（endochondral ossification） 人体的大多数骨都以此种方式发生，如四肢骨、躯干骨和部分颅底骨等。现以长骨的发生为例，简述如下。

(1) 软骨雏形形成 中胚层的间充质细胞→骨祖细胞→软骨细胞。软骨细胞产生软骨基质自身包埋其中，形成透明软骨，其外形与将要形成的长骨相似，故称软骨雏形（cartilage model），其周围的间充质→软骨膜。

(2) 骨领形成 在软骨雏形的中段，软骨膜内的骨祖细胞→成骨细胞→原始骨组织。这层骨组织呈领圈状包绕软骨雏形中段，故名骨领（bone collar），其表面的软骨膜即改称骨膜。

(3) 初级骨化中心和骨髓腔形成 在骨领形成的同时，软骨细胞凋亡，周围的软骨基质钙化，骨膜中的血管穿越骨领连同成骨细胞、骨祖细胞和间充质细胞进入软骨区；破骨细胞消化分解退化的软骨，形成许多隧道；成骨细胞贴附于残存的软骨基质表面成骨，这种表面附以骨组织的条索状结构，称过渡型骨小梁，出现过渡型骨小梁的部位即为初级骨化中心（primary ossification center）。

初级骨化中心形成后,过渡型骨小梁也将被破骨细胞吸收,融合成一个较大的腔,即骨髓腔。

(4) 次级骨化中心与骨骺形成　在骨干的两端,它的成骨过程与初级骨化中心相似,但骨化是从中央向四周呈放射状进行,最后,次级骨化中心在骨干的两端形成骨骺。此外,在骨骺与骨干之间还保留软骨,称为骺板（epiphyseal plate）,骺板是长骨的进一步生长的基础,骺端表面始终保留薄层软骨,即关节软骨。

(二) 长骨的生长和改建

长骨的生长表现为加长和横向增粗两个方面。

1. 骨加长　通过骺板软骨细胞的分化、增殖和凋亡,最终被骨组织替换而实现。从骨骺端到骨干的骨髓腔,骺板依次分为五个区。

(1) 软骨储备区　软骨细胞较小,呈圆形或椭圆形,分散存在。软骨基质呈弱嗜碱性。

(2) 软骨增生区　软骨细胞为圆形或扁平形,软骨细胞增殖活跃,形成单行排列的同源细胞群,同源细胞群成串纵行并列排列为软骨细胞柱。

(3) 软骨成熟区　软骨细胞明显增大,成熟同源细胞群之间的软骨基质的宽度变窄,嗜碱性增强。

(4) 软骨钙化区（calcified cartilage zone）　软骨细胞逐渐凋亡,出现核固缩,接近骨髓腔的细胞消失,软骨基质钙化,呈强嗜碱性。

(5) 成骨区（ossification zone）　在骺板残留的钙化的软骨基质表面,可见大量的成骨细胞,不断形成骨组织,构成条索状的过渡型骨小梁。在骨髓腔侧,过渡型骨小梁又不断被破骨细胞破坏吸收,使骨髓腔向长骨骨端方面不断拓展,长骨得以不断加长。

17～20岁,骺板骨化为骺线,骨不再加长。

2. 骨增粗　骨外膜中骨祖细胞分化为骨细胞,在骨干表面添加骨组织,使骨干变粗。而在骨干的内表面,破骨细胞吸收骨小梁,使骨髓腔横向扩大。

骨干外表现的新骨形成速度略快于骨干内部的吸收速度,这样骨干的密质骨增厚比较适应,到30岁左右,长骨不再增粗。在生长过程中,通过不断的运动,骨的外形和内部结构不断在变化,使骨与整个机体的发育和生理功能相适应。

3. 骨改建　骨改建是指骨在生长发育过程中所做的适应性结构变化,是骨形成与骨吸收的动态平衡,所有的骨都会进行不同程度的改建,其中又以长骨的改建最为显著。

同步练习

一、填空题

1. 根据软骨基质中所含_____成分的不同,软骨组织可分为三种,即_____、_____和_____。
2. 软骨陷窝内有_____,软骨陷窝周围的_____较多, HE染色呈_____,形似囊状,称软骨囊。
3. 软骨的生长有同时并存的两种方式,即_____生长,又称_____生长;_____生长,又称_____生长。而骨发生也有两种方式,即_____和_____。
4. 骨基质简称_____,包括_____和_____,含_____极少。
5. 骨组织有四种细胞成分,即_____、_____、_____和_____。
6. 骨干主要由密质骨构成,环绕骨干内表面的骨板称_____,环绕骨干外表面的称_____。在中层形成_____和_____。
7. 从骨骺端到骨干的骨髓腔,骺板依次分为五个区,即_____、_____、_____、

_____、_____。

8. 骨干中有横向穿行的管道称_____，其穿行方向与骨干的长轴几乎垂直，该管道在骨表面的开口即_____。骨单位中央的管道称_____，其走行方向与骨单位的长轴平行。

二、名词解释

1. 同源细胞群
2. 软骨陷窝
3. 软骨囊
4. 骨板
5. 骨小管
6. 骨单位

三、问答题

1. 简述骨细胞的形态与功能。
2. 简述透明软骨的结构。

参考答案

一、填空题

1. 纤维　透明软骨　弹性软骨　纤维软骨
2. 软骨细胞　硫酸软骨素　强嗜碱性
3. 附加性　软骨膜下　间质性　软骨内膜内成骨　软骨内成骨
4. 骨质　有机成分　无机成分　水
5. 骨祖细胞　成骨细胞　骨细胞　破骨细胞
6. 内环骨板　外环骨板　哈弗斯系统　间骨板
7. 软骨储备区　软骨增生区　软骨成熟区　软骨钙化区　成骨区
8. 穿通管　滋养孔　中央管

二、名词解释

1. 同源细胞群：软骨中央的细胞越成熟，体积越大，由扁圆形变成椭圆形和圆形，细胞增生分裂成相对集中的细胞群体，由于皆是由同一个幼稚软骨细胞增殖而形成，故称同源细胞群。

2. 软骨陷窝：软骨细胞被包埋在软骨基质内，其所占据的腔隙称软骨陷窝。

3. 软骨囊：氨基聚糖在软骨基质中的分布不均匀，硫酸软骨素紧靠软骨陷窝分布，呈强嗜碱性，于HE染色切片中，形似囊状包围软骨细胞，软骨囊。

4. 骨板：骨质形成板层状结构，称为骨板。同一层骨板内的纤维相互平行，相邻骨板的纤维则相互垂直。成层排列的骨板犹如多层木质胶合板。

5. 骨小管：骨细胞位于骨板内或骨板间，胞体较小，有许多细长突起，胞体呈扁椭圆形。胞体所在的腔隙称骨陷窝；突起所在的腔隙称骨小管。

6. 骨单位：骨单位又称哈弗斯系统，位于内、外环骨板之间，排列方向与骨干长轴一致，呈长筒状，数量多。由4～20层同心圆排列的骨板构成，围绕中央管排列。骨板中的胶原纤维围绕中央管呈螺旋状走行，相邻骨板的纤维方向互成直角。中央管内有血管、神经纤维和结缔组织。

三、问答题

1. 答：骨细胞是位于骨板内或骨板间多突起的细胞，由成骨细胞转变而成。

形态：细胞小、扁椭圆形，有多个突起，单个分布。胞体位居于固态骨质的骨陷窝内，突起位于骨小管中，相邻细胞突起借骨小管相连，相邻细胞突起之前以缝隙连接相连，借此传递信息。

功能：骨细胞具有一定的溶骨和成骨作用，参与调节钙和磷的平衡。骨陷窝和骨小管内含少量组织液，可营养骨细胞并输送代谢产物。

2. 答：透明软骨是一种分布较广的软骨类型，包括肋软骨、关节软骨、呼吸道软骨等。纤维成分主要是Ⅱ型胶原蛋白组成的胶原原纤维，排列成三维网格状。由于纤维很细，且折光率与基质接近，基质中含大量水分，使软骨在新鲜时呈半透明，这是透明软骨呈半透明的重要原因之一。

（刘波兰）

第5章 血液

教学目的要求

1. 掌握 血象的概念；红细胞形态、大小、代谢特点；血红蛋白的正常值与功能；正常血液中红细胞的数量；红细胞的寿命；网织红细胞的结构特点；白细胞的结构特点及分类；中性粒细胞、嗜酸性粒细胞、嗜碱性粒细胞、淋巴细胞和单核细胞的光镜结构与超微结构特点及功能；正常血液中白细胞的数量；各类白细胞的百分率；血小板的光镜结构与超微结构及功能；正常血液中血小板的数量；造血干细胞的基本特点。

2. 熟悉 血液的组成，血浆与有形成分；红细胞膜骨架、ABO血型抗原系统的概念；造血祖细胞；红细胞系、粒细胞系、单核细胞系的发生阶段及变化规律；巨核细胞系的发生与血小板的生成。

3. 了解 淋巴的细胞成分及淋巴浆；红骨髓与黄骨髓的组织结构及功能；造血组织、造血诱导微环境的概念。

内容精讲

血液（blood）又称外周血，健康成人约有5L，占体重的7%。血液的组成见表5-1，血细胞的分类和计数的正常值见表5-2。

表5-1 血液的组成成分

组成	比例	概念
血细胞	45%	①血细胞主要在骨髓生成；②★血细胞的形态、数量、百分比和血红蛋白含量的测定结果称血象；③★用Wright或Giemsa染色法染血涂片，常用于观察血细胞形态
血浆	55%	①相当于细胞外基质，pH7.3～7.4；②成分：水（90%）、血浆蛋白（白蛋白、球蛋白、纤维蛋白原）、脂蛋白、酶、激素、无机盐和各种营养代谢物质；③★体外血液不加抗凝剂静置后，纤维蛋白原转变为纤维蛋白，包裹血细胞和大分子蛋白形成血凝块，析出的淡黄色清亮液体称为血清（serum）

★表5-2 血细胞分类和计数的正常值

血细胞		正常值
红细胞		男：$(4.0\sim5.5)\times10^{12}$/L　女：$(3.5\sim5.0)\times10^{12}$/L
白细胞		$(4.0\sim10.0)\times10^{9}$/L
白细胞分类	中性粒细胞	50%～70%
	嗜酸性粒细胞	0.5%～3%
	嗜碱性粒细胞	0%～1%
	单核细胞	3%～8%
	淋巴细胞	25%～30%
血小板		$(100\sim300)\times10^{9}$/L

一、★红细胞

1. 形态 ①正常红细胞（erythrocyte，red blood cell）呈双凹圆盘状，直径7.5μm。②表面

积达 140μm², 细胞内任何一点距细胞表面都不超过 0.85μm, 有利于细胞内外气体迅速交换。

2. 构成 ①成熟的红细胞内无细胞核, 也无任何细胞器。②胞质内充满了血红蛋白（hemoglobin, Hb）, 正常成人血液中血红蛋白含量, 男性为 120~150g/L, 女性为 110~140g/L, 血红蛋白具有结合与运输 O_2 和 CO_2 的功能。③红细胞膜固定在一个能变形的圆盘状网架结构上, 称红细胞膜骨架（erythrocyte membrane skeleton）, 其主要成分为血影蛋白（spectrin）和肌动蛋白等, 骨架的存在使红细胞具有形态可变性, 通过小于自身直径的毛细血管时可改变形状。④红细胞膜有一类镶嵌蛋白质, 即血型抗原 A 和（或）血型抗原 B, 构成人类的 ABO 血型抗原系统。红细胞膜破裂, 血红蛋白逸出, 称溶血, 溶血后残留的红细胞膜囊称血影。

3. 寿命 红细胞的平均寿命约 120 天。衰老的红细胞则变脆, 不能变形, 在通过脾脏和肝脏时被巨噬细胞吞噬清除。与此同时, 每天都有新生的未完全成熟的红细胞从骨髓进入血液, 这些红细胞内还残留部分核糖体, 用煌焦油蓝染色呈细网状, 称为网织红细胞（reticulocyte）。未完全成熟的红细胞在血液中大约经过一天后完全成熟, 核糖体完全消失。成人的网织红细胞占红细胞总数的 0.5%~1.5%。

二、白细胞

白细胞（leukocyte, white blood cell）为有核的球形细胞。光镜下, 根据白细胞胞质内有无特殊颗粒, 可将其分为有粒白细胞和无粒白细胞。前者常简称粒细胞, 根据其特殊颗粒的染色性, 又可分为中性粒细胞、嗜酸性粒细胞和嗜碱性粒细胞三种。无粒白细胞则有单核细胞和淋巴细胞两种。

（一）★中性粒细胞（neutrophilic granulocyte, neutrophil）

1. 形态 ①数量最多的白细胞。细胞呈球形, 直径 10~12μm。②核呈深染的弯曲杆状或分叶状。核的叶数与细胞在血液中停留的时间成正比（核左移：杆状核与 2 叶核增多, 表明大量新生细胞从骨髓进入血液; 核右移：4~5 叶核的细胞增多, 表明骨髓造血功能障碍）。③胞质呈极浅的粉红色, 含许多细小的嗜天青颗粒（azurophilic granule）和特殊颗粒（specific granule）（见表 5-3）。

表 5-3 嗜天青颗粒和特殊颗粒的比较

名称	颜色	比例	电镜形态	性质与作用	包含物质
嗜天青颗粒	浅紫色	20%	颗粒大, 圆形或卵圆形, 电子密度高	溶酶体, 能消化和杀灭细菌和异物	酸性磷酸酶、髓过氧化物酶、多种酸性水解酶
特殊颗粒	浅红色	80%	颗粒小, 哑铃形或椭圆形	分泌颗粒, 具有杀菌作用	溶菌酶、吞噬素或称防御素（phagocytin/defensin）

2. 功能 中性粒细胞具有很强的趋化作用和吞噬功能, 其吞噬对象以细菌为主, 也可吞噬异物。中性粒细胞在吞噬大量细菌后, 自身也死亡成为脓细胞。中性粒细胞从骨髓进入血液, 停留 6~8h, 然后离开, 在结缔组织中存活 2~3 天。

（二）嗜碱性粒细胞（basophilic granulocyte, basophil）

1. 形态 ①数量最少, 细胞呈球形, 直径 10~12μm。②核呈 S 形或不规则形, 着色较浅。③胞质内含有大小不等、分布不均、染成紫蓝色的嗜碱性颗粒, 因覆盖在核上而将其形态遮盖。嗜碱性颗粒属于分泌颗粒, 内含肝素、组胺、中性粒细胞趋化因子、嗜酸性粒细胞趋化因子等, 细胞也可合成白三烯。

2. 功能 与肥大细胞相同：①启动针对病原菌的炎症反应；②参与过敏反应的发生。嗜碱粒细胞与肥大细胞来源于骨髓中的同种造血祖细胞, 在组织中可存活 10~15 天。

（三）★嗜酸性粒细胞

1. 形态 ①核多为2叶；②胞质内充满粗大、均匀、鲜红色的嗜酸性颗粒。嗜酸性粒细胞与嗜碱性粒细胞颗粒比较见表5-4。

2. 功能 ①能做变形运动；②具有趋化性，可受肥大细胞释放的嗜酸性粒细胞趋化因子的作用，移行到发生过敏反应的部位，释放其组胺酶和芳基硫酸酯酶抑制过敏反应；③吞噬抗原抗体复合物，释放多种溶菌酶以杀灭细菌；④释放阳离子蛋白，对寄生虫有很强的杀灭作用。嗜酸粒细胞在血液中一般停留6~8h后进入结缔组织，在此可存活8~12天。

表5-4 嗜酸性粒细胞与嗜碱性粒细胞颗粒比较

颗粒名称	光镜	电镜	性质和作用	主要包含物质
嗜碱性颗粒	大小不等、分布不均、紫蓝色	基质中含有细小微粒（微粒或呈涡旋状/板层状分布）	分泌颗粒，参与过敏反应	肝素、组胺、中性粒细胞趋化因子、嗜酸性粒细胞趋化因子
嗜酸性颗粒	粗大、均匀、鲜红色	基质中有长方形晶体	一种特殊的溶酶体	一般酶体酶、组胺酶、芳基硫酸酯酶、阳离子蛋白

（四）★单核细胞（monocyte）

1. 形态 ①体积最大的白细胞，直径14~20μm，呈圆形或椭圆形；②核呈肾形、马蹄铁形或扭曲折叠的不规则形等，着色较浅；③胞质丰富，因弱嗜碱性而呈灰蓝色，含有许多细小的淡紫色嗜天青颗粒，即溶酶体。

2. 功能 正常情况下血液中的单核细胞基本不执行功能，其在血液中停留12~48h后，进入结缔组织或其他组织，分化为巨噬细胞等具有吞噬功能的细胞而发挥作用。

（五）★淋巴细胞（lymphocyto）

1. 分类

(1) 根据大小分类 分为小淋巴细胞、中淋巴细胞和大淋巴细胞，其中大淋巴细胞只存在于淋巴组织，小、中淋巴细胞的形态比较见表5-5。

表5-5 小、中淋巴细胞的形态比较

种类	直径	含量	核的形态	胞质形态	颜色	细胞器
小淋巴细胞	6~8μm	多	圆形，一侧常有浅凹，染色质浓密块状，着色深	胞质很少，在核周成很薄的一圈	胞质嗜碱性，呈晴空样蔚蓝色	含大量的游离核糖体，以及溶酶体、粗面内质网、高尔基复合体和线粒体等
中淋巴细胞	9~12μm	少	染色质略稀疏，着色浅，有的可见核仁	胞质较多，含嗜天青颗粒		

(2) 根据淋巴细胞的发生来源、形态特点和免疫功能分类 分为胸腺依赖淋巴细胞（thymus dependent lymphocyte，简称T细胞，产生于胸腺，占75%）、骨髓依赖淋巴细胞（bone marrow dependent lymphocyte，简称B细胞，产生于骨髓，占10%~15%）和自然杀伤细胞（nature killer cell，简称NK细胞，产生于骨髓，占10%）。

2. 功能 淋巴细胞是主要的免疫细胞，在机体防御疾病过程中发挥关键作用。

三、血小板

1. 来源 血小板（blood platelet）是骨髓中巨核细胞脱落下来的胞质小块，并非严格意义上的细胞。

2. 形态

(1) 光镜 ①呈双凸圆盘状，直径2~4μm，受到机械或化学刺激时，伸出突起，呈不规则形，血涂片上常聚集成群。②血小板中央部有蓝紫色的血小板颗粒，为颗粒区（granulomere）；

周边部呈均质浅蓝色,为透明区(hyalomere)。

(2) 电镜 ①透明区含有微管和微丝,参与血小板形状的维持和变形。②颗粒区含有特殊颗粒、致密颗粒和少量溶酶体。特殊颗粒又称α颗粒,体积较大,圆形,电子密度中等,含血小板因子Ⅳ、血小板源性生长因子(platelet derived growth factor,PDGF)、凝血酶敏感蛋白(thrombospondin)等。致密颗粒较小,电子密度大,含5-羟色胺、ADP、ATP、钙离子、肾上腺素等。③血小板内还有开放小管系统和致密小管系统。开放小管系统的管道与血小板表面胞膜连续,可增加血小板与血浆的接触面积,有利于血浆物质的摄取和颗粒内容物的释放。致密小管系统是封闭的小管,管腔电子密度中等,能收集钙离子和合成前列腺素等。

3. 功能 血小板寿命为7~14天,参与止血和凝血(当血管内皮破裂,血小板迅速黏附、聚集于破损处,凝固形成血栓,堵塞裂口,甚至小血管管腔)。

四、淋巴

淋巴(lymph)是在淋巴管内流动的液体。

(1) 淋巴由淋巴浆(血浆在毛细血管动脉端的部分渗出液)与淋巴细胞(来自淋巴器官和淋巴组织)构成。

(2) 淋巴单向性地从毛细淋巴管流向淋巴导管,然后汇入大静脉。

(3) 脏腑中的淋巴 小肠淋巴管的淋巴中含乳糜微粒,是小肠上皮细胞将吸收的脂溶性物质结合到运载蛋白上形成的;肝的淋巴中含大量由肝细胞合成的血浆蛋白。

五、骨髓和血细胞的发生

(一) 造血器官的演变

卵黄囊壁的血岛(第3周)→造血干细胞进入肝脏开始造血(第6周)→脾的造血干细胞开始造血,产生各种血细胞(12周)→胚胎后期骨髓开始造血并维持终生。

(二) 骨髓的结构

1. 骨髓的种类 见表5-6。胎儿及婴幼儿时期的骨髓都是红骨髓,约从5岁开始,长骨的骨髓腔内出现脂肪组织,逐渐成为黄骨髓。

表5-6 骨髓的种类

类型	分布	成分	造血能力
红骨髓	扁骨、不规则骨及长骨骨骺的松质骨	造血组织和血窦	是造血组织,是胚胎后期至出生后主要的造血器官
黄骨髓	长骨骨干的骨髓腔	大部分是脂肪组织,但保留少量的幼稚血细胞	仍有造血潜能,当机体需要时可转变为红骨髓

2. 造血组织

(1) 造血组织主要由网状组织、造血细胞和基质细胞组成。网状细胞和网状纤维构成网架,网孔中充满不同发育阶段的各种血细胞,以及少量巨噬细胞、脂肪细胞、骨髓基质干细胞等。

(2) 造血细胞赖以生长发育的环境称造血诱导微环境(hemopoietic inductive microenvironment),其核心成分是基质细胞(stromal cell),基质细胞与造血细胞的构成与作用见表5-7。

表5-7 基质细胞与造血细胞的构成与作用

细胞种类	构成	作用
基质细胞	巨噬细胞、成纤维细胞、网状细胞、骨髓基质干细胞、血窦内皮细胞等	①起造血支架作用;②分泌多种造血生长因子(hematopoietic growth factors),调节造血细胞的增殖与分化;③产生网状纤维、黏连性糖蛋白等细胞外基质,滞留造血细胞

续表

细胞种类	构成	作用
造血细胞	造血干细胞以及处于不同发育阶段的各种血细胞	产生成熟的血细胞

(3) 发育中的各种血细胞在造血组织中的分布呈一定规律。幼稚红细胞常位于血窦附近并嵌附在巨噬细胞表面，构成幼红细胞岛（erythroblastic islet），成熟后穿过内皮并脱去细胞核成为网织红细胞；幼稚粒细胞多远离血窦，发育至晚幼粒细胞才接近并穿入血窦；巨核细胞常紧靠血窦内皮间隙，将胞质突起伸入窦腔，脱落形成血小板。这种分布状况表明造血组织的不同部位具有不同的微环境造血诱导作用。

3. 血窦（sinusoid） 为管腔大、形状不规则的毛细血管，内皮细胞间隙大，基膜不完整，利于成熟血细胞进入血液。

（三）造血干细胞和造血祖细胞

1. ★造血干细胞（hemapoietic stem cell） 是生成各种血细胞的原始细胞，又称多能干细胞（multipotential stem cell），形态类似小淋巴细胞，即细胞体积小，核相对较大，胞质富含核糖体。

(1) 特性　有很强的增殖潜能，有多向分化能力，有自我复制能力。造血干细胞可以终身保持恒定的数量。

(2) 分类　分为髓性造血干细胞和淋巴性造血干细胞。髓性造血干细胞可分化为红细胞系、粒细胞单核细胞系、巨核细胞系等细胞系的造血祖细胞；淋巴性造血干细胞可分化为各种淋巴细胞。

2. 造血祖细胞（hemapoietic progenitor） 是由造血干细胞分化而来的分化方向确定的干细胞，故也称定向干细胞（committed stem cell），在不同的集落刺激因子（colony stimulating factor, CSF）作用下可分化为形态可辨认的各种血细胞。

造血祖细胞可分为红细胞系造血祖细胞[在红细胞生成素（erythropoietin, EPO）作用下生成红细胞]、粒细胞单核细胞系造血祖细胞[在粒细胞-巨噬细胞集落刺激因子（GM-CSF）作用下]、巨核细胞系造血祖细胞[在血小板生成素（thrombopoietin, TPO）作用下]。

（四）血细胞发生过程的形态演变

1. 发育阶段 血细胞的分化发育过程大致可分为三个阶段：原始阶段、幼稚阶段（又分早、中、晚三期）和成熟阶段。

2. 形态演变规律 见表5-8。

★表5-8　血细胞分化发育过程中形态变化的一般规律

形态结构与特性		变化规律
细胞体		大→小(巨核细胞由小→大)
细胞核	大小	大→小(巨核细胞由小→大,呈分叶状)
	形态	红细胞核保持圆形,最后消失； 粒细胞核变化:圆→椭圆→半圆→扁→杆状→分叶
	染色质	稀疏→粗密(着色由浅→深)
	核仁	多个→有→无

形态结构与特性		变化规律
细胞质	质量	少→多
	嗜碱性	强→弱→无（单核细胞、淋巴细胞仍保持嗜碱性）
	特殊物质	无→有→多（如血红蛋白、特殊颗粒）
细胞分裂能力		强→有→无（淋巴细胞仍保持潜在分裂能力）

3. 分类

（1）红细胞系的发生　历经原红细胞、早幼红细胞、中幼红细胞、晚幼红细胞，后者脱去胞核成为网织红细胞，最终成为成熟红细胞。红细胞的成熟需 3~4 天。

（2）粒细胞系的发生　历经原粒细胞、早幼粒细胞、中幼粒细胞、晚幼粒细胞，进而分化为成熟的杆状核和分叶核粒细胞，成熟过程需 4~6 天。

（3）单核细胞系的发生　经过原单核细胞和幼单核细胞变为单核细胞。在骨髓内，幼单核细胞增殖力很强，当机体需要时（如出现炎症或免疫功能活跃），幼单核细胞能加速分裂增殖，以提供大量的单核细胞。

（4）淋巴细胞系的发生　形态结构的演变不很明显。

（5）巨核细胞-血小板的发生　原巨核细胞经幼巨核细胞发育为巨核细胞（megakaryocyte），巨核细胞的胞质块脱落成为血小板。

同步练习

一、填空题

1. 观察血细胞形态的血涂片通常采用的是_____或_____染色法。
2. 红细胞在扫描电镜下呈_____，中央_____，周缘_____。成熟的红细胞无_____，也无任何_____，胞质内充满了_____，使红细胞呈红色。
3. 正常成人血液中，女性红细胞的正常值为_____ $\times 10^{12}$/L，血红蛋白_____ g/L；男性红细胞的正常值为_____ $\times 10^{12}$/L，血红蛋白_____ g/L。
4. 根据白细胞胞质内有无特殊颗粒，可将其分为_____细胞和_____细胞，根据其特殊颗粒的染色性，前者又可分为_____细胞、_____细胞和_____细胞三种。
5. 正常成人外周血液的白细胞正常值是_____ $\times 10^9$/L，其中中性粒细胞占_____，嗜酸性粒细胞占_____，嗜碱性粒细胞占_____，单核细胞占_____，淋巴细胞占_____。
6. 红细胞膜破裂，血红蛋白逸出，称_____，残留的红细胞膜囊称为_____。
7. 根据淋巴细胞的发生来源、形态特点和免疫功能等方面的不同，淋巴细胞可分为_____细胞（简称_____细胞）、_____细胞（简称_____细胞）以及_____细胞（简称_____细胞）。
8. 各种血细胞的分化发育过程大致可分为三个阶段：_____、_____和_____。
9. 人的血细胞是在胚胎第 3 周于卵黄囊壁的_____生成；第 6 周，从卵黄囊迁入肝脏的造血干细胞开始造血；第 4 个月脾内的造血干细胞开始造血；从胚胎后期至出生后，_____成为主要的造血器官。

二、名词解释

1. 网织红细胞

2. 嗜酸性粒细胞
3. 造血干细胞
4. 淋巴细胞
5. 嗜碱性粒细胞

三、问答题

1. 简述白细胞的分类原则及分类。
2. 简述血小板的光镜结构、超微结构与功能。
3. 简述中性粒细胞的形态结构特点与功能。
4. 简述红细胞的形态结构特点与功能。
5. 简述单核细胞的形态结构特点与功能。
6. 简述各种血细胞分化发育过程的形态演变规律。

参考答案

一、填空题

1. Wright　Giemsa
2. 双凹圆盘状　较薄　较厚　核　细胞器　血红蛋白
3. 3.5～5.0　110～140　4.0～5.5　120～150
4. 有粒白　无粒白　中性粒　嗜酸性粒　嗜碱性粒
5. 4.0～10.0　50%～70%　0.5%～3%　0%～1%　3%～8%　25%～30%
6. 溶血　血影
7. 胸腺依赖淋巴　T　骨髓依赖淋巴　B　自然杀伤　NK
8. 原始阶段　幼稚阶段　成熟阶段
9. 血岛　骨髓

二、名词解释

1. 网织红细胞：为未完全成熟的红细胞，细胞内尚残留部分核糖体，用煌焦油蓝染色呈细网状，故称网织红细胞，在成人，网织红细胞占红细胞总数的0.5%～1.5%。网织红细胞的计数对贫血等血液病的诊断、预后有一定的临床意义。

2. 嗜酸性细胞：核多分为2叶，胞质内充满粗大、均匀、鲜红色的嗜酸性颗粒。能做变形运动；具有趋化性，移行到发生过敏反应的部位，释放其组胺酶和芳基硫酸酯酶抑制过敏反应；吞噬抗原抗体复合物，释放多种溶菌酶以杀灭细菌；释放阳离子蛋白，对寄生虫有很强的杀灭作用。

3. 造血干细胞：是生成各种血细胞的原始细胞，又称多能干细胞。起源于人胚第3周初的卵黄囊血岛，出生后造血干细胞主要存在于红骨髓。造血干细胞有以下特征：有很强的增殖潜能、有多向分裂能力以及有自我复制能力。

4. 淋巴细胞：占白细胞总数的25%～30%，大部分为直径6～8μm的小淋巴细胞，其细胞核圆形，染色质致密呈块状，着色深，一侧常有小凹陷，胞质很少，嗜碱性，在核周形成很薄的一圈。

5. 嗜碱性粒细胞：数量最少。核分叶、S形或不规则形，胞质内含有嗜碱性颗粒，大小不等，内含有肝素、组胺等，参与过敏反应，在组织中可存活10～15天。

三、问答题

1. 答：光镜下，根据白细胞胞质内有无特殊颗粒，将其分为有粒白细胞和无粒白细胞。前者常简称粒细胞，根据其特殊颗粒的染色性，又分为中性粒细胞、嗜酸性粒细胞和嗜碱性细胞三种。无粒白细胞则包括单核细胞和淋巴细胞两种，但均含细小的嗜天青颗粒。

2. 答：光镜下，呈双凸圆盘状。受刺激时伸出突起，呈不规则形。周边均质浅蓝色为透明区，中央有蓝紫色颗粒为颗粒区。电镜下，透明区有环行微丝和微管，颗粒区有开放小管系统与致密小管系统、特殊颗粒、致密颗粒和少量溶酶体。

   功能：参与止血和凝血。当内皮破裂，血小板黏附、聚集于破损处，凝固形成血栓，堵塞裂口，甚至小血管管腔。

3. 答：形态结构：①呈球形。②核呈深染的弯曲杆状或分叶状，分叶核以2～3叶居多，分叶越多，表明细胞越衰老。③胞质呈极浅的粉红色，含有许多细小的颗粒，颗粒分为两种：a. 嗜天青颗粒，浅紫红，较少，颗粒较大，为溶酶体；b. 特殊颗粒，浅红色，较多，颗粒较小，为一种分泌颗粒（含溶菌酶、吞噬素等）。

   功能：有很强的趋化作用和吞噬功能，其吞噬

4. 答：形态结构：①成熟红细胞呈双凹圆盘状，直径 7.5μm。②无细胞核，无细胞器。③胞质内充满了血红蛋白。④红细胞具有形态的可变性，当它们通过小于自身直径的毛细血管时，可改变形状。⑤红细胞膜上有一种镶嵌蛋白质，即血型抗原 A 和（或）血型抗原 B，构成人类的 ABO 血型抗原系统，决定个体的血型。

功能：有结合与运输 O_2 和 CO_2 的功能。

5. 答：形态结构：①占白细胞总数的 3%～8%，是血液中体积最大的白细胞，直径 14～20μm，呈圆形或椭圆形。②核呈肾形、马蹄铁形或扭曲折叠的不规则形，着色浅。③胞质丰富，因弱嗜碱性而呈灰蓝色，内含许多细小的嗜天青颗粒，即溶酶体。

功能：在血液中停留 12～48h，然后进入结缔组织或其他组织，分化为巨噬细胞等具有吞噬功能的细胞而发挥作用。

6. 答：各种血细胞的分化发育大致可分为三个阶段：原始阶段、幼稚阶段（早、中、晚三期）和成熟阶段。其形态演变的规律为：①细胞体积由大到小，但巨核细胞则由小到大。②细胞核由大到小，红细胞的核最终消失，粒细胞的核由圆形逐渐变为杆状乃至分叶；但巨核细胞的核由小变大，呈分叶状。核的着色由浅变深，核仁由明显到消失。③细胞质由少到多，嗜碱性由强到弱，但单核细胞和淋巴细胞仍保持嗜碱性；特殊颗粒由无到有。④细胞分裂能力从有到无，但淋巴细胞仍保持很强的潜在分裂能力。

（陈同强）

第 6 章 肌组织

> **教学目的要求**
>
> **1. 掌握** 骨骼肌纤维的光镜结构：肌节、肌原纤维的概念与结构，明带与暗带；骨骼肌纤维的超微结构：肌原纤维、横小管、肌质网、三联体的概念；心肌纤维与骨骼肌纤维的光镜结构与超微结构的主要不同点；闰盘的超微结构；平滑肌纤维的光镜结构。
>
> **2. 了解** 肌组织的特点和分类；骨骼肌的结构：肌外膜、肌束膜、肌内膜。肌卫星细胞；骨骼肌纤维的收缩原理；平滑肌纤维的超微结构。

内容精讲

肌组织（muscle tissue）主要由收缩功能肌细胞组成。肌细胞间有少量结缔组织、血管、淋巴管和神经。肌细胞呈长纤维形，又称肌纤维（muscle fiber）、其细胞膜称肌膜（sarcolemma），细胞质称肌浆（sarcoplasm）。

根据结构和功能的特点，将肌组织分为三类：骨骼肌、心肌和平滑肌。骨骼肌受躯体神经支配，可随意收缩，属于随意肌；心肌和平滑肌受自主神经支配，为不随意肌。三种肌组织的比较如表 6-1。

表 6-1 三种肌组织比较

项目	骨骼肌	心肌	平滑肌
细胞形态	长柱形,无分支	短柱形,有分支	梭形,一般无分支
横纹	明显	不如骨骼肌明显	无
细胞核	多个,位于肌膜下方	1～2个,位于细胞中央	位于细胞中央,1个
闰盘	无	有	无
收缩	随意肌,快,不持久	不随意肌,有节律,持久	不随意肌,慢,持久

一、★骨骼肌

骨骼肌（skeletal muscle）借肌腱膜附着于骨骼上。包在整块肌外面的致密结缔组织膜称为肌外膜（epimysium），含营养血管和神经，它伸入肌内，将肌纤维分隔和包围成大小不等的肌束，并形成肌束膜（perimysium）。它们的周围包裹着薄薄的疏松结缔组织，称肌内膜（endomysium）。各层结缔组织膜内神经和血管，有支持、连接、营养和保护肌组织作用。骨骼肌纤维之间有一种扁平有突起的细胞，称肌卫星细胞（muscle satellite cell），在肌损伤后的修复中起很重要的作用。

（一）骨骼肌纤维的光镜结构

骨骼肌纤维为长圆柱形的多核细胞，长 1～40mm，直径 10～100μm，肌膜内下方含有几十个甚至几百个扁椭圆形的细胞核，肌浆内含许多与细胞长轴平行排列的肌原纤维（myofibril），呈细丝样，直径 1～2μm。肌原纤维上有明暗相间的横带，各条肌原纤维的明带和暗带都准确地排列在同一平面上，构成了骨骼肌纤维明暗相间的周期性横纹（cross striation）。明带（light band）又称 I 带，暗带（dark band）又称 A 带。在电镜下，暗带中央可见一条浅色带称 H 带，H 带中间有一条 M 线；明带中央可见一条 Z 线。相邻两条 Z 线之间的一段肌原纤维称肌节（sarcomere）。每个肌节都由 1/2 I 带＋A 带＋1/2 I 带所组成。它是骨骼肌收缩的基本结构和功能单位。

（二）骨骼肌纤维的超微结构

1. 肌原纤维 由的粗、细两种肌丝组成，沿肌原纤维长轴规律地平行排列。粗肌丝（thick filament）长约 1.5μm，直径为 15nm，位于肌节的 A 带，借 M 线固定，两端游离。细肌丝（thin filament）长约 1μm，直径约 5nm，一端固定在 Z 线上，另一端插入粗肌丝之间，止于 H 带外侧。因此，I 带内只有细肌丝，A 带中央的 H 带内只有粗肌丝，而 H 带两侧的 A 带内既有粗肌丝又有细肌丝；所以在此处的横切面上可见一条粗肌丝周围有 6 条细肌丝；而一条细肌丝周围 3 条粗肌丝。粗、细肌丝的这种规则排列关系以及它们的分子结构是肌节完成收缩功能的结构基础。

细肌丝由肌动蛋白、原肌球蛋白和肌钙蛋白构成。肌动蛋白（actin）分子单体为球形，许多单体相互连接成串珠状的纤维形，肌动蛋白就是由两条纤维形肌动蛋白缠绕形成的双股螺旋链。每个球形肌动蛋白单体上都有一个可以与肌球蛋白头部相结合的位点，但在肌纤维处于非收缩状态时，该位点被原肌球蛋白掩盖。原肌球蛋白（tropomyosin）的双股螺旋多肽链嵌于肌动蛋白双股螺旋链的浅沟内。肌钙蛋白（troponin）为球形，附着在原肌球蛋白分子上，可与 Ca^{2+} 相结合。

粗肌丝由肌球蛋白分子组成。肌球蛋白（myosin）形如豆芽，分为头和杆两部分。头部如同两个豆瓣，朝向粗肌丝的两端，并突出于粗肌丝的表面，形成电镜下可见的横桥（cross bridge）。杆部如同豆茎，均朝向粗肌丝的中段。头部和杆部的连接点及杆上有两处类似关节，可以屈动。M 线两侧的肌球蛋白对称排列，头部存有一种 ATP 酶，能与 ATP 结合。只有当肌球蛋白的头部与肌动蛋白接触时，ATP 酶才被激活，于是分解 ATP 放出能量，使横桥发出屈伸运动。

2. 横小管（transverse tubule，或称 T 小管） 是肌膜向肌浆内凹陷形成的管状结构，同一平面的横小管分支吻合，它内凹后包绕每条肌原纤维，其走向与肌纤维长轴垂直，位于明暗带相交处。横小管可将肌膜的兴奋迅速传到每个肌节。

3. 肌质网（sarcoplasmic reticulum） 是肌纤维内特化的滑面内质网，纵行包绕在每条肌原纤维周围，位于横小管之间，又称纵小管（longitudinal tubule）。位于横小管两侧的纵小管扩大呈环形的扁囊，称终池（terminal cisternae），与横小管一起共同组成三联体（triad），可将兴奋从肌膜传到肌质网膜。肌质网的膜上有丰富的钙泵（一种 ATP 酶），有调节肌质中 Ca^{2+} 浓度的作用。

（三）骨骼肌纤维的收缩原理

骨骼肌收缩的机制是肌丝滑动原理（sliding filament mechanism）。其过程大致如下：①运动神经末梢将神经冲动传递给肌膜；②肌膜的兴奋经横小管迅速传向终池，钙泵活动，将大量 Ca^{2+} 转运到肌质内；③肌原蛋白与 Ca^{2+} 结合其构型和位置改变，掩盖的肌动蛋白位点暴露，迅即与肌球蛋白头接触；④ATP 被分解并释放能量；肌球蛋白的头及杆发生屈曲转动，将细肌丝向 M 线牵引；⑤细肌丝向 A 带内滑入，I 带变窄，A 带长度不变，但 H 带因细肌丝的插入可消失，由于细肌丝在粗肌丝之间向 M 线滑动，肌节缩短，肌纤维收缩；⑥收缩完毕，肌浆内 Ca^{2+} 被重新泵回肌质网内储存，肌质内 Ca^{2+} 浓度降低，肌钙蛋白与原肌球蛋白等恢复原来构型，肌球蛋白头与肌动蛋白脱离，肌恢复松弛状态。

二、★心肌

心肌分布于心壁和邻近心脏的大血管壁上，其收缩有自动节律性。

(一) 心肌纤维的光镜结构

心肌纤维呈不规则短圆柱状，有分支，且彼此连接成网。心肌纤维的连接处色深，称闰盘（intercalated disk）。光镜下，闰盘在 HE 染色标本中呈深染的线状或阶梯状。光镜下，HE 染色的标本中，心脏纤维的核呈卵圆形，位于细胞中央，有时含有双核。

(二) 心肌纤维的超微结构

在电镜下，心肌纤维也含有粗、细两种肌丝，它们在肌节内的排列与骨骼肌纤维相同，也有肌质网和横小管等结构。但有下列特点。①肌原纤维不明显，粗细不等，界限不分明，之间有丰富的线粒体；②横小管较粗，位于 Z 线水平；③肌质网的纵小管比较稀疏不发达，终池小而少，横小管多与一侧的终池紧贴形成二联体（diad），三联体极少见；④闰盘的横向部分位于 Z 线水平，有黏着小带和桥粒，起连接作用。纵向部分有缝隙连接，有利于传递化学信息和电冲动，使心肌纤维同步收缩。

三、平滑肌

平滑肌（smooth muscle）广泛分布于消化管、呼吸道、血管等中空器官的管壁内。

(一) 平滑肌纤维的光镜结构

平滑肌纤维呈梭形，有一个长椭圆形或杆状的细胞核位于细胞中央，无横纹，细胞收缩时，核扭曲呈螺旋性。平滑肌纤维长短不一，一般为 200μm，直径 8μm；小血管壁平滑肌短至 20μm，而妊娠子宫平滑肌可长达 500μm。

(二) 平滑肌纤维的超微结构

平滑肌纤维内没有发现肌原纤维，主要由密斑（dense patch）、密体（dense body）、中间丝、细肌丝和粗肌丝组成。密斑位于肌膜下，是细肌丝的附着点，密体位于肌质中，为细肌丝和中间丝的共同附着点。中间丝由结蛋白构成，连接密斑和密体之间，形成梭形的细胞骨架。

粗、细肌丝的数量比约为 1∶12。细肌丝主要由肌动蛋白组成，一端附着于密斑或密体，另一端游离，环绕粗肌丝周围。粗肌丝由肌球蛋白构成，表面有成行排列的横桥，相邻的两行横桥的摆动方向相反。若干条粗肌丝和细肌丝聚集形成肌丝单位，又称收缩单位（contractile unit）。

平滑肌纤维也是以粗、细肌丝之间滑动为基础进行收缩的。由于每个收缩单位是由粗肌丝（肌球蛋白）和细肌丝（肌动蛋白）组成，它们的一端借细肌丝附着于肌膜内面呈螺旋形分布的密斑上，因此平滑肌纤维收缩时，纤维呈螺旋形扭曲而变短和增粗，长轴变短。

同步练习

一、填空题

1. 肌丝分为_____和_____两种，前者由_____分子组成；后者由三种蛋白分子组成，即_____、_____和_____。
2. 横小管又称_____，是由_____向肌浆内凹陷形成的小管，其走向与肌纤维长轴_____，骨骼肌的横小管位于肌原纤维_____和_____交界处，而心肌纤维的横小管则位于_____水平。纵小管又称_____，即肌纤维内的_____，位于肌原纤维周围，功能是_____。
3. 骨骼肌横小管两侧的纵小管膨大呈扁囊状，称_____。每条横小管及其两侧的_____共同构成_____。
4. 肌原纤维由_____和_____平行排列组成，明带内只有_____，暗带中央的 H 带只有_____，H 带两侧的暗带内有_____。

5. 骨骼肌收缩时，运动神经末梢将冲动传给_____，后者的兴奋借_____传到每个肌节，经三联体传至_____，肌质网将大量_____转运_____内并与细肌丝上的_____结合，导致肌丝滑动。
6. 光镜下，心肌纤维呈_____状，相互_____。核呈_____形，1～2个，位于细胞_____。心肌纤维之间的结缔组织中_____丰富。
7. 心肌纤维之间的连接结构称_____。HE染色的标本中，呈_____或_____。电镜下，其横向连接部分有_____和_____；纵向连接部分有_____。
8. 平滑肌纤维的密斑位于_____，密体位于_____，_____连接于密斑、密体之间，形成梭形的_____。

二、名词解释
1. 闰盘
2. 三联体
3. 肌原纤维
4. 肌节
5. 横小管
6. 肌质网
7. 肌丝单位

三、问答题
1. 简述细肌丝的分子结构。
2. 为什么骨骼肌纤维会出现横纹？
3. 试比较三种肌组织的光镜结构及其功能异同点。

参考答案

一、填空题

1. 粗肌丝　细肌丝　肌球蛋白　肌动蛋白　原肌球蛋白　肌钙蛋白
2. T小管　肌膜　垂直　明带　暗带　Z线　L小管　特化的滑面内质网　贮存钙离子
3. 终池　终池　三联体
4. 粗肌丝　细肌丝　细肌丝　粗肌丝　粗肌丝和细肌丝
5. 肌膜　横小管　肌质网　钙离子　肌质网　肌钙蛋白
6. 分支短圆柱状　连接成网　卵圆　中央　毛细血管
7. 闰盘　线状　阶梯状　黏着小带　桥粒　缝隙连接
8. 肌膜下　肌质中　中间丝　细胞骨架

二、名词解释

1. 闰盘：是心肌纤维之间的连接处，染色较深。光镜下，在HE染色标本中呈深染的线状或阶梯状。电镜下，闰盘在横向部分位于Z线水平，相邻心肌纤维之间相互嵌合，有黏着小带和桥粒，起连接作用。纵向部分有缝隙连接，有利于传递化学信息和电冲动，使心肌纤维同步收缩。

2. 三联体：主要见于骨骼肌纤维内，由一条横小管及其两侧的终池组成。三联体的功能是将肌膜的兴奋迅速传至肌质网膜，激活钙泵，使大量钙离子迅速释放到肌质网内储存，当肌质网膜接受兴奋后，钙通道开放，大量的钙离子涌入肌质。

3. 肌原纤维：是骨骼肌纤维内纵行排列的、并与其收缩有关的细丝状结构，直径1～2μm，它是由粗、细两种肌丝有规律地排列而成。这种有规律地排列，使每条肌原纤维上均有明暗相间的横纹，分别称明带和暗带；心肌纤维的肌原纤维不如骨骼肌纤维规则和明显，平滑肌纤维无肌原纤维。

4. 肌节：是相邻两条Z线之间的一段肌原纤维。每个肌节由1/2 I带 + A带 + 1/2 I带组成。它是骨骼肌纤维结构和功能的基本单位。

5. 横小管：又称T小管，是骨骼肌和心肌纤维的肌膜向肌浆内凹陷形成的管状结构，走向与肌纤维长轴垂直，环绕在每条肌原纤维周围。横小管可将肌膜的兴奋迅速传向肌纤维内部。骨骼肌的横小管位于明带与暗带交界处，在心肌纤维则位于Z线水平。

6. 肌质网：是骨骼肌纤维内特化的滑面内质网，由中部的纵小管和终池组成。在相邻横小管之间，肌质网纵行环绕在肌原纤维周围，其两端的终池与横小管组成三联体。肌质网膜上有钙泵，当其功能活跃时可将大量钙离子转运到肌浆中，引起肌丝滑动，导致肌纤维收缩。肌纤维舒张时，钙泵又将钙离子泵回肌质网内储存。

7. 肌丝单位：见于平滑肌纤维内。粗、细肌丝的数量比约为1∶12。细肌丝一端附着于密斑或密体，另一端游离。粗肌丝则游离于细肌丝之间。若干条粗、细肌丝聚集形成肌丝单位，又称收缩单位。由于粗肌丝内相邻两排肌球蛋白的头部朝向相反，故平滑肌收缩时，相邻两排粗、细肌丝之间的滑动方向相反。

三、问答题

1. 答：细肌丝的分子结构：细肌丝由三种蛋白质分子组成，即肌动蛋白、原肌球蛋白和肌钙蛋白。肌动蛋白分子单体为球形，许多单体相互连接成串珠状的纤维形，肌动蛋白就是由两条纤维形肌动蛋白缠绕形成的双股螺旋链。每个肌动蛋白单体上都有一个可以与肌球蛋白头部相结合的位点。原肌球蛋白是由较短的双股螺旋多肽链组成，首尾相连，嵌于肌动蛋白双股螺旋链的浅沟内。肌钙蛋白为球形，附着在原肌球蛋白上，可与Ca^{2+}结合。

2. 答：骨骼肌纤维会出现横纹的理由：骨骼肌纤维的肌浆含有许多与细胞长轴平行排列的肌原纤维。肌原纤维呈现明暗相间的带，分别称明带和暗带。在同一条肌纤维内，所有肌原纤维的明带和暗带都相应地并准确地排列在同一平面上，因此使骨骼肌纤维上出现明暗相间的横纹。

3. 答：①相同点：三种细胞均细长呈纤维状。②不同点如下表。

项目	骨骼肌	心肌	平滑肌
细胞形态	长柱形，无分支	短柱形，有分支	梭形，一般无分支
横纹	明显	不如骨骼肌明显	无
细胞核	多个，位于肌膜下方	1~2个，位于细胞中央	位于细胞中央，1个
闰盘	无	有	无
收缩	随意肌，快，不持久	不随意肌，有节律，持久	不随意肌，慢，持久

（刘波兰）

第7章 神经组织

> **教学目的要求**
>
> **1. 掌握** 神经组织的基本结构；神经元胞体、树突、轴突的光镜结构与超微结构；尼氏体、神经原纤维、轴突运输的概念；突触的光镜结构；突触的超微结构。
>
> **2. 熟悉** 神经元的分类；神经胶质细胞的分类；星形胶质细胞、少突胶质细胞、小胶质细胞、施万细胞、卫星细胞的结构与功能。
>
> **3. 了解** 神经纤维的分类；有髓神经纤维的光镜结构；髓鞘的形成及其超微结构；无髓神经纤维的光镜结构；神经外膜、神经束膜、神经内膜的概念；神经末梢的分类；游离神经末梢、触觉小体、环层小体、肌梭的结构与功能；运动终板的结构与功能。

内容精讲

神经组织由神经细胞［(nerve cell)，或称神经元（neuron）］和神经胶质细胞（neuroglial cell）组成，是神经系统中最主要的组织成分。神经元数量庞大，有接受刺激、整合信息和传导冲动的能力。神经胶质细胞比神经元多，是神经元数量的10～50倍。神经胶质细胞形态各异，功能多样，对神经不仅起支持、保护、营养和绝缘等作用，也参与神经递质和活性物质的代谢，对神经组织的生理和病理等方面都有重要的影响。

一、★神经元

（一）神经元的结构

神经元形态各异，大小不同，可分为胞体、树突和轴突三部分。

1. 胞体 神经元的胞体形态各异，有圆形、锥形、梭形和星形等；大小相差悬殊，小的直径仅4～5μm，大的可达150μm以上；神经元的胞体由细胞核、细胞质和细胞膜构成，是神经元的营养和代谢中心。

（1）细胞核 位于胞体的中央，大而圆，可观察到比较明显的核膜，核仁大而圆，常染色质多，着色浅。

（2）细胞质 在光镜下，可观察到神经元的特征性结构：尼氏体和神经原纤维。

① 尼氏体（Nissl body）：分布在神经元，强嗜碱性。在电镜下观察，尼氏体由发达的粗面内质网和游离核糖体组成，提示神经元合成蛋白质的功能活跃，主要是合成更新细胞器所需的结构蛋白、神经递质所需的酶类以及肽类的神经调质。神经递质（neurotransmitter）是神经元向其他神经元或效应细胞传递信息的化学载体，由神经元合成，一般为小分子物质。神经调质（neuromodulator）一般为肽类，在神经元与效应细胞之间传递信息时增强或减弱神经元对神经递质的反应，起调节作用。

② 神经原纤维（neurofibril）：在镀银染色切片中，交错排列成网状，呈棕黑色细丝，并伸入树突和轴突内。在电镜下观察，由神经丝和微管构成。神经丝（neurofilament）是由神经丝蛋白构成的一种中间丝，微管是由微管相关蛋白2构成。它们除了构成神经元的细胞骨架外，还参与物质的运输。

（3）细胞膜　是可兴奋膜，具有接受体内外刺激、产生和传导神经冲动、处理各种信息的功能。神经元细胞膜上有些膜蛋白是离子通道，如 Na^+ 通道、K^+ 通道、Ca^{2+} 通道和 Cl^- 通道等；有些膜蛋白是受体，与相应的神经递质结合后，可使某种离子通道开放。

2. 树突（dendrite）　树突的功能主要是接受刺激。每个神经元有一至多个树突。在分支上常可见大量短小突起，称树突棘（dendritic spine）。树突内胞质结构与胞体相似，也含有微管相关蛋白2构成的微管。树突和树突棘使神经元接受刺激的表面积有效地增加。

3. 轴突（axon）　轴突是由神经元的胞体发出的突起。每个神经元只有一个轴突。轴突表面的膜称轴膜（axolemma）。轴突起始段的轴膜较厚，膜下有电子密度高的致密层。此段轴膜易引起电兴奋，常是神经产生神经冲动的起始部位，神经冲动形成后沿轴膜向终末传递，因此轴突的主要功能是传导神经冲动。

光镜下，在神经元的胞体发出轴突的部位常呈圆锥形，称轴丘（axon hillock），因为这个区域无尼氏体，故染色比较淡。轴突内无粗面内质网和游离核糖体，故不能合成蛋白质。轴突内含的胞质称轴质（axoplasm），轴质中含有大量的神经丝、微管等，还有微丝、滑面内质网和线粒体。

轴突内的物质运输称轴突运输（axonal transport），分为顺向轴突运输和逆向轴突运输两种。神经元胞体内新形成的构成神经丝、微丝和微管的结构蛋白缓慢地向轴突终末延伸，称为慢速轴突运输。神经元胞体内生成的更新轴膜所需的蛋白质、合成神经递质所需的酶、含有神经调质的小泡等，快速向轴突终末输送，称为快速轴突运输。由于是由神经元的胞体向轴突终末快速输送，又称为快速顺向轴突运输。此外，轴突终末内的代谢产物或由轴突终末摄取的物质，逆向从轴突终末运输回到神经元胞体，称快速逆向轴突运输。

（二）神经元的分类

1. 按神经元的突起数量分类

（1）多极神经元（multipolar neuron）　有一个轴突和多个树突。

（2）双极神经元（bipolar neuron）　有树突和轴突各一个。

（3）假单极神经元（pseudounipolar neuron）　有一个轴突，从胞体发出，但在距离神经细胞不远处呈倒置的T形分为两支，一支进入中枢神经系统，称中枢突，功能是传出冲动；另一支分布到周围的其他器官，称周围突，功能是接受刺激，具有树突的功能。

2. 按神经元轴突的长短分类

（1）高尔基Ⅰ型神经元（Golgi type Ⅰ neuron）　神经元大，轴突长，最长可长达1m以上。

（2）高尔基Ⅱ型神经元（Golgi type Ⅱ neuron）　神经元小，轴突短，仅数微米。

3. 按神经元的功能分类

（1）感觉神经元（sensory neuron）　又称传入神经元（afferent neuron），多为假单极神经元，接受体内、外的物理或化学刺激，并且将信息传向神经中枢。

（2）运动神经元（motor neuron）　又称传出神经元（efferent neuron），一般为多极神经元，把神经冲动传递给肌细胞或腺细胞。

（3）中间神经元（interneuron）　主要为多极神经元，位于前两种神经元之间，起信息加工和传递作用。

4. 按神经元释放的神经调质的化学性质分类

（1）胆碱能神经元　释放乙酰胆碱。

（2）去甲肾上腺素能神经元　释放去甲肾上腺素。

（3）胺能神经元　释放多巴胺、5-羟色胺等。

（4）氨基酸能神经元　释放γ-氨基丁酸、甘氨酸、谷氨酸等。

(5) 肽能神经元　释放脑啡肽、P 物质、神经降压素等，常统称神经肽。

一般一个神经元只可以释放一种神经递质，同时还可以一种释放神经调质。

二、★突触

突触（synapse）是神经元与神经元之间，或神经元与效应细胞之间传递信息的结构。突触也是一种细胞连接方式。突触的主要功能是传递信息。突触分为化学突触和电突触两类。

化学突触以神经递质作为传递信息的媒介，即一般所说的突触。突触最常见的形式是一个神经元的轴突终末与另一个神经元的树突、树突棘或胞体连接，分别形成轴-树突触、轴-棘突触或轴-体突触。

电突触实际是缝隙连接，以电流作为信息载体。

在电镜下观察，突触由三部分构成，分别是突触前成分（presynaptic element）、突触间隙（synaptic cleft）和突触后成分（postsynaptic element）。突触前、后成分彼此相对的胞膜，分别称突触前膜和突触后膜。两者之间有宽 15～30nm 的突触间隙。

突触前成分一般是神经元的轴突终末，呈球状膨大，光镜下在镀银染色的切片上观察，突触前成分呈棕黑色的圆形颗粒，附着在另外一个神经元的胞体或树突上，称突触小体（synaptic knob）。突触前成分含有许多突触小泡，还有少量线粒体、微丝和微管等。突触小泡大小和形状不一，内含不同的神经递质或神经调质。突触小泡表面附有一种蛋白质，称突触素（synapsin），把小泡与细胞骨架连接在一起。突触前膜和突触后膜的胞质面有一些致密物附着，使突触前膜和突触后膜比一般细胞膜略厚。突触前膜胞质面还附着有排列规则的致密突起，突起间空隙可容纳突触小泡。突触后膜中有特异性的神经递质和神经调质的受体及离子通道。

神经元通过突触把信息传递给其他神经元或效应细胞，使机体完成各种功能。突触传递信息的过程如下：神经元的兴奋→突起终末→突触小泡与突触前膜融合→神经递质胞吐入突触间隙→与突触后膜上的神经递质受体结合→突触后神经元（或效应细胞）兴奋或抑制。

三、神经胶质细胞

在中枢神经系中主要的胶质细胞是大胶质细胞（星形胶质细胞、少突胶质细胞）、小胶质细胞和室管膜细胞。在周围神经系统中主要的神经胶质细胞是施万细胞。神经胶质细胞分布在神经元与神经元之间、神经元与非神经细胞之间，对神经元具有支持、保护、营养、分隔和绝缘的作用。

（一）★中枢神经系统的神经胶质细胞

1. 星形胶质细胞（astrocyte）　是神经胶质细胞中体积最大的一种，胞体呈星形，核圆或卵圆形、较大、染色较浅。

从胞体发出的突起细长，分支稀少，突起伸展在神经元胞体及其突起之间，起支持和绝缘作用，有些突起末端扩大形成脚板（end feet），在脑和脊髓表面形成胶质界膜（glial limitans），或贴附在毛细血管壁上，构成血-脑屏障的神经胶质界膜。胞质内含有胶质丝（glial filament），星形胶质细胞分为两型。

(1) 纤维性星形胶质细胞　突起细长而直，分支较少，胶质丝丰富，多分布于脑和脊髓的白质。

(2) 原浆性星形胶质细胞　突起较短粗，分支多，胶质丝较少，多分布在脑和脊髓的灰质。

星形胶质细胞能分泌神经营养分子（neurotrophic factor）和多种生长因子，对神经元的发育分化、功能的维持，以及创伤后神经元的可塑性变化，有重要影响。在脑和脊髓损伤时，星形胶质细胞可增生，形成胶质瘢痕修补缺损。

2. 少突胶质细胞（oligodendrocyte）　少突胶质细胞的胞体较星形胶质细胞小，胞体呈球形或多形，核卵圆形，染色质致密。在镀银染色标本中，少突胶质细胞发出突起较少。在电镜下，可见其突起末端扩展成扁平薄膜，包卷神经元的轴突形成髓鞘，分布于神经元胞体附近及轴突周围。

3. 小胶质细胞（microglia） 小胶质细胞是最小的神经胶质细胞，细胞的形态随着功能的变化而改变，胞体呈细长、椭圆或不规则形；细胞核小，呈扁平形，染色深。胞体发出细长有分支的突起，突起表面有许多棘突。中枢神经系统损伤时可转变为巨噬细胞。

4. 室管膜细胞（ependymal cell） 室管膜细胞呈立方或柱形，分布在脑室和脊髓中央管的腔面，形成单层立方或柱形上皮，称室管膜。室管膜细胞的游离面有许多微绒毛，少数细胞有纤毛，其摆动有助脑脊液的流动；部分细胞的基底面有细长的突起伸向深部。在脉络丛的室管膜细胞可产生脑脊液。

（二）周围神经系统的神经胶质细胞

1. 施万细胞（Schwann cell） 它们包裹在周围神经纤维轴突的周围，成串排列形成髓鞘，参与外周神经纤维的构成。施万细胞的外表面有基膜，也能分泌神经营养因子，促进受损伤神经元存活及其轴突再生。

2. 卫星细胞（satellite cell） 卫星细胞是神经节内包裹神经元胞体的一层扁平或立方形细胞，其核圆或卵圆形，染色质较浓密。

四、神经干细胞

神经干细胞（neural cells）是神经组织中具有增殖和分化潜能的细胞，主要分布于大脑海马和脑与脊髓的室管膜下区（即室管膜周围区域），其形态和星形胶质细胞相似，因此不易分辨，但是它们表达一些特殊的蛋白质，如中间丝蛋白——神经上皮干细胞蛋白，又称巢蛋白（nestin），这成为检测神经干细胞的标记物之一。神经干细胞在特定环境下可以增殖分化为神经元、星形胶质细胞和少突胶质细胞，在一定程度上参与神经组织损伤后的修复。

五、神经纤维和神经

（一）神经纤维

神经纤维（nerve fiber）由神经元长轴突以及包绕它的神经胶质细胞构成。根据神经胶质细胞是否形成髓鞘（myelin sheath）可将其分为有髓神经纤维和无髓神经纤维两类。

1. 有髓神经纤维（myelinated nerve fiber）

（1）周围神经系统的有髓神经纤维　周围神经系统的有髓神经纤维的髓鞘由施万细胞形成，施万细胞的胞体呈圆形，细胞的突起末端扩展为阶梯型薄膜，它们一个接一个地包绕在轴突外面形成长卷筒状的髓鞘节段，最长的可达1500μm。相邻髓鞘节段的施万细胞之间有一狭窄的间隔，称郎飞结，其之间的一段神经纤维称结间体（internode）。因此，每一个结间体由一个施万细胞包绕。

在有髓神经纤维的横切面上，施万细胞可分为三层，中层为多层施万细胞膜同心卷绕形成的髓鞘；以髓鞘为界，胞质分为内侧胞质和外侧胞质，内侧胞质极薄，在光镜下难于分辨；外侧胞质略厚，细胞核位于其中。

电镜见髓鞘呈明暗相间的板层状。髓鞘的化学成分主要是髓磷脂（myelin），其中的类脂约占80%，其余为蛋白质。而髓鞘蛋白0和髓鞘碱性蛋白对髓鞘的形成和稳定有重要作用。用锇酸固定和染色，则能保存髓磷脂，使髓鞘呈黑色，并在其纵切面上见到一些不着色的漏斗形斜裂，称髓鞘切迹（incisure of myelin）或施-兰切迹（Schmidt-Lantermann incisure），它们是施万细胞内、外侧胞质间穿越髓鞘的狭窄通道。

（2）中枢神经系统的有髓神经纤维　少突胶质细胞形成中枢神经系统有髓神经纤维的髓鞘，形成的髓鞘含有蛋白脂蛋白和髓鞘碱性蛋白等脂蛋白。其结构基本与周围神经系统的有髓神经纤维相同，但髓鞘内无切迹。少突胶质细胞的胞体位于神经纤维之间，多个突起末端的扁平薄膜可包卷多个轴突。

2. 无髓神经纤维（unmyelinated nerve fiber）

（1）周围神经系统的无髓神经纤维　在周围神经系统，施万细胞不形成髓鞘，施万细胞形成深浅不同的纵行凹沟，纵沟内有较长的轴突，因此，一条无髓神经纤维可含多条轴突，由于相邻的施万细胞衔接紧密，故无郎飞结。周围神经系统无髓神经纤维的特点是无髓鞘。

（2）中枢神经系统的无髓神经纤维　在中枢神经系统，轴突外面没有特异性的神经胶质细胞包裹，轴突裸露地行走于有髓神经纤维或神经胶质细胞之间。

神经纤维的功能是传导神经冲动，这种生物电的传导是在轴膜上进行的。

有髓神经纤维的髓鞘中含有大量的类脂而具有疏水性，在组织液与轴膜间起绝缘作用。另外，髓鞘的电阻比轴膜高得多，而电容却很低，电流只能使郎飞结处的轴膜产生兴奋，因此，有髓神经纤维的神经冲动的传递通过郎飞结处的轴膜进行传导，从一个郎飞结跳到下一个郎飞结，呈跳跃式传导，故传导速度快。有髓神经纤维的轴突越粗，其髓鞘也越厚，结间体越长，神经冲动跳跃的距离便越大，传导速度越快。无髓神经纤维因无髓鞘和郎飞结，神经冲动只能沿轴膜连续传导，故传导速度慢。

（二）神经

在周围神经系统，神经（nerve）由若干条神经纤维束聚集构成。每条神经纤维的表面有一薄层的结缔组织膜，称神经内膜（endoneurium）；神经纤维集合在一起形成神经纤维束，在神经纤维束的表面有上皮样细胞，形成神经束膜（perineurium），若干条神经纤维束聚集构成神经（nerve）。在神经的外表面包裹有致密的结缔组织膜，称神经外膜（epineurium）。神经外膜的结缔组织可以延伸到神经纤维束间，在这些结缔组织中都存在小血管和淋巴管。

神经的长短粗细变化大，较粗的坐骨神经可含数十条神经纤维束，较细的分布在组织内的神经常常仅由一条神经纤维束构成。

六、神经末梢

神经末梢是周围神经纤维的终末部分，它们遍布全身，形成各种末梢装置，按功能分为感觉神经末梢和运动神经末梢两大类。

（一）★感觉神经末梢

感觉神经末梢（sensory nerve ending）是感觉神经元（假单极神经元）周围突的末端，它们通常和周围的其他组织共同构成感受器，接收内外环境的刺激，把刺激转化为神经冲动，通过感觉神经纤维上传至中枢，产生感觉。

1. 游离神经末梢（free nerve ending）　游离神经末梢的结构比较简单，由较细的有髓或无髓神经纤维的终末反复分支而成，其细支裸露，分布广泛，能感受温度、应力和某些化学物质的刺激，参与产生冷、热、轻触和痛的感觉。

2. 触觉小体（tactile corpuscle）　分布于皮肤真皮乳头处，尤手指掌侧皮肤。触觉小体呈卵圆形，长轴与皮肤表面垂直，小体内有许多扁平横列的细胞，外包结缔组织被囊。有髓神经纤维进入小体前失去髓鞘，然后盘绕在扁平细胞之间。触觉小体感受应力刺激，参与产生触觉。

3. 环层小体（lamellar corpuscle）　广泛分布在皮下组织等处。环层小体较大，呈卵圆形或圆形，中央有一条均质状的圆柱体，周围有许多层同心圆排列的扁平细胞。有髓神经纤维进入小体时失去髓鞘，裸露的轴突进入小体中央的圆柱体内。环层小体感受较强的应力，参与产生压觉和振动觉。

4. 肌梭（muscle spindle）　肌梭是在骨骼肌内的梭形结构。肌梭的表面有结缔组织被囊。感觉神经纤维进入肌梭前失去髓鞘，其轴突分成多支，分别呈环状包绕梭内肌纤维中段的含核部分，或呈花枝样附着在肌原纤维的中段处。此外，肌梭内也有运动神经末梢，分布在肌纤维的两端。梭内肌纤维与肌梭周围的肌纤维一同收缩或舒张，其张力变化可刺激感觉神经末梢，肌梭把刺激转化为神经冲动传入中枢，产生对骨骼肌屈伸状态的感知，所以，肌梭是调控骨骼肌活动的本体感受器。

（二）运动神经末梢

运动神经末梢（motor nerve ending）是运动神经元的轴突在肌组织和腺体的神经终末结构，支配肌细胞的收缩，调节腺细胞的分泌，分为躯体运动神经末梢和内脏运动神经末梢两类。

1. 躯体运动神经末梢 躯体运动神经元的胞体位于脊髓前角或脑干的运动神经元胞体发出的长轴突，抵达骨骼肌细胞后失去髓鞘，其轴突反复分支；每一分支形成葡萄状终末，葡萄状终末的末端膨大呈椭圆形板状隆起，称运动终板（motor end plate）或神经肌连接（neuromuscular junction），并且与骨骼肌纤维建立突触连接。

在电镜下观察，运动终板的骨骼肌细胞表面凹陷形成浅槽。底肌膜即突触后膜，形成许多皱褶，使突触后膜的面积增大。轴突终末（即突触小体）嵌入浅槽，内有许多含乙酰胆碱的圆形突触小泡。当神经冲动到达运动终板时，突触小泡释放乙酰胆碱，与突触后膜中的相应受体结合后，改变突触后膜两侧的离子分布而产生兴奋，引发肌细胞收缩。

躯体运动神经末梢分布于骨骼肌，一个运动神经元支配的骨骼肌纤维数目少者为1～2条，多者可达上千条；然而，一条骨骼肌纤维通常只接受一个神经轴突分支的支配。一个运动神经元及其支配的全部骨骼肌纤维合称一个运动单位（motor unit）。

2. 内脏运动神经末梢 分布于心肌、各种内脏及血管的平滑肌和腺体等处。内脏运动神经末梢较细，无髓鞘，分支末段呈串珠样膨体（varicosity），贴附于肌纤维表面或穿行于腺细胞之间，与效应细胞建立突触。

同步练习

一、填空题

1. 中枢神经系统内的神经胶质细胞有以下几种：_____、_____、_____和_____。
2. 神经元树突的分支上可有许多棘状小突起，称_____，它们是形成_____的部位。
3. 神经元的胞膜是可兴奋膜，胞膜上的膜蛋白有些是_____，有些膜蛋白是_____。
4. 神经元树突的作用是_____，轴突的作用_____。
5. 神经元可分为_____、_____和_____三部分，其中_____是它的营养和代谢中心。
6. 从神经元的突起来看，一个神经元有一个或多个_____，但只有一个_____。
7. 突触是_____之间，或_____之间传递信息的部位，可分为_____和_____。以神经递质传递信息的突触称_____。
8. 电镜下，突触由_____、_____和_____三部分组成。_____内含许多突触小泡，在突触小泡内含_____或_____。

二、名词解释

1. 突触
2. 树突棘
3. 神经末梢
4. 尼氏体
5. 施-兰切迹
6. 轴丘

三、问答题

1. 试述运动终板的电镜结构和功能。

2. 试述一个典型神经元胞体的光镜及电镜结构，并讨论为什么胞体是神经元的营养中心。
3. 简述化学突触的超微结构及其功能。

参考答案

一、填空题

1. 星形胶质细胞　少突胶质细胞　小胶质细胞　室管膜细胞
2. 树突棘　突触
3. 离子通道　受体
4. 接受刺激　传导神经冲动
5. 胞体　树突　轴突　胞体
6. 树突　轴突
7. 神经元与神经元　神经元与效应细胞　化学突触　电突触　化学突触
8. 突触前成分　突触间隙　突触后成分　突触前成分　神经递质　神经调质

二、名词解释

1. 突触：是神经元与神经元之间，或神经元与效应细胞之间传递信息的结构，分为化学突触和电突触两类。
2. 树突棘：是树突分支上大量的短小突起，为神经元之间形成突触的部位，扩大神经元接受刺激的面积。
3. 神经末梢：是周围神经纤维的终末部分，它们遍布全身，形成各种末梢装置，按功能分为感觉神经末梢和运动神经末梢两大类。
4. 尼氏体：位于神经元胞体和树突内的强嗜碱性颗粒状或斑块状结构，由发达的粗面内质网和游离核糖体构成。
5. 施-兰切迹：是有髓神经纤维的纵切面上所见的一些不着色的漏斗形斜裂，是施万细胞内、外侧胞质间穿越髓鞘的狭窄通道。
6. 轴丘：神经元的轴突由胞体发出，该处常呈圆锥形，称轴丘。轴丘染色浅，此处无尼氏体。

三、问答题

1. 答：躯体运动有髓神经元胞体发出的长轴突，抵达骨骼肌细胞后失去髓鞘，其轴突反复分支；每一分支形成葡萄状终末并与骨骼肌纤维建立突触连接，此处呈椭圆形板状隆起，称运动终板。在电镜下观察，运动终板的骨骼肌细胞表面凹陷形成浅槽。底肌膜即突触后膜，形成许多皱褶，使突触后膜的面积增大。轴突终末（即突触小体）嵌入浅槽，内有许多含乙酰胆碱的圆形突触小泡，当神经冲动到达终末时，乙酰胆碱释放，与肌膜上的乙酰胆碱受体结合，改变肌膜两侧离子分布而产生兴奋，引起肌纤维收缩。

2. 答：典型神经元的胞体中央有一个大而圆的细胞核，核常染色质多，着色浅，核仁大而明显。胞体的细胞质在光镜下，其特征性结构为尼氏体和神经原纤维。胞质中呈强嗜碱性颗粒或斑块状，称尼氏体。如在运动神经元，尼氏体丰富而粗大，呈斑块状。电镜下即为粗面内质网和游离核糖体。神经原纤维在镀银染色切片中，交错排列成网状，呈棕黑色细丝，并伸入树突和轴突内。在电镜下观察，由神经丝和微管构成。神经丝是由神经丝蛋白构成的一种中间丝，微管是由微管相关蛋白 2 构成。它们除了构成神经元的细胞骨架外，还参与物质的运输。此外胞质中还有神经丝、微管、微丝、线粒体、高尔基复合体和溶酶体等细胞器。表明细胞具有旺盛的合成蛋白质功能。合成的蛋白质包括更新细胞器和与神经递质有关的蛋白质和酶，并向轴突输送，为轴突结构更新提供新的蛋白质，以维持神经元正常生理活动。因此神经元胞体是神经元的营养中心。细胞膜是可兴奋膜，具有接受体内外刺激、产生和传导神经冲动、处理各种信息的功能。神经元细胞膜上有些膜蛋白是离子通道，如 Na^+ 通道、K^+ 通道、Ca^{2+} 通道和 Cl^- 通道等；有些膜蛋白是受体，与相应的神经递质结合后，可使某种离子通道开放。

3. 答：化学突触的结构可分为突触前成分、突触间隙和突触后成分，彼此相对的细胞膜分别称为突触前膜和突触后膜，二者之间为突触间隙，突触前成分内含许多突触小泡，少量线粒体等，突触小泡表面有突触素，它把突触小泡集合并连接至细胞骨架上。突触小泡内含神经递质。当神经冲动沿轴传至轴突终末，突触前膜电位门控钙通道开放，Ca^{2+} 进入突触前成分内，使突触素磷酸化→突触素从突触小泡膜上解离，突触小泡活动度加大→突触小泡与突触前膜相贴→出胞作用释放神经递质→与突触后膜上的神经递质和调质受体特异性结合后，化学门控通道开放，使突触后神经元兴奋或抑制（取决于神经递质与受体）。

（刘波兰）

第8章 神经系统

教学目的要求

1. **掌握** 大脑皮质、小脑皮质及脊髓的组织结构；血-脑屏障的结构。
2. **熟悉** 中枢神经系统和周围神经系统的区分；脑神经节、脊神经节及自主神经节的结构。
3. **了解** 脉络丛的结构和脑脊液的组成。

内容精讲

神经系统（nervous system）主要由神经组织构成，分为中枢神经系统（central nervous system）和周围神经系统（peripheral nervous system）两部分。前者包括脑和脊髓，后者由脑神经节和脑神经、脊神经节和脊神经、自主神经节和自主神经组成。在中枢神经系统，神经元胞体集中的结构称灰质；灰质在表层，故又称皮质（cortex），白质位于皮质的下面，又称为髓质。脊髓的灰质位于中央，被白质包围。在大脑、小脑的白质内也有灰质团块，称神经核。在周围神经系统，神经元胞体聚集的结构称神经节或神经丛。

神经系统具有反射、联系、整合和调节等复杂功能，与体内分泌系统相辅相成，直接或间接调控机体各器官、系统活动。神经系统的功能活动通过神经元之间复杂的网络联系而实现。

一、大脑皮质

（一）大脑皮质神经元的类型

大脑皮质的神经元都是多极神经元，数量庞大、种类丰富。其中的高尔基Ⅰ型神经元有大、中型锥体细胞和梭形细胞，它们的轴突组成投射纤维；高尔基Ⅱ型神经元按其细胞的形态分为锥体细胞、颗粒细胞和梭形细胞三大类。

1. 锥体细胞（pyramidal） 数量较多，分大、中、小三型，胞体呈锥形，尖端发出一条较粗的主树突伸向皮质表面，沿途发出许多小分支，胞体还向四周发出一些水平走向的树突。轴突自胞体基部发出，长短不一，短者不越出所在皮质范围，长者离开皮质，进入髓质（白质），组成投射纤维（下行至脑干或脊髓）和联合纤维（投射到同侧或对侧的皮质）。其中大、中锥体细胞的轴突较长，是大脑皮质主要的投射神经元。小锥体细胞轴突短，属中间神经元。

2. 颗粒细胞（granular cell） 数目最多，胞体较小，呈颗粒状，包括星形细胞（stellate cell）、水平细胞（horizontal cell）、篮状细胞（basket cell）和上行轴突细胞（ascending axonic cell）等几种。其中以星形细胞最多，它们的轴突多数很短，终止于附近的锥体细胞或梭形细胞。有些呈形细胞顶树突或水平细胞相联系。水平细胞的树突和轴突的走向都与皮质表面平行分布，并与锥体细胞顶树突联系。上行轴突细胞胞体小，呈多角形，发出几个短树突。轴突垂直伸向皮质表面并发出水平走向的分支。因此，颗粒细胞是大脑皮质的中间神经元。参与构成皮质内信息传递的复杂微环路。

3. 梭形细胞（fusiform cell） 数量较少，大小不一，主要分布在皮质深层，胞体呈梭形，其长轴与皮质表面垂直，树突自细胞的上、下两端发出，上端树突多达皮质表面，而下端树突则行至皮质的深层。轴突自下端树突的主干发出，进入髓质，组成投射纤维或联合纤维。

(二) ★大脑皮质的分层

在 HE 染色或尼氏染色标本中，可见大脑皮质的神经元胞体排列成层，每层细胞的类型和密度也不相同，一般由浅依深依次分六层。

1. 分子层（molecular layer） 神经元小而少，主要由水平细胞、星形细胞和许多与皮质表面平行的神经纤维构成。

2. 外颗粒层（external granular layer） 由许多星形细胞和少量小型锥体细胞构成。

3. 外锥体细胞层（external pyramidal layer） 较厚，由许多中、小型锥体细胞组成，以中型占多数。它们的顶树突伸至分子层，轴突组成联络纤维和连合纤维。

4. 内颗粒层（internal granular layer） 细胞密集，多数是颗粒细胞。

5. 内锥体细胞层（internal pyramidal layer） 主要由大、中型锥体细胞组成。在中央前回运动区，此层有巨大锥体细胞，胞体高 120μm，宽 80μm，又称 Betz 细胞，其顶树突伸到分子层，轴突组成投射纤维。

6. 多形细胞层（polymorphic layer） 以梭形细胞为主，还有锥体细胞和上行轴突细胞。

大脑皮质的 6 层结构因不同脑区而有差异，如中央前回运动区的第 4 层不明显，而第 5 层较发达。视皮质第 4 层特别发达，第 5 层的细胞较小。

（三）大脑皮质神经元的联系

大脑皮质的 1~4 层主要接受传入冲动，从丘脑来的各种感觉特异传入纤维主要进入第 4 层，与颗粒细胞形成突触。起自大脑半球同侧或对侧大脑半球的联络纤维和连合纤维，在进入皮质后即改称联合传入纤维，它们与第 2、3 层的锥体细胞形成突触。大脑皮质的投射纤维主要起自第 5 层锥体细胞和第 6 层大梭形细胞。联络纤维和连合纤维则起自第 3、5、6 层锥体细胞和梭形细胞。皮质的第 2、3、4 层的颗粒细胞等高尔基Ⅱ型神经元主要与各层细胞相互联系，构成复杂的局部神经微环路，对各种信息进行分析、整合和储存，由此产生高级神经活动，经锥体细胞和梭形细胞传出，产生相应的反应。

二、★小脑皮质

（一）小脑皮质的结构

小脑皮质的神经元有浦肯野细胞（Purkinje cell）、颗粒细胞、星形细胞、篮状细胞和高尔基细胞（Golgi cell）5 种，其中浦肯野细胞是唯一的传出神经元。有许多平行的横沟，把小脑分隔成许多小叶片。每一叶片表面是一层灰质，即小脑皮质，皮质下为白质（髓质）。小脑皮质由表及里分 3 层。

1. 分子层 此层较厚，神经元较少，主要有两种。一种是小型多突的星形细胞，轴突较短，分布于浅层，轴突与浦肯野细胞的树突形成突触。另一种是篮状细胞，胞体较大，分布于深层，其轴突较长，与小脑叶片长轴成直角方向并平行于小脑表面走行，沿途发出许多侧支，其末端呈篮状分支，包绕浦肯野细胞的胞体并与之形成突触。

2. 浦肯野细胞层 由一层浦肯野细胞胞体组成。此种细胞是小脑皮质中最大的神经元，胞体呈梨形，从顶端发出 2~3 条粗的主树突伸向分子层，树突的分支繁多，形如侧柏叶状或扇形，铺展在与小脑叶片长轴垂直的平面上。轴突自胞体底部发出，离开皮质进入髓质，终止于小脑内部的核群。

3. 颗粒层 由密集的颗粒细胞和一些高尔基细胞组成。颗粒细胞很小，胞体直径与淋巴细胞近似，有 4~5 个短树突，树突末端分支如爪状。轴突上行进入分子层呈 T 形分支，与小脑叶片长轴平行，称平行纤维（parellel fiber）。平行纤维穿过一排排浦肯野细胞的扇形树突，与其树突棘形成突触。一条平行纤维可与 400 多个浦肯野细胞建立突触，每个浦肯野细胞与一条平行纤维之间只有一个突触连接；但一个浦肯野细胞的扇形树突有 20 万～30 万条平行纤维通过，故一个浦肯野细胞的树突上共有 20 万～30 万个突触。高尔基细胞的胞体较大，树突分支较多，大部分伸入分子层与平行纤维接触，轴突在颗粒层内呈丛密分支，与颗粒细胞的树突形成突触。

（二）小脑皮质的纤维

小脑的传入纤维有 3 种：攀缘纤维（clin-bing fiber）、苔藓纤维（mossy fiber）和去甲肾上腺素能纤维（noradrenergic fiber），前两者是兴奋性纤维，后者是抑制性纤维。

三、脊髓灰质

（一）脊髓的结构

在脊髓的横切面上，可见灰质位于中央，呈蝴蝶形，白质在其外周。脊髓中央有中央管，管壁上有室管膜上皮覆盖。灰质分前角、后角和侧角（侧角主要见于胸腰段脊髓）。灰质主要成分是多极神经元的胞体、树突、无髓神经纤维及神经胶质细胞。

1. 前角 前角内大多是躯体运动神经元，胞体大小不等。大的神经元称 α 运动神经元。其轴突较粗，分布到骨骼肌的梭外肌，神经冲动可引起骨骼肌收缩。小的神经元称 γ 运动神经元，轴突较细，支配肌梭的梭内肌纤维，调节肌张力。这两种运动神经元释放的神经递质为乙酰胆碱。还有一种短轴突的小神经元的胞体形成突触，通过释放甘氨酸抑制 α 运动神经元的活动。

2. 后角 后角内的神经元胞体较小，类型较复杂，主要接受感觉神经元轴突传入的神经冲动，发出的轴突进入白质后，形成各种上行纤维束到脑干、小脑和丘脑，所以这类神经元又称为束细胞（tract cell）。

3. 侧角 侧角内是内脏运动神经元，也属胆碱能神经元，其轴突组成交感神经系统的节前纤维终止于交感神经节，与节内神经元建立突触。

在脊髓灰质内还有许多中间神经元，其轴突长短不一，长轴突在白质上下穿行至相邻或较远的脊髓节段，终止于同侧或对侧的神经元；短轴突与同节段的束细胞和运动神经元联系，但它们都不离开脊髓。

（二）脊髓的功能

脊髓主要的功能是传导上、下行神经冲动和进行反射活动。

四、神经节

神经节包括脊神经节、脑神经节和自主神经节三种。脊神经节位于脊神经后根；脑神经节位于某些脑神经干上；自主神经节包括分布在脊柱两旁和前方的交感神经节，内脏器官附近或器官内的副交感神经节。节内的神经细胞称节细胞（ganglion cell）。

1. 脊神经节 脊神经节是脊髓两侧脊神经背根上膨大的结构，属感觉神经节，内含许多假单极神经元（感觉神经元）胞体和平行排列的神经纤维束，因而胞体往往被分隔成群。神经元胞体呈圆形或卵圆形，大小不等，胞核圆形，位于胞体的中央，核仁明显。胞质内的尼氏体细小分散。从胞体发出一个突起，其根部在胞体附近盘曲，然后呈 T 形分支，一支走向中枢（中枢突），另一支（周围突）经脊神经分布到其他器官，其终末形成感觉神经末梢。神经元胞体及其附近盘曲的胞突外面被一层扁平的卫星细胞包裹，在 T 形分支处改由施万细胞包裹。脊神经节内的神经纤维大部分是有髓神经纤维。

2. 脑神经节 脑神经节位于某些脑神经干上，其结构与脊神经节相似。

3. 自主神经节 自主神经节包括交感和副交感神经节。节细胞主要是自主神经系统的节后神经元，属多极运动神经元。胞体较脑神经节、脊神经节节细胞小，细胞核常偏位于细胞的一侧，部分细胞有双核，胞质内尼氏体呈颗粒状，均匀分布，卫星细胞数量较少，不完全地包裹节细胞胞体。节内的神经纤维有节前纤维和节后纤维，节前纤维与节细胞的树突和胞体建立突触，节细胞的轴突是无髓神经纤维（节后纤维），节后纤维离开神经节，其末梢即内脏运动神经末梢，支配平滑肌、心肌和腺的活动。交感神经节内大部分为去甲肾上腺素能神经元，少数为胆碱能神经元。副交感神经节的神经元一般属胆碱能神经元。

五、脑脊膜和血-脑屏障

1. 脑脊膜　脑脊膜是包裹在脑和脊髓表面的结缔组织膜，它由外向内分为硬膜（dura mater）、蛛网膜（arachnoid）和软膜（pia mater）3层，对脑和脊髓有支持与保护作用。硬膜是较厚而坚韧的致密结缔组织，其内表面有一层间皮细胞衬贴。硬膜与蛛网膜之间有一狭窄的腔隙，称硬膜下隙（subdural space），内含少量液体。蛛网膜是由薄层纤维的结缔组织构成，它与软膜之间较宽大的腔隙称蛛网膜下隙（subarachnoid space），蛛网膜的结缔组织纤维形成许多小梁与软膜相连，小梁在蛛网膜下隙内分支形成蛛网样结构，蛛网膜下隙内含脑脊液。软膜是紧贴于脑和脊髓表面的薄层结缔组织，在软膜的外表面和蛛网膜内、外表面以及小梁表面都被覆有间皮细胞。软膜的血管供应脑及脊髓，血管进入脑内时，软膜和蛛网膜也随之进入脑内，但软膜并不紧包血管，血管与软膜之间的空隙称血管周隙（perivascular space），与蛛网膜下腔相通，内含脑脊液。当血管分支形成毛细血管时，软膜和血管周隙都消失，毛细血管则由星形胶质细胞突起所包裹。

2. ★血-脑屏障　脑的毛细血管与身体其他器官的毛细血管不同，它能阻止多种物质进入脑，因此认为血液与脑组织之间存在一种血-脑屏障（blood-brain barrier，BBB），血-脑屏障由毛细血管内皮细胞、基膜和神经胶质膜构成。脑的毛细血管与其他器官的毛细血管不同，其毛细血管内皮细胞表面的糖蛋白、硫酸糖胺多糖、唾液酸蛋白和神经氨酸等维持细胞表面带负电荷，故使负电荷的物质不易由血液进入脑组织。血-脑屏障的基膜还含有分解神经毒性代谢物的酶。血-脑屏障既有机械屏障功能，也有电荷屏障和化学屏障的作用，从而为神经元提供了一个稳定的生化和代谢环境，保护脑细胞免受内源性毒素和外源性毒素的侵害。

六、脉络丛和脑脊液

脉络丛（choroid plexus）是第三、四脑室顶和部分侧脑室壁的软膜与室管膜直接相贴并突入脑室而成的皱襞状结构，室管膜则成为有分泌功能的脉络丛上皮。脉络丛上皮由一层立方形或矮柱状细胞组成，细胞表面有许多微绒毛，细胞核大而圆，胞质内含丰富的线粒体。细胞侧面之间靠近游离面处有连接复体，上皮基底部有基膜。基膜深部的结缔组织中含有丰富的有孔毛细血管和巨噬细胞。内皮细胞的小孔有薄膜封闭。

脉络丛上皮细胞的主要功能是产生脑脊液（cerebrospinal fluid）。脑脊液充满脑室、脊髓中央管、蛛网膜下隙，通过蛛网膜粒（蛛网膜突入颅静脉窦内的绒毛状突起）吸收入静脉。脉络丛上皮细胞不断分泌脑脊液，又不断回流入血液，形成脑脊液循环。脑脊液为无色透明的液体，含蛋白质很少，但有较高浓度的 Na^+、K^+ 和 Cl^-，并有少许脱落细胞和淋巴细胞。脑脊液有营养脑、脊髓组织，缓冲外界振荡和维持颅内压的作用。

同步练习

一、填空题

1. 神经系统主要由_____构成，分为_____和_____两部分。前者包括_____和_____，后者由_____和_____、_____、_____和_____组成。
2. 大脑皮质的神经元都是_____，按其细胞形态分为_____、_____和_____三大类。
3. 脊髓灰质前角内多是_____神经元，胞体大小不等，大者称_____，另有一种小神经元称_____。侧角内的神经元是_____，主要接受_____传入的神经冲动。

4. 神经节可分_____、_____和_____三种。神经节内的神经细胞常称_____，其胞体被一层扁平的_____细胞包裹。
5. 脑脊膜由外到内分为_____、_____和_____三层。
6. 脉络丛上皮细胞主要功能是产生_____，有营养脑、脊髓组织，_____和_____的作用。

二、名词解释
1. 巨大锥体细胞
2. 浦肯野细胞
3. 血-脑屏障

三、问答题
1. 试述大脑皮质的基本结构。
2. 试述小脑皮质的基本结构。
3. 试述脊髓灰质、白质结构。

参考答案

一、填空题
1. 神经组织　中枢神经系统　周围神经系统　脑　脊髓　脑神经节　脑神经　脊神经节　脊神经　自主神经节　自主神经
2. 多极神经元　锥体细胞　颗粒细胞　梭形细胞
3. 躯体运动　α运动神经元　γ运动神经元　内脏运动神经元　感觉神经元
4. 脊神经节　脑神经节　自主神经节　节细胞　卫星
5. 硬膜　蛛网膜　软膜
6. 脑脊液　缓冲外界振荡　维持颅内压

二、名词解释
1. 巨大锥体细胞：是位于大脑皮质中央前回运动区，是大脑皮质的内锥体细胞层中一种大型锥体细胞，其顶树突伸至分子层，轴突组成投射纤维。
2. 浦肯野细胞：是小脑皮质中最大的神经元，也是唯一的一种传出神经元。胞体大，呈梨形，从顶端发出2~3条粗的主树突伸向分子层；轴突自胞体底部发出，离开皮质进入髓质，终止于小脑内部的神经核。
3. 血-脑屏障：是脑内毛细血管与神经组织之间的屏障结构，由毛细血管内皮细胞、基膜和神经胶质膜构成。它可阻止血液中某些物质进入脑组织，但能选择性让营养物质和代谢产物顺利通过，以维持脑组织内环境的相对稳定。

三、问答题
1. 答：大脑皮质主要由神经元和神经胶质细胞组成。神经元包括锥体细胞、梭形细胞和颗粒细胞3种类型。大脑皮质的神经元分层排列，除个别区域外，由浅到深一般可分为6层。①分子层：位于最表面，神经元小而少，主要是水平细胞和星形细胞。②外颗粒层：由星形细胞和少量小型锥体细胞构成。③外锥体细胞层：较厚，主要是中、小型锥体细胞，以中型占多数。④内颗粒层：细胞密集，主要是颗粒细胞。⑤内锥体细胞层：主要由大、中型锥体细胞组成，在中央前回运动区，有巨大锥体细胞，称Betz细胞。⑥多形细胞层：以梭形细胞为主，还有锥体细胞和上行轴突细胞。

2. 答：小脑皮质主要由神经元和神经胶质细胞组成。神经元包括浦肯野细胞、颗粒细胞、星形细胞、篮状细胞和高尔基细胞5种类型。浦肯野细胞是唯一的传出神经元，胞体大，呈梨形，在细胞顶端有2~3条粗的主树突发出，其分支茂密，形成与小脑叶片长轴垂直的扁薄扇形。细长的轴突自胞体底部发出，离开皮质进入小脑白质，终止于其中的神经核。小脑皮质从表及里可分为3层。①分子层：较厚，神经元少而分散，主要由星形细胞及篮状细胞组成。②浦肯野细胞层：由一层排列规则的浦肯野细胞体构成，细胞呈梨形，是小脑皮质中最大的神经元。③颗粒层：含密集的颗粒细胞和一些高尔基细胞。

3. 答：脊髓灰质位于中央，呈蝴蝶形，白质在其外周。脊髓中央有中央管，管壁上有室管膜上皮覆盖。灰质分前角、后角和侧角（侧角主要见于胸腰段脊髓）。灰质主要成分是多极神经元的胞体、树突、无髓神经纤维及神经胶质细胞。①前角内大多是躯体运动神经元，胞体大小不等。大的神经元称α

运动神经元。其轴突较粗，分布到骨骼肌的梭外肌，神经冲动可引起骨骼肌收缩。小的神经元称γ运动神经元，轴突较细，支配肌梭的梭内肌纤维，调节肌张力。②后角内的神经元胞体较小，类型较复杂，主要接受感觉神经元轴突传入的神经冲动，发出的轴突进入白质后，形成各种上行纤维束到脑干、小脑和丘脑，故这类神经元又称为束细胞。③侧角内是内脏运动神经元，其轴突组成交感神经系统的节前纤维，与节内神经元建立突触。在脊髓灰质内还有许多中间神经元，其轴突长短不一，长轴突在白质上下穿行至相邻或较远的脊髓节段，终止于同侧或对侧的神经元；短轴突只与同节段的束细胞和运动神经元联系，但它们都不离开脊髓。

（况花荣）

第 9 章 循环系统

教学目的要求

1. **掌握** 心脏的结构；大、中、小动脉的结构特点与功能；毛细血管的光镜结构及各类毛细血管的电镜结构特点与功能。
2. **熟悉** 血管壁的一般结构特点。
3. **了解** 静脉的结构特点及其与动脉的主要区别。

内容精讲

循环系统（circulatory system）包括心血管系统和淋巴管系统。心血管系统由心脏、动脉、毛细血管和静脉组成。淋巴管系统由毛细淋巴管、淋巴管和淋巴导管组成。

一、动脉和静脉管壁的一般结构

动脉和静脉管壁从内向外依次分为内膜、中膜和外膜三层结构。

（一）内膜

内膜（tunica intima）分为内皮、内皮下层和内弹性膜三层。

1. 内皮（endothelium） 是衬贴于腔面的单层扁平上皮。①光镜下细胞长轴与血流方向一致，核居中、淡染、核仁大而明显，细胞基底面附着于基板上；②电镜下游离面有少量突起，细胞表面附有 30～60nm 的细胞衣，细胞间有紧密连接和缝隙连接，胞质富含质膜小泡（plasmalemmal vesicle），直径 60～70nm，为细胞内的运输工具，胞质中可见一种有膜包裹的杆状结构，称 W-P 小体（Weibel-Palade body），为内皮细胞特有，合成和储存与凝血有关的第Ⅷ因子相关抗原。当血管内皮受损时，第Ⅷ因子相关抗原促使血小板附着于内皮下层，形成血小板栓，防止血液外流。

内皮的主要功能包括：①维持血管壁的完整性而便于血液流动；②构成屏障而选择性地透过物质；③内皮细胞的微丝收缩可改变细胞间隙宽度和细胞连接的紧密程度，影响和调节血管通透性；④合成和分泌多种生物活性物质，如具有强烈收缩血管作用的内皮素，具有舒张血管作用的内皮源性舒张因子，即一氧化氮；⑤合成组织纤维酶原活性物和前列环素，降解 5-羟色胺、组胺和去甲肾上腺素；⑥代谢功能，如内皮细胞表面的血管紧张素转换酶能将血浆中的血管紧张素Ⅰ转换为收缩血管作用更强的血管紧张素Ⅱ。

2. 内皮下层（subendothelial layer） 位于内皮和内弹性膜之间的薄层结缔组织，含少量胶原纤维、弹性纤维等。

3. 内弹性膜（internal elastic membrane） 由弹性蛋白组成，是内膜和中膜分界的膜状结构，HE 染色时呈亮粉红色，因血管壁收缩而常呈波浪状。

（二）中膜

中膜（tunica media）各级血管壁成分不一，由弹性膜、平滑肌纤维和结缔组织构成，中膜的弹性膜和弹性纤维具有使扩张血管回缩的作用，胶原纤维具有维持张力的作用。中膜没有成纤维细胞；血管内平滑肌具有产生纤维和基质的功能；血管平滑肌纤维与内皮细胞形成肌-内皮连接。

(三) 外膜

外膜 (tunica adventitia) 由疏松结缔组织构成，有成纤维细胞，具有修复外膜的能力。有的动脉中膜与外膜交界处有外弹性膜。

二、动脉

动脉是由心室发出的血管，分支到达身体各部。动脉分为大动脉、中动脉、小动脉和微动脉。管壁均可分为内膜、中膜和外膜三层。但随着动脉管腔逐渐变小，管壁各层也发生组织成分与厚度的变化，其中以中膜变化最大。动脉内血流压力较高，流速较快，因而血管壁较厚，富有弹性和收缩性等特点。

(一) 大动脉

大动脉 (large artery) 包括主动脉、肺动脉、无名动脉、颈总动脉、锁骨动脉、椎动脉和髂总动脉等，中膜富含弹性膜和大量弹性纤维，又称弹性动脉 (elastic artery)。

1. 内膜 (tunica intima) 占管壁厚度的 1/6 左右，由内皮和内皮下层构成，内膜与中膜无明显界限，邻近内皮下层的第一层弹性膜即为内弹性膜。内皮细胞的 W-P 小体尤为丰富；内皮下层较厚，为疏松结缔组织，含纵行胶原纤维和少量平滑肌纤维。

2. 中膜 (tunica media) 很厚，成人大动脉由 40～70 层环形排列的弹性膜 (elastic membrane) 组成。弹性膜由弹性蛋白构成，膜上有许多窗孔。各层弹性膜由弹性纤维相连，弹性膜间还有少量胶原纤维和环行的平滑肌纤维。由于血管收缩，在血管横切面上，弹性膜呈波浪状。血管平滑肌是成纤维细胞的亚型，可分泌多种蛋白质，形成各种细胞外基质成分，如胶原纤维、弹性膜和基质。在病理状态下，动脉中膜的平滑肌可移入内膜增生并产生结缔组织，使内膜增厚，是动脉硬化发生的重要病理过程。

3. 外膜 (tunica adventitia) 由疏松结缔组织组成，结缔组织的细胞成分以成纤维细胞为主，当血管损伤时，成纤维细胞具有修复外膜的能力。外膜中还有小的营养血管 (vasa vasorum) 分布，其分支形成毛细血管，延伸到外膜和中膜，内膜一般无血管，其营养由血管腔内的血液渗透供给。

(二) ★中动脉

除大动脉外，凡在解剖学中有名称的动脉多属中动脉 (medium-sized artery)。中动脉的中膜平滑肌非常丰富，故称肌性动脉 (muscular artery)。中动脉管壁的结构的特点如下。

1. 内膜 内皮下层较薄，在与中膜交界处有 1～2 层明显的内弹性膜。

2. 中膜 较厚，由 10～40 层环行平滑肌纤维构成，平滑肌纤维之间由缝隙连接联系，细胞间隙含少量弹性纤维和胶原纤维，均由平滑肌纤维产生。

3. 外膜 厚度与中膜接近，由疏松结缔组织构成，除含营养血管外，还含较多神经纤维，它们还伸入中膜平滑肌，调节血管舒缩。较大的中动脉在中膜与外膜交界处有断续的外弹性膜。

(三) 小动脉

血管直径为 0.3～1mm 的动脉称小动脉 (small artery)。较大的小动脉，内膜与中膜的交界处仍有明显的内弹性膜，中膜有数层平滑肌，外膜厚度与中膜相近，一般没有外弹性膜。故属肌性动脉。

(四) 微动脉

血管直径在 0.3mm 以下的动脉称微动脉 (arteriole)。内膜与中膜的交界处无内弹性膜，中膜由 1～2 层平滑肌组成，外膜较薄。

（五）动脉管壁结构与功能的关系

各级动脉的功能特点与其管壁的结构特点有直接的关系。如心脏的间歇性收缩导致大动脉内血流搏动性流动。因为大动脉具有的大量弹性成分使其具有极大的弹性回缩能力，心脏收缩时，血液瞬间快速射入大动脉使其扩张，同时大动脉管壁积累了强大的势能，又可在心脏舒张期弹性回缩，继续推动血液流动。弹性动脉实际上起到一个辅助泵的作用，使心脏节律性搏动引起的间断性射出的血液在血管中得以保持连续流动状态。又如中动脉中膜平滑肌发达，平滑肌在神经的支配下收缩和舒张，调节管径的大小，故中动脉能调节分配到身体各部和各器官的血流量。小动脉和微动脉的数量多，通过它们的舒缩，能显著地调节局部组织血流量，其收缩程度可直接影响外周血流的阻力，故称外周阻力血管，对正常血压的维持起着重要作用。

（六）血管壁的特殊感受器

血管壁内有一些特殊的感受器，如颈动脉体、主动脉体和颈动脉窦。颈动脉体位于颈总动脉分支处管壁的外面，为不甚明显的扁平小体，其直径2~3mm，主要由排列不规则的上皮细胞团或细胞索组成，细胞团或索之间有丰富的血窦。电镜下上皮细胞分为两型：Ⅰ型细胞聚集成群，胞质内含有许多致密核芯小泡，许多神经纤维止于Ⅰ型细胞的表面；Ⅱ型细胞位于Ⅰ型细胞周围，胞质中颗粒少或无。颈动脉体是感受动脉血氧、二氧化碳分压和血液pH值变化的化学感受器，可将信息传入中枢，对心血管系统和呼吸系统进行调节。主动脉体在结构和功能上与颈动脉体相似。颈动脉窦是颈总动脉分支和颈内动脉起始处的膨大部分。此处血管壁的中膜很薄，外膜中分布着丰富的来源于舌咽神经的游离神经末梢，接受血压升高时血管壁扩张的刺激，将冲动传入中枢，反射性地使内脏血管扩张，心率减慢，血压下降。在生理学称其为压力感受器，参与血压的调节。

三、★毛细血管

毛细血管（capillary）是连接于微动脉和微静脉之间的管径最细、管壁最薄、分布最广的血管，它们分支并互相吻合成网。毛细血管是血液与细胞进行物质交换的场所。但毛细血管网的分布密度在不同的组织和器官各不相同。在代谢旺盛的组织和器官，如骨骼肌、心、肺、肝和肾等，毛细血管网丰富而稠密；而代谢率较低的组织和器官，如平滑肌、骨、肌腱及韧带等，毛细血管网稀疏。

（一）毛细血管的结构

毛细血管的管径大都为6~8μm，管壁由一层内皮细胞、基膜和周细胞组成，外有少许结缔组织。最细的毛细血管横切面仅由1个内皮细胞围成，较粗的毛细血管可由2~3个内皮细胞围皮。周细胞（pericyte）是一种扁而有突起的细胞，紧贴在内皮细胞的外面，周细胞周围也有自身的基膜。周细胞含有肌动蛋白丝、肌球蛋白等，具有收缩功能。周细胞可能是一种具有分化潜能的细胞，在毛细血管受到损伤时，它可增殖，分化为内皮细胞和成纤维细胞或平滑肌细胞，参与组织的再生。

（二）★毛细血管的基本功能与分类

光镜下，分布于各处的毛细血管结构相似。但在电镜下，根据管壁的超微结构特点，毛细血管可分为3型。

1. 连续毛细血管（continuous capillary） 其特点为内皮细胞相互连续，细胞间有紧密连接相连，基膜完整，胞质中有许多吞饮小泡，其直径60~70nm，在细胞游离面或基底面形成，然后转到对侧，有时小泡融合成穿内皮小管，起着加速毛细血管内外物质运送的作用。连续毛细血管主要分布于结缔组织、肌组织、中枢神经系统和肺泡隔等处。

2. 有孔毛细血管（fenestrated capillary） 其特点为内皮细胞间也有紧密连接，基膜完整。内皮细胞不含核的部分很薄，其上有许多贯穿胞质的内皮窗孔，孔的直径一般为60～80nm，有的小孔上有隔膜封闭，隔膜厚4～6nm，较细胞膜薄。内皮窗孔有利于血管内外的中、小分子物质交换。此型毛细血管主要见于胃肠黏膜、某些内分泌腺和肾血管球等处。

3. 血窦（sinusoid） 或称窦状毛细血管（sinusoid capillary），特点为有窗孔，无隔膜，内皮细胞的基膜不完整或缺如，内皮细胞间隙较大，有利于大分子物质甚至血细胞出入血管。血窦主要分布于肝、脾、骨髓及一些内分泌腺中。不同器官内的血窦结构常有较大差别，如某些内分泌腺的血窦内皮细胞上有孔，基膜连续；肝的血窦内皮细胞有孔，细胞间隙较宽，无基膜；脾血窦内皮细胞呈杆状，细胞的间隙大，基膜不连续，血细胞可穿越。

四、静脉

静脉是输送血液回心的血管，起自毛细血管的静脉端，由小至大逐级汇合，管壁逐渐增厚，管径逐渐增粗。与伴行的动脉相比，静脉管腔大，管壁薄，弹性小，故切片标本中的静脉常塌陷变扁，或呈不规则形。

根据管径的大小，静脉分为微静脉、小静脉、中静脉和大静脉。管壁大致也可分内膜、中膜和外膜3层，但分界不明显。外膜常比中膜厚，中膜的平滑肌不如动脉丰富，结缔组织成分相对较多。但静脉管壁的结构变异较动脉大，甚至一条静脉的各段也常有较大的差别。

1. 微静脉（venule） 管径一般为50～200μm，管腔多不规则，内皮外的平滑肌层不完整或有或无，外膜薄。紧接毛细血管的微静脉称毛细血管后微静脉（postcapillary venule），其内皮细胞间的间隙较大，故通透性也大，具有物质交换功能。

2. 小静脉（small vein） 管径一般在200μm以上，内皮外有一层较完整的平滑肌，较大的小静脉的中膜有一至数层平滑肌，外膜也渐变厚。

3. ★中静脉（medium-sized vein） 除大静脉以外，凡有解剖学名称的静脉都属中静脉。内膜薄，内弹性膜不明显。中膜环形平滑肌纤维分布稀疏，明显薄于伴行的中动脉。外膜一般比中膜厚，由结缔组织组成，无外弹性膜，有的中静脉外膜可有纵行平滑肌束。

4. 大静脉（large vein） 管径在10mm以上，内膜较薄。中膜很不发达，为几层排列疏松的环形平滑肌，有时甚至没有平滑肌。外膜很厚，结缔组织内常有较多的纵行平滑肌束。

5. 静脉瓣 直径2mm以上的静脉常有静脉瓣，静脉瓣为两个彼此相对的半月形薄片，由内膜凸入管腔折叠而成。瓣膜表面覆以内皮，内部为含弹性纤维的结缔组织，其游离缘朝向血流方向。静脉瓣的功能是防止血流逆流。

静脉的功能是将身体各部的血液导回心脏。静脉血回流的动力主要不是依靠管壁本身的收缩，而是靠着管道内的压力差。影响静脉压力差的因素很多，如心脏的收缩力、重力和体位、呼吸运动以及静脉周围的肌组织收缩挤压作用等。

五、微循环

微循环（microcirculation）是指从微动脉到微静脉之间的血循环，是血液循环的基本功能单位。微循环可按组织的需要调节局部的血流量，使血流量与组织器官的代谢水平相适应，以实现物质交换。微循环障碍，会导致组织功能不全或衰竭。微循环一般都由下列几部分组成。

1. 微动脉 其管壁平滑肌的收缩可调控进入微循环的血流量，起着"总闸门"的作用。

2. 中间微动脉 微动脉的终末分支为中间微动脉，其管壁有稀疏的平滑肌分布，平滑肌收缩调节毛细血管的血流量。

3. 真毛细血管 由中间微动脉分支形成的相互吻合的毛细血管网，即通称的毛细血管。在真毛细血管的起始部位，有少许环形平滑肌组成的毛细血管前括约肌（precapillary sphincter），控制着进入毛细血管网的血流量，起着"分闸门"的作用。真毛细血管行程迂曲，血流缓慢，是真正实现物质交换的主要部位。

4. 通毛细血管 是中间微动脉和微静脉直接相通、距离最短的毛细血管，管径比真毛细血管略粗。

5. 动静脉吻合 是微动脉发出的直接与微静脉相通的吻合支。管壁较厚，有发达的纵行平滑肌和丰富的血管运动神经末梢。动静脉吻合收缩时，血液由微动脉流入真毛细血管；动静脉吻合舒张时，微动脉血液经此直接流入微静脉。动静脉吻合主要分布于指、趾、耳、唇和鼻等处的皮肤，是调节局部组织血流量的重要结构。

6. 微静脉 已如前述。

一般情况下，微静脉的血液大部分经中间微动脉和通毛细血管快速流入微静脉，只有小部分血液流经真毛细血管。当组织处于功能活跃时，毛细血管前括约肌开放，血液流经真毛细血管网进行充分的物质交换。

六、淋巴管系统

人体中除中枢神经系统、软骨、骨髓、胸腺和牙等处没有淋巴管外，其余的组织和器官大多分布有淋巴管。毛细淋巴管以盲端起始于组织间隙，然后渐渐汇合形成淋巴管，最后汇合成左、右淋巴导管，与大静脉连通。

1. 毛细淋巴管（lymphatic capillary） 主要特点是管腔更大而不规则，管壁很薄，仅由一层内皮细胞和极薄的结缔组织构成，无周细胞。电镜下，细胞间隙较宽，基膜薄或不存在。毛细淋巴管的通透性比毛细血管更大，一些大分子物质如蛋白质、细菌、癌细胞等较易进入毛细淋巴管。

2. 淋巴管（lymphatic vessel） 形态结构与小静脉相似，但管腔更大，管壁更薄，由内皮、少量平滑肌和结缔组织构成。淋巴管有比静脉更多的瓣膜，可防止淋巴逆流。

3. 淋巴导管（lymphatic duct） 是最大的淋巴管，包括胸导管和右淋巴导管。其结构与大静脉相似，但管壁较薄，由内皮、少量平滑肌和结缔组织构成，瓣膜较多。

七、心脏

心脏是中空性器官，心壁很厚，主要由心肌构成。

（一）心壁的结构

心壁由内向外分为心内膜、心肌膜和心外膜三层。

1. 心内膜（endocardium） 由内皮、内皮下层构成。内皮是单层扁平上皮，与出入心脏的大血管内皮相连续。内皮下层由结缔组织组成，分内、外两层：内层薄，为细密结缔组织；外层靠近心肌膜，也称心内膜下层，为疏松结缔组织，含小血管、神经及浦肯野纤维。

2. 心肌膜（myocardium） 主要由心肌构成，心房肌较薄，心室肌厚。肌间有较多结缔组织和丰富毛细血管。部分心房肌纤维含电子致密的分泌颗粒，称心房特殊颗粒（specific atrial granule），心房特殊颗粒内含心房钠尿肽，此激素具有利尿、排钠、扩张血管和降低血压的作用。心室肌内还有心脏传导系统的终末分支。

在心房肌与心室肌之间，由致密结缔组织组成的支架结构称心骨骼（cardiac skeleton），两部分心肌并不连接。

3. 心外膜（epicardium） 即心包的脏层，心外膜为浆膜，心外膜含有血管、神经及脂肪组织。

4. 心瓣膜（cardiac valve） 在心脏的房室孔和动脉口处分别有二尖瓣、三尖瓣、主动脉瓣和肺动脉瓣，统称为心瓣膜，是心内膜突向心脏而成的薄片状结构，瓣膜表面为内皮，内部为致密结缔组织。若疾病侵犯瓣膜时，其内胶原纤维增生，使瓣膜变硬、变短或变形，甚至发生粘连，导致瓣膜不能正常关闭和开放，影响血液循环。

（二）心脏传导系统

心脏传导系统（conducting system of heart）为心壁内由特殊的心肌纤维构成的传导系统，其功能是产生冲动并将冲动传导到心脏各部，使心房肌和心室肌按一定节律收缩与舒张。它包括窦房结、房室结、房室束以及分布到心室乳头肌和心室壁的许多细支。其中窦房结位于上腔静脉与右心房交界处的心外膜深部，其余的部分均分布在心内膜下层。窦房结是心脏的起搏器，发出节律性冲动。房室结将窦房结传来的冲动发生短暂的延搁后传向心室，保证心房收缩后再开始心室收缩。当窦房结冲动的产生或传导障碍时，房室结也可以自主产生冲动，但节律较慢。房室结发出房室束并分为左、右束支，分布于室间隔两侧，所属细支在心室乳头肌和心室壁的心内膜下层形成浦肯野纤维，通过缝隙连接与心室肌联系。该传导系统的心肌纤维聚集成结和束，受交感、副交感神经纤维的支配。

组成心脏传导系统的细胞有三种：起搏细胞、移行细胞、浦肯野纤维。

1. 起搏细胞 位于窦房结和房室结的中心部位，细胞较小，呈梭形或多边形，埋于一团较致密的结缔组织中；细胞器和肌原纤维较少，但含糖原较多。起搏细胞是心肌兴奋的起搏点。

2. 移行细胞 主要位于窦房结和房室结周边及房室束。细胞结构介于起搏细胞和心肌细胞之间，细胞比心肌纤维细而短，细胞内肌原纤维较起搏细胞多。移行细胞起传导冲动的作用。

3. 浦肯野纤维 也称束细胞，组成房室束及其分支，位于心内膜下层。浦肯野纤维短而粗，形状常不规则；胞质中线粒体和糖原丰富，肌原纤维较少。细胞间以较发达的闰盘相连。浦肯野纤维主要是将冲动快速传到心室各处，引起心室肌同步收缩。

同步练习

一、填空题

1. 电镜下，根据_____的结构特点，将毛细血管可分为三类_____、_____、_____。
2. 构成心传导系统的细胞可分为三种：_____、移行细胞和_____。
3. 动脉和静脉管壁从内向外依次可分为三层，即_____、_____、_____。_____厚度及组成成分因血管种类而异。
4. 毛细血管管壁主要由_____、_____和_____构成。心内膜自内往外由_____和内皮下层组成，心室的_____有心脏传导系统的分支。
5. 大动脉中膜主要以弹性膜为主，故又称_____；中动脉中膜以平滑肌为主，又称为_____。
6. 浦肯野纤维是一种_____，位于心室_____，组成心脏传导系统的房室束及其分支。

二、名词解释

1. 心瓣膜
2. 微循环
3. 血窦
4. 心房利钠尿多肽
5. 心脏传导系统
6. W-P 小体

三、问答题

1. 试述电镜下毛细血管的分类、结构特点及其分布。
2. 简述心脏传导系统的组成、分布和功能。
3. 试述大动脉管壁的结构特点与功能。
4. 简述中动脉管壁的结构特点。

5. 简述心壁的分层结构。

参考答案

一、填空题

1. 内皮细胞　连续毛细血管　有孔毛细血管　血窦
2. 起搏细胞　浦肯野纤维
3. 内膜　中膜　外膜　中膜
4. 内皮　基膜　周细胞　内皮　心内膜下层
5. 弹性动脉　肌性动脉
6. 特殊的心肌细胞　心内膜下层

二、名词解释

1. 心瓣膜：位于房室孔和动脉口处，是心内膜突向心腔而成的薄片状结构。心瓣膜表面覆以内皮，内部为致密结缔组织，并与纤维环相连。心瓣膜的功能是阻止血液逆流。

2. 微循环：是指微动脉与微静脉之间血循环，是血液循环的基本功能单位。一般包括以下几个组成部分：微动脉、中间微动脉、真毛细血管网、通毛细血管、动静脉吻合和微静脉。

3. 血窦：是通透性最大的一种毛细血管，主要分布于肝、脾、骨髓及一些内分泌腺中。其主要的结构特点是管腔较大而不规则，内皮细胞之间的间隙较大；分布在不同器官内的血窦结构差别较大，有的内皮细胞有孔，有的基膜连续，有的不连续，或缺如。

4. 心房利钠尿多肽：又称心钠素，是心肌细胞产生的一种多肽激素，主要来自部分心房肌细胞，有利尿、排钠、扩张血管和降血压、改善心律失常和调节心功能等作用。

5. 心脏传导系统：心壁内由特殊心肌纤维组成的传导系统，包括窦房结、房室结、房室束及其各级分支。功能是产生冲动并传导到心脏各部，使心房肌和心室肌按一定节律收缩。

6. W-P小体：内皮细胞的胞质中可见一种有膜包裹的杆状结构，其功能可能是合成和储存与凝血相关的第Ⅷ因子相关抗原。当血管内皮受损时，第Ⅷ因子相关抗原促使血小板附着于内皮下层，形成血小板栓，防止血液外流。

三、问答题

1. 答：①电镜下毛细血管分为三类：连续毛细血管、有孔毛细血管和血窦。②连续毛细血管特点为内皮细胞相互连接，内皮细胞间有紧密连接封闭细胞间隙，基膜完整；胞质中有大量吞饮小泡。主要分布于结缔组织、肌组织、肺泡隔和中枢神经系统等处。③有孔毛细血管特点为内皮细胞和基膜也是连续的，但内皮细胞不含核的部分极薄，有孔，孔上有隔膜覆盖；内皮窗孔有利于血管内外的中、小分子物质交换。主要分布于胃肠黏膜、某些内分泌腺和肾血管球等处。④血窦特点为管腔较大，形状不规则；内皮细胞间隙大；内皮细胞可有窗孔，有利于大分子物质和血细胞出入血液；基膜可有可无，可不连续。主要分布于肝、脾、骨髓和一些内分泌腺中。

2. 答：①心脏传导系统为心壁内由特殊的心肌纤维构成的传导系统，其功能是发生冲动并传导到心脏各部，使心房肌和心室肌按一定节律收缩与舒张。②心脏传导系统包括窦房结、房室结、房室束及其各级分支。③除窦房结位于右心房心外膜深部，其余的部分均分布在心内膜下层。④组成心脏传导系统的特殊心肌纤维有以下3种类型：起搏细胞（是心肌兴奋的起搏点）、移行细胞（起传导冲动的作用）和浦肯野纤维（能快速传导冲动）。

3. 答：①大动脉管壁从内向外分3层，即内膜、中膜和外膜。②内膜由内皮和内皮下层构成；内皮下层较厚，含胶原纤维、弹性纤维和平滑肌细胞；邻近内皮下层的第一层弹性膜即为内弹性膜，与中膜的弹性膜相连，故内膜与中膜没有明显的分界。③中膜主要由40～70层弹性膜构成，弹性膜之间由弹性纤维相连，还有环形平滑肌以及少量胶原纤维；基质含有较多的硫酸软骨素。④外膜较薄，由结缔组织构成，其中含有营养血管；外弹性膜不明显。⑤大动脉富于弹性，在心室收缩射血时，管壁扩张，在心室舒张时，因管壁的弹性回缩，保持血液持续向前流动。

4. 答：中动脉管壁具有典型的三层结构，各层的结构特点如下：①内皮下层较薄，在与中膜交界处有1～2层明显的内弹性膜。②中膜较厚，由10～40层环行平滑肌纤维构成，平滑肌纤维之间由缝隙连接联系，细胞间隙含少量弹性纤维和胶原纤维，均由平滑肌纤维产生。③外膜厚度与中膜接近，由疏松结缔组织构成，除含营养血管外，还含较多神经纤维，它们还伸入中膜平滑肌，调节血管舒缩。较大的中动脉在中膜与外膜交界处有断续的外弹性膜。

5. 答：①心壁从内向外分3层，即心内膜、心肌膜和心外膜。②心内膜由内皮和内皮下层组成。内皮是单层扁平上皮，与血管的内皮相连。内皮下层由结缔组织构成，分内、外两层：内层薄，为细密结缔组织。外层也称心内膜下层，由较疏松的结缔组织组成，其中含血管和神经。在心室的心内膜下层还有心脏传导系的分支。③心肌膜主要由心肌纤维构成，心房的心肌膜较薄，心室的心肌膜较厚，左心室的心肌膜最厚。心肌纤维呈螺旋状排列，大致可分为内纵、中环和外斜三层。在心房肌和心室肌之间，有由致密结缔组织组成的支持性结构，构成心脏的支架，也是心肌的附着处，称心骨骼。④心外膜是心包膜的脏层，其结构为浆膜，它的表层是间皮，间皮下面是薄层结缔组织，与心肌膜相连。心外膜中含血管和神经，并常有脂肪组织。

（况花荣）

第10章 免疫系统

 教学目的要求

1. 掌握 弥散淋巴组织和淋巴小结的结构；淋巴结的一般结构，皮质和髓质，浅层皮质、副皮质区、皮质淋巴窦的结构；淋巴结内的淋巴通路；淋巴结的功能；脾的一般结构，白髓与红髓，动脉周围淋巴鞘、淋巴小结、边缘区、边缘窦、脾索及脾血窦的结构与功能；脾的功能。

2. 熟悉 胸腺的一般结构，皮质和髓质的结构，胸腺小体，血-胸腺屏障的构成；胸腺的功能。

3. 了解 免疫系统的组成和功能；主要的免疫细胞；淋巴细胞的分类；T细胞的亚群与细胞免疫、B细胞与体液免疫、NK细胞与免疫；淋巴细胞再循环的概念与功能意义；单核吞噬细胞系统的组成；抗原提呈细胞的功能；中枢淋巴器官和周围淋巴器官；扁桃体的结构特点及其与免疫的关系。

 内容精讲

一、免疫系统的组成

1. 淋巴器官 包括：①中枢淋巴器官——胸腺、骨髓；②外周淋巴器官——淋巴结、脾、扁桃体。

2. 淋巴组织 包括：弥散淋巴组织、淋巴小结。

3. 免疫细胞 包括：淋巴细胞、抗原提呈细胞、粒细胞和肥大细胞等。

二、免疫系统的功能

1. 免疫防御 识别和清除外源的病原微生物，包括细菌、病毒、真菌和寄生虫等。

2. 免疫监视 识别和清除体内突变的肿瘤细胞和病毒感染细胞。

3. 免疫自稳 识别和清除体内衰老、坏死的细胞和免疫复合物，维持内环境的稳定。

三、免疫系统的分子基础

（1）体内所有细胞表面都有主要组织相容性复合子（major histocompatibility complex molecules），简称MHC分子。MHC分子是自身细胞的标志，可分为MHC-Ⅰ类分子、MHC-Ⅱ类分子和MHC-Ⅲ类分子。MHC-Ⅰ类分子分布于个体所有有核细胞表面，主要参与内源抗原提呈；MHC-Ⅱ类分子仅分布于B细胞、树突状细胞和单核-吞噬细胞表面，主要参与外源性抗原提呈；MHC-Ⅲ类分子包括补体、细胞因子和热休克蛋白，与炎性反应有关。

（2）T细胞和B细胞表面有特异性的抗原受体，其种类可超过百万种，但每个细胞表面只有一种抗原受体，因而每个淋巴细胞只参与针对一种抗原的免疫应答。

四、主要的免疫细胞

（一）淋巴细胞

淋巴细胞（lymphocyte）是构成免疫系统的主要细胞群体，也是执行免疫功能的主要成员。根据其发生来源、形态特点和免疫功能等方面的不同，淋巴细胞可分为T细胞、B细胞和NK细胞三类。各类细胞又可进一步分为若干亚群。淋巴细胞的类型及主要功能如下。

1. T细胞 来源于骨髓，在胸腺发育成熟并转移到外周淋巴器官或淋巴组织。在没有接触特异性抗原分子前，保持相对静息状态，称为初始 T 细胞。接触抗原刺激后，增殖分化，大部分成为效应 T 细胞，小部分形成记忆性 T 细胞。由于效应 T 细胞可直接杀灭靶细胞，故 T 细胞参与的免疫称细胞免疫。T 细胞可分为三个亚群。

(1) 辅助性 T 细胞（helper T cell；简称 Th 细胞） 表达 CD4 膜分子。可分泌多种细胞因子，辅助其他淋巴细胞发挥免疫活性。

(2) 细胞毒性 T 细胞（cytotoxic T cell；简称 Tc 细胞） 表达 CD8 膜分子，可释放穿孔素和颗粒酶，直接攻击肿瘤细胞、病毒感染细胞和异体细胞。

(3) 调节性 T 细胞（regulatory T cell；简称 Tr 细胞） 数量较少，表达 CD4、CD25 膜分子和核转录因子 Foxp3，具有对机体免疫应答的负调节功能，可分泌抑制性细胞因子，直接或间接抑制抗原特异性 T 细胞的增殖、分化及其活性。

2. B 细胞 在骨髓成熟的初始 B 细胞离开骨髓，到达外周淋巴器官和淋巴组织的初始淋巴小结，在接触相应的抗原刺激后，提呈转化为大淋巴细胞并增殖分化，其大部分成为效应 B 细胞，即浆细胞，分泌抗体，抗体与相应抗原结合后，发挥中和毒素、中和病毒、阻止病原体黏附细胞的作用。抗体进入体液而执行免疫功能，故 B 细胞介导的免疫为体液免疫。小部分 B 细胞成为记忆性 B 细胞。B 细胞分为两个亚群：B-1 细胞，B-2 细胞。

3. NK 细胞 来源于骨髓，为大颗粒淋巴细胞，直径约 15μm，表达 CD16 和 CD56，不表达 T 细胞和 B 细胞的膜受体，不需要抗原提呈细胞的中介即可活化，属于固有免疫细胞，其杀伤靶细胞没有 MHC 限制性，是机体抗肿瘤和抗感染的第一道天然防线。

<u>淋巴细胞再循环</u>：外周淋巴器官和淋巴组织内的淋巴细胞可经淋巴管进入血流，循环于全身，它们又可通过弥散淋巴组织内的高内皮微静脉再返回淋巴器官或淋巴组织，如此周而复始，使淋巴细胞从一个淋巴器官或一处淋巴组织进入另一个淋巴器官或淋巴组织，这种现象称淋巴细胞再循环。

（二）巨噬细胞及单核吞噬细胞系统

巨噬细胞由血液单核细胞穿出血管后分化而成，广泛分布于机体。单核细胞及由其分化而来的具有吞噬功能的细胞称为<u>单核吞噬细胞系统</u>（mononuclear phagocytic system），包括单核细胞、结缔组织和淋巴组织的巨噬细胞、骨组织的破骨细胞、神经组织的小胶质细胞、肝巨噬细胞和肺巨噬细胞等。它们具有强大的吞噬能力，也是主要的抗原提呈细胞。

（三）抗原提呈细胞

<u>抗原提呈细胞</u>（antigen presenting cell，APC）是指能捕获和处理抗原，形成抗原肽/MHC 分子复合物，并将抗原提呈给 T 细胞，并激发后者活化、增殖的一类免疫细胞，主要包括树突状细胞、单核/巨噬细胞和 B 淋巴细胞。树突状细胞（dendritic cell，DC）是目前发现的抗原提呈功能最强的 APC，来源于骨髓造血干细胞，包括表皮的朗格汉斯细胞，心、肝、肺、肾、消化管的间质 DC，胸腺 DC，淋巴内的面纱细胞，外周淋巴组织中的交错突细胞及血液 DC 等，它们是同一种细胞在不同阶段的表现形式，DC 在迁移过程中摄取抗原能力逐渐下降，而抗原提呈功能不断增强。

五、淋巴组织

淋巴组织（lymphoid tissue）以网状组织为支架，网孔中充满大量淋巴细胞及其他免疫细胞，是免疫应答的场所。淋巴组织分为弥散淋巴组织和淋巴小结两种。

1. 弥散淋巴组织（diffuse lymphoid tissue） 无明确界限，组织中除一般的毛细血管和毛细淋巴管外，还常见毛细血管后微静脉（高内皮微静脉），其内皮细胞为杆状，能分泌黏附分子以利于淋巴细胞穿越，是淋巴细胞从血液进入淋巴组织的重要通道。

2. 淋巴小结（lymphoid nodule） 又称淋巴滤泡（lymphoid follicle）。呈球形小体，有较明确

界限；含大量 B 细胞、部分 Th 细胞、滤泡树突状细胞、巨噬细胞等。淋巴小结受抗原刺激后增大，并产生生发中心。无生发中心的淋巴小结较小，称初级淋巴小结，有生发中心的淋巴小结称次级淋巴小结。

(1) 初级淋巴小结　无生发中心。

(2) 次级淋巴小结　抗原刺激下，淋巴小结增大增多，出现生发中心，是体液免疫应答的重要标志。生发中心分为深部的暗区（dark zone）和浅部的明区（light zone）。①暗区：较小，位于淋巴小结一端，着色深（细胞嗜碱性强），主要含大而幼稚的 B 细胞和 Th 细胞；②明区：较大，除 B 细胞和 Th 细胞外，还多见滤泡树突状细胞和巨噬细胞。生发中心的周边有一层密集的小淋巴细胞，着色较深，形似新月，尤以顶部最厚，称小结帽。

次级淋巴小结的发育一般在接触抗原后 2 周达高峰。淋巴小结增大增多是体液免疫应答的重要标志，抗原被清除后淋巴小结又逐渐消失。

六、淋巴器官

中枢淋巴器官包括胸腺和骨髓。淋巴性造血干细胞在胸腺形成初始 T 细胞，在骨髓形成初始 B 细胞。

外周淋巴器官包括淋巴结、脾、扁桃体。初始淋巴细胞在此遭遇抗原或接受抗原提呈，增殖分化为效应细胞和记忆细胞，产生免疫应答，是免疫反应的场所。

人在出生前数周，初始 T 细胞和初始 B 细胞即源源不断地随血液或淋巴输送到外周淋巴器官和淋巴组织，在那里遭遇抗原刺激或接受抗原提呈，然后增殖分化为效应细胞，发生免疫应答。无抗原刺激时外周淋巴器官较小，受抗原刺激后则迅速增大，形态和结构成分都发生剧烈变化，免疫应答减弱后又逐渐复原。

（一）胸腺

1. 胸腺的结构　胸腺分左、右两叶，表面有薄层结缔组织被膜。胸腺实质由大量胸腺细胞和胸腺基质细胞组成。胸腺基质细胞包括胸腺上皮细胞、胸腺树突状细胞、巨噬细胞、嗜酸性粒细胞、肥大细胞和成纤维细胞等。表面被膜深入胸腺实质将胸腺分为小叶，每个小叶分周边的皮质和中央的髓质两部分；皮质内胸腺细胞密集，着色较深；髓质内含较多的上皮细胞，着色较浅。胸腺小叶的髓质都相连。

(1) 皮质（cortex）　皮质以胸腺上皮细胞为支架，间隙内含大量胸腺细胞和少量基质细胞等。①胸腺上皮细胞（thymic epithelial cell）：又称上皮性网状细胞，皮质的上皮细胞分布于被膜下和胸腺细胞之间，多呈星形，有突起，相邻上皮细胞的突起间以桥粒连接成网。某些被膜下上皮细胞胞质丰富，包绕胸腺细胞，称哺育细胞（nurse cell）。胸腺上皮细胞能分泌胸腺素（thymosin）、胸腺肽（thymulin）和胸腺生成素（thymopoietin），为胸腺细胞发育所必需。②胸腺细胞（thymocyte）：即胸腺内处于不同分化发育阶段的 T 细胞，密集于皮质内，占皮质细胞总数的 85%～90%；最终只有不足 5% 的胸腺细胞能分化为功能正常的初始 T 细胞。

(2) 髓质（medulla）　髓质含较多的胸腺上皮细胞、少量初始 T 细胞和巨噬细胞等。髓质上皮细胞呈多边形，胞体较大，也能分泌胸腺素，部分胸腺上皮细胞构成胸腺小体。

胸腺小体（thymic corpuscle）：胸腺髓质的特征性结构，由胸腺上皮细胞呈同心圆状排列而成。小体外周的上皮细胞，胞核明显，细胞可分裂；近小体中心的上皮细胞较成熟，胞质含较多角蛋白，核渐退化；小体中心的上皮细胞完全角质化，呈强嗜酸性染色，小体中还常见巨噬细胞、嗜酸性粒细胞和淋巴细胞。人类胸腺小体表达胸腺基质淋巴细胞生成素（thymic stromal lymphopoietin, TSLP），刺激胸腺树突状细胞的成熟，后者能诱导胸腺内调节性 T 细胞增殖分化。

(3) ★血-胸腺屏障（blood-thymus barrier）　物质从血液进入胸腺皮质所通过的结构称血-胸

腺屏障。实验证明，血液内的大分子物质如抗体、细胞色素 c、铁蛋白、辣根过氧化物等均不能进入胸腺皮质。血-胸腺屏障的构成：①连续毛细血管，有完整紧密连接的连续性毛细血管内皮细胞；②连续的内皮基膜；③血管周隙，内有巨噬细胞；④上皮基膜；⑤一层连续的胸腺上皮细胞突起。功能：维持胸腺内环境的稳定，在保证胸腺细胞的正常发育中起着极其重要的作用。

2. 胸腺的功能 形成初始 T 淋巴细胞的场所，从皮质到髓质 T 细胞逐渐成熟。

(二) ★淋巴结

1. 淋巴结的结构 表面有薄层致密结缔组织构成的被膜，含数条输入淋巴管 (afferent lymphatic vessel) 穿越被膜，与被膜下淋巴窦相通连；门部：淋巴结的一侧凹陷，为门部，有血管和输出淋巴管 (efferent lymphatic vessel) 出入；小梁 (trabecula)：被膜伸入实质形成，粗大，含平滑肌，构成粗支架；实质：皮质和髓质，二者无截然界限。

(1) 皮质 位于被膜下方，由浅层皮质、副皮质区及皮质淋巴窦构成。①浅层皮质 (superfacial cortex)：B 细胞区，含大量淋巴小结和小结间弥散淋巴组织。②副皮质区 (paracortex zone)：T 细胞区，位于皮质深层的弥散淋巴组织，其淋巴细胞主要为 Th 细胞；将新生动物的胸腺切除后，此区即不发育，故又称胸腺依赖区 (thymus dependent area)。该区还有较多交错突细胞、巨噬细胞和少量 B 细胞。此区有许多高内皮微静脉，其内皮细胞核较一般内皮细胞的大，异染色质少，核仁明显，胞质丰富，胞质中常见正在穿越的淋巴细胞。③皮质淋巴窦 (cortical sinus)：包括被膜下窦和小梁周窦；被膜下窦为一宽敞的扁囊，包绕整个淋巴结实质，在被膜侧与数条输入淋巴管相通；小梁周窦末端常为盲端，仅部分与髓质淋巴窦直接相通；星状内皮细胞支撑窦腔，许多巨噬细胞附着于内皮细胞上；淋巴在窦内缓慢流动，利于巨噬细胞清除抗原；淋巴内的各种细胞 (如面纱细胞) 和淋巴液不断穿过或渗过内质，进入皮质淋巴组织；而淋巴组织中的细胞等成分也不断进入淋巴，使淋巴组织成为一种动态的结构，有利于免疫应答。

(2) 髓质 由髓索和髓窦组成。①髓索 (medullary cord)：索条状淋巴组织，相互连接；有 B 细胞、浆细胞和巨噬细胞；浆细胞分泌抗体；毛细血管后微静脉可见。②髓窦 (medullary sinus)：与皮质淋巴窦的结构相同，但腔较宽大；巨噬细胞多，过滤功能强。

2. 淋巴结内的淋巴通路 输入淋巴管→被膜下窦→髓窦→输出淋巴管。

3. 淋巴结的功能 ①滤过淋巴：巨噬细胞清除淋巴中的抗原物质 (细菌、病毒、毒素等)；②免疫应答：体液免疫应答 (B 细胞)；细胞免疫应答 (T 细胞)。

(三) ★脾

1. 脾的结构 脾是胚胎时期最大的造血器官，自骨髓开始造血后，成为最大的淋巴器官，是唯一一个位于血液循环路径上的淋巴器官。结构：被膜内含平滑肌，被膜深入实质形成小梁，实质由红、白髓构成。

(1) 被膜与小梁 脾的被膜较厚，由富含弹性纤维及平滑肌纤维的致密结缔组织构成，表面覆有间皮。被膜和脾门的结缔组织伸入脾内形成小梁，构成脾的粗支架。被膜和小梁内含有许多散在平滑肌细胞，其收缩可调节脾的血量。脾动脉从脾门进入后，分支为小梁动脉，随小梁走行。

(2) 白髓 (white pulp) 可分为动脉周围淋巴鞘、淋巴小结和边缘区三部分。①动脉周围淋巴鞘 (periarterial lymphatic sheath)：围绕在中央动脉 (白髓内的主要小动脉称中央动脉) 周围的厚层弥散淋巴组织，由大量 T 细胞和少量的巨噬细胞与交错突细胞等构成，相当于淋巴结的副皮质区，但无毛细血管后微静脉。中央动脉旁有一伴行的小淋巴管，是鞘内 T 细胞出脾的通道。当发生细胞免疫应答时，动脉周围淋巴鞘增厚。②淋巴小结：又称脾小结，位于动脉周围淋巴鞘一侧，主要由大量 B 细胞构成，当发生抗原侵入时，淋巴小结大量增多。③边缘区 (marginal zone)：位于白髓与红髓交界，含 T、B 细胞及较多巨噬细胞；边缘区有小血窦，是中央动脉的侧支末端膨大形成，称边缘窦（marginal sinusoid），是血液内抗原及淋巴细胞进入白髓的通道。

（3）红髓（red pulp） 分布于被膜下、小梁周围及白髓边缘区外侧的广大区域。由脾索和血窦组成。①脾索（splenic cord）：富含血细胞的淋巴组织，呈索状互连成网。索间即为脾血窦。脾索含较多的网状细胞、淋巴细胞、浆细胞、红细胞、巨噬细胞和树突状细胞，是滤血的主要场所；含笔毛微动脉，是中央动脉主干穿出白髓进入脾索后分支形成，末端扩大成喇叭状，开口于脾索。②脾血窦（splenic sinus）：形态不规则，位于相邻脾索之间，互连成网。窦壁由一层长杆状的内皮细胞纵向平行排列围成，内皮外有不完整的基膜和环行网状纤维；内皮间隙大，血窦外侧有较多的巨噬细胞。

2. 脾的功能

（1）滤血 脾是清除衰老红细胞和血小板的主要器官。

（2）免疫应答 进入血液的病原体，可在脾内引发免疫应答，脾内淋巴小结增大，动脉周围淋巴鞘增厚。

（3）造血 胚胎早期的脾有造血功能。成人在机体严重缺血等情况下可恢复造血。

（四）扁桃体

扁桃体包括腭扁桃体、咽扁桃体和舌扁桃体，是经常接触抗原产生免疫应答的淋巴器官。

1. 腭扁桃体 呈扁卵圆形，黏膜表面覆盖复层扁平上皮。上皮向下陷入形成数十个隐窝，隐窝周围的固有层有大量淋巴小结及弥散淋巴组织，隐窝上皮内含有淋巴细胞、浆细胞、巨噬细胞、朗格汉斯细胞等。在上皮细胞之间，有许多间隙和通道，它们相互连通并开口于隐窝上皮表面的小凹陷，淋巴细胞就充塞于这些通道内。这样的上皮称淋巴上皮组织（lymphoepithelial tissue）。

2. 咽扁桃体和舌扁桃体 较小，结构似腭扁桃体。

同步练习

一、填空题

1. T细胞一般分为三个亚群，即_____细胞、_____细胞和细胞毒性T细胞。
2. 抗原提呈细胞主要有_____、_____等。
3. 脾白髓由_____、_____和边缘区构成，脾红髓由_____和_____构成。
4. 淋巴结皮质由_____、_____和皮质淋巴窦构成，髓质由_____和_____构成。
5. 骨髓是培育_____细胞的淋巴器官，淋巴细胞经血流迁至_____淋巴器官的相应部位，在抗原刺激下这种淋巴细胞增殖分化为_____细胞，参与_____免疫。
6. 胸腺是培育形成_____细胞的淋巴器官，淋巴细胞经血迁至_____淋巴器官的_____区，参与_____免疫。
7. 胸腺皮质主要由_____细胞和_____细胞构成。

二、名词解释

1. 淋巴小结
2. 弥散淋巴组织
3. 胸腺小体
4. 胸腺依赖区
5. 动脉周围淋巴鞘
6. 血-胸腺屏障

三、问答题

1. 简述淋巴窦和脾血窦在结构上的差别。
2. 试比较淋巴结与脾在结构和功能上的异、同点。
3. 试述中枢淋巴器官和外周淋巴器官的异、同点。

参考答案

一、填空题

1. 辅助性T　调节性T
2. 树突状细胞　单核/巨噬细胞
3. 动脉周围淋巴鞘　淋巴小结　脾索　脾血窦
4. 浅层皮质　副皮质区　髓索　髓窦
5. B　外周　浆细胞　体液
6. T　外周　胸腺依赖　细胞
7. 胸腺上皮　胸腺

二、名词解释

1. 淋巴小结：又称淋巴滤泡，为直径为1~2mm的球形小体，有较明显的界限，含大量B细胞和一定量的Th细胞、滤泡树突状细胞、巨噬细胞等。受抗原刺激后增大，产生生发中心，染色浅，细胞分裂增多。无生发中心的淋巴小结较小，称初级淋巴小结，有生发中心的淋巴小结称次级淋巴小结。

2. 弥散淋巴组织：是淋巴组织的一种类型，弥散淋巴组织无明确界限，组织中除有一般的毛细血管和毛细淋巴管外，还常见毛细血管后微静脉（高内皮微静脉）。

3. 胸腺小体：散在地分布于胸腺髓质内，由胸腺小体上皮细胞呈同心圆状包绕而成。其外周的上皮细胞，胞核明显，细胞可分裂；近小体中心的上皮细胞较成熟，胞核渐退化，胞质含较多角蛋白；小体中心的上皮细胞已完全角质化，呈强嗜酸性染色，小体中还常见巨噬细胞、嗜酸性粒细胞和淋巴细胞。

4. 胸腺依赖区：以T细胞为主要淋巴细胞的较大片的弥散淋巴组织，新生动物切除胸腺后，此区不发育，故称胸腺依赖区。

5. 动脉周围淋巴鞘：脾白髓中央动脉周围的厚层弥散淋巴组织，由大量T细胞和少量巨噬细胞与交错突细胞等构成，相当于淋巴结的副皮质区，但无毛细血管后微静脉。细胞免疫应答时，鞘内T细胞分裂增殖，鞘也增厚；中央动脉旁有伴行的小淋巴管。

6. 血-胸腺屏障：物质从血液进入胸腺皮质所通过的结构称血-胸腺屏障。实验证明，血液内的大分子物质如抗体、细胞色素c、铁蛋白、辣根过氧化物等均不能进入胸腺皮质。血-胸腺屏障的构成：①连续毛细血管，有完整紧密连接的连续性毛细血管内皮细胞；②连续的内皮基膜；③血管周隙，内有巨噬细胞；④上皮基膜；⑤一层连续的胸腺上皮细胞突起。功能：维持胸腺内环境的稳定，在保证胸腺细胞的正常发育中起着极其重要的作用。

三、问答题

1. 答：淋巴窦：包括被膜下窦和小梁周窦；被膜下窦为一宽敞的扁囊，包绕整个淋巴结实质，在被膜侧与数条输入淋巴管相通；小梁周窦末端常为盲端，仅部分与髓质淋巴窦直接相通；星状内皮细胞支撑窦腔，许多巨噬细胞附着于内皮细胞上。

　　脾血窦：形态不规则，位于相邻脾索之间，互连成网。窦壁由一层长杆状的内皮细胞纵向平行排列围成，内皮外有不完整的基膜和环行网状纤维；内皮间隙大，血窦外侧有较多的巨噬细胞。

2. 答：相同点：①均是外周淋巴器官；②结构上，均有被膜覆盖和小梁构成粗支架，均主要由淋巴细胞为组成成分；③功能上，均是免疫应答的重要场所。

　　不同点：①被膜和小梁：淋巴结被膜较薄，表面无上皮覆盖，而脾的被膜较厚，内含平滑肌，表面大部有间皮覆盖；淋巴结的小梁细，而脾的小梁粗，且含平滑肌。②实质：淋巴结的实质分为皮质和髓质，而脾则分为白髓和红髓；淋巴结的淋巴小结位于浅层皮质，脾的淋巴小结则散布于脾的实质内，在其一侧往往有中央动脉。③淋巴管与淋巴窦：淋巴结有输入淋巴管和输出淋巴管与其通连，而脾无输入淋巴管，只有输出淋巴管；淋巴结内有淋巴窦，内含淋巴液，而脾有血窦，内含血液。④功能：淋巴结参与免疫应答和滤过淋巴液，而脾有滤血、免疫、造血和储血功能。

3. 答：相同点：以淋巴组织为主要构成成分。

　　不同点：①组成：中枢淋巴器官由胸腺、骨髓组成；外周淋巴器官由淋巴结、脾和扁桃体构成。②发生：中枢淋巴器官较早，生前已完善；外周淋巴器官较晚，生后数月完善。③对抗原的反应：中枢淋巴器官内淋巴细胞增殖分化不受抗原直接影响，但受微环境影响；外周淋巴器官直接受抗原影响，抗原刺激后淋巴组织迅速增大，抗原清除后，淋巴组织渐复原状。④功能：中枢淋巴器官，淋巴细胞早期分化场所，培育多种具有特异性抗原受体的细胞，并不断向外周淋巴器官输入；外周淋巴器官，免疫应答主要场所，产生细胞免疫应答和体液免疫应答。

（李丰）

第 11 章 皮肤

> **教学目的要求**
> 1. **掌握** 皮肤的基本结构及功能。
> 2. **熟悉** 汗腺、皮脂腺和毛的结构和功能。
> 3. **了解** 指（趾）甲的结构。

内容精讲

皮肤（skin）由表皮和真皮组成，借皮下组织与深部的组织相连。皮肤内有毛、指（趾）甲、皮脂腺和汗腺，它们是由表皮衍生的皮肤附属器。皮肤直接与外界环境接触，对人体有重要的保护作用，能阻挡异物和病原体侵入，并能防止体内组织液丢失。皮肤内有丰富的感觉神经末梢，能感受外界的多种刺激。此外，皮肤对调节体温也起重要作用。

一、表皮

表皮（epidermis）是皮肤的浅层，由角化的复层扁平上皮构成。表皮由两类细胞组成：一类是角质形成细胞（keratinocyte），占表皮细胞的绝大多数，它们在分化中合成大量角质蛋白，细胞角化并脱落；另一类细胞为非角质形成细胞，数量少，分散存在于角质形成细胞之间，包括黑素细胞、朗格汉斯细胞和梅克尔细胞。

（一）★表皮分层和角化

手掌和足底的表皮结构，从基底到表面可以分为五层。

1. 基底层（stratum basale） 附着于基膜上，为一层矮柱状或立方形细胞，称基底细胞（basal cell）。胞质内含丰富的游离核糖体，故在 HE 染色的标本上呈强嗜碱性，有分散和成束的角蛋白丝（keratin filament），也称张力丝（tonofilament）。细胞的相邻面有桥粒相连，细胞基底面以半桥粒与基膜相连。基底细胞为未分化的幼稚细胞，有活跃的分裂能力。新生的细胞向浅层移动，分化成表皮其余几层的细胞。

2. 棘层（stratum spinosum） 位于基底层上方，一般由 4～10 层细胞组成，细胞较大，呈多边形。胞核较大，圆形。细胞向四周伸出许多细短的突起，故名棘细胞，相邻细胞的突起由桥粒相连，胞质较丰富，含有许多游离核糖体，呈弱嗜碱性。胞质内含许多角蛋白丝，常成束分布，并附着到桥粒上。光镜下能见成束的角蛋白丝，称张力原纤维（tonofibril）。电镜下，可见胞质中有多个卵圆形的颗粒，称板层颗粒（lamellar granule），主要分布在细胞周边，并以胞吐方式将脂质分泌到细胞间隙，形成膜状物。

3. 颗粒层（stratum granulosum） 由 3～5 层较扁的梭形细胞组成，位于棘层上方，胞核和细胞器已退化。细胞的主要特点是胞质内含有许多透明角质颗粒（keratohyalin granule），在 HE 染色的切片上显强嗜碱性，形状不规则，大小不等。电镜下，颗粒没有界膜包被，呈致密均质状。颗粒的来源不明，主要成分为富有组氨酸的蛋白质。在颗粒层细胞内，角蛋白丝与透明角质颗粒的物质发生化学反应，电镜下可见角蛋白丝伸入颗粒中。颗粒层细胞含板层颗粒多，并常位于胞质周边，与细胞膜贴连，将所含的糖脂等物质释放到细胞间隙内，在细胞外而形成多层膜状结构，构成阻止物质透过表皮的主要屏障。

4. 透明层（stratum lucidum） 位于颗粒层上方，只在无毛的厚表皮中明显易见。此层由几层更扁的菱形细胞组成，在HE染色的切片上，细胞呈透明均质状，细胞界限不清，被伊红染成红色，胞核和细胞器已消失。细胞的超微结构与角质层细胞相似。

5. 角质层（stratum corneum） 为表皮的表层。由多层扁平的角化细胞（horny cell）组成。这些细胞干硬，是已完全角化的死细胞。已无胞核和细胞器。在HE染色切片上，细胞呈均质状，轮廓不清，也易被伊红着红。在电镜下，细胞内充满粗大的角蛋白丝及均质状物质，后者主要为透明角质颗粒所含的富有组氨酸的蛋白质。细胞膜内面附有一层厚约12nm的不溶性蛋白质，故细胞膜明显增厚而坚固。细胞表面折皱不平，相邻细胞互相嵌合，细胞间隙中充满板层颗粒释放的脂类物质，靠近表面的细胞间的桥粒解体，细胞彼此连接不牢，逐渐脱落，即为日常所称的皮屑。

表皮由基底层到角质层的结构变化，反映了角质形成细胞增殖、分化、移动和脱落的过程，同时也是细胞逐渐生成角蛋白和角化过程。表皮角质形成细胞不断脱落和更新，其更新周期为3~4周，表皮角质形成细胞定期脱落和增殖，使表皮各层得以保持正常的结构和厚度。

表皮是皮肤的重要保护层。角质层细胞干硬，胞质内充满角蛋白，细胞膜增厚，因而角质层的保护作用尤其明显。棘层到角质层的细胞间隙内充满脂类，构成阻止物质出入的屏障。因此表皮对多种物理和化学性刺激有很强的耐受力，能阻挡异物或病原体侵入，并能防止组织液丧失。

（二）非角质形成细胞

1. 黑素细胞（melanocyte） 是生成黑色素的细胞，它们大多散在表皮基底细胞之间，真皮中可有少数。这种细胞在HE染色的切片上不易辨认，用特殊染色法可显示细胞的全貌，为有多个较长并分支突起的细胞。在电镜下，可见胞质内有丰富的核糖体和粗面内质网，高尔基复合体发达。其主要特点是胞质中有多个长圆形的小体，长0.6μm，宽0.2μm，称黑素体（melanosome）。这种小体由高尔基复合体生成，有界膜包被，内有酪氨酸酶，能将酪氨酸转化为黑色素（melanin），黑素体充满黑色素后成为黑素颗粒（melanin granule）。黑素颗粒移入突起末端，然后被输送到邻近的基底细胞内，因而基底细胞内常含许多黑色素颗粒，而黑素细胞本身含黑素颗粒少。黑色素为棕黑色物质，是决定皮肤颜色的一个重要因素。黑色素能吸收和散射紫外线，可保护表皮深层的幼稚细胞不受辐射损伤。

2. 朗格汉斯细胞（Langerhans cell） 来源于血液单核细胞。它们是多突起的细胞，在HE染色的切片上不易辨认。用特殊染色法可见细胞向周围伸出几个较粗的突起，这些突起又分出多个树枝状的细突起，穿插在棘细胞之间。电镜下可见细胞具有以下的特点：①胞核呈弯曲形或分叶形；②胞质密度低，无角蛋白丝和桥粒；③胞质内有特殊形状的伯贝克颗粒（Birbeck granule），有膜包裹，呈盘状或偏囊形，长15~30nm，宽4nm，一端或两端常有泡，颗粒的切面为杆状或球拍形，内有纵向的致密线。颗粒的意义尚不了解，这种细胞的性质与免疫系统的树突状细胞很相似，能识别、结合和处理侵入皮肤的抗原，并把抗原提呈给T细胞，是皮肤免疫功能的重要细胞，在对抗侵入皮肤的病毒和监视表皮癌变细胞方面起重要作用，并在排斥移植的异体组织中起重要作用。

3. 梅克尔细胞（Merkel cell） 是一种具短指状突起的细胞，大多存在于毛囊附近的表皮基底细胞之间，在HE染色标本上不易辨认，须用特殊染色法显示。电镜下可见细胞的胞核较小，呈不规则形，胞质内有许多有膜的含致密核芯的小泡，直径约80nm，与肾上腺髓质细胞内的分泌颗粒很相似。这种细胞的功能还未完全了解，常见有些细胞的基底面与盘状的感觉神经末梢紧密接触，而且胞质中的小泡也多聚集在细胞基底部，形成类似于突触的结构。由于细胞具有突触样结构以及生理学研究结果，认为这种细胞是感觉细胞，能感受触觉刺激。

二、★真皮

真皮（dermis）位于表皮下面。由结缔组织组成，与表皮牢固相连。真皮又分为乳头层和网织层两层。

1. 乳头层（papillary layer） 为紧邻表皮的薄层结缔组织。胶原纤维较细密，含细胞较多。此层的结缔组织向表皮底部突出，形成许多嵴状或乳头状的凸起，称真皮乳头（dermal papilla），使表皮与真皮的连接面扩大，有利于两者牢固连接，并便于表皮从真皮组织液中获得营养。乳头层毛细血管丰富，有许多游离神经末梢，在手指等触觉灵敏的部位常有触觉小体。

2. 网织层（reticular layer） 在乳头层下方，较厚，是真皮的主要组成部分，与乳头层无清楚的分界。网织层由致密结缔组织组成，粗大的胶原纤维束交织成密网，并有许多弹性纤维，使皮肤有较大的韧性和弹性。此层内有许多血管、淋巴管和神经，毛囊、皮脂腺和汗腺也多存在于此层内，并常见环层小体。有的婴儿骶部皮肤真皮中有较多的黑素细胞，使局部皮肤显灰蓝色，称胎斑（Mongolian spot）。

皮下组织（hypodermis）即解剖学中所称的浅筋膜，它不属于皮肤的组成部分，由疏松结缔组织和脂肪组织组成，皮下组织的胶原纤维与真皮相连续，使皮肤具有一定的活动性。皮下组织又是连接皮肤和肌肉之间的结构，此处有较多的脂肪细胞，它们可发展成为大片的脂肪组织，这对于维持体温和缓冲外来压力都具有一定的作用。

三、皮肤的附属器

1. 毛 除手掌和足等部位外，大部分皮肤都长有毛（hair），毛可分毛干和毛根两部分。毛干（hair shaft）是露出皮肤以外的部分，由紧密排列的角质化细胞组成。埋在皮肤内的称毛根（hair root）。毛根包在由上皮和结缔组织组成的毛囊（hair follicle）内。毛根和毛囊下端混为一体，形成膨大的毛球（hair bulb）。毛球是毛的生长点。此处的细胞较幼稚，有活跃的分裂增殖能力。毛球处有黑素细胞，产生黑色素供应毛干角质细胞，决定毛发的颜色。毛球底部凹陷，有结缔组织突入，称毛乳头（hair papilla），内含丰富的血管和神经，对毛的生长起营养和诱导作用。毛囊分内外两层，其内层为上皮性鞘，并与表皮相连续，外层为结缔组织性鞘。毛和毛囊斜行在皮肤内，它们与皮肤表面呈钝角的一侧，有一束平滑肌连接毛囊和真皮乳头层，称立毛肌（arrector pili muscle）。立毛肌受交感神经支配，收缩时使毛竖立和促进皮脂腺分泌。

2. 皮脂腺（sebaceous gland） 大多位于毛囊和立毛肌之间，为泡状腺，由一个或几个囊状的腺泡与一个共同的短导管构成。导管为复层扁平上皮，大多开口于毛囊上段，也有些直接开口在皮肤表面。腺泡周边是一层较小的幼稚细胞，有丰富的细胞器，并有活跃的分裂能力，生成新的腺细胞。新生的腺细胞逐渐变大，并向腺泡中心移动，胞质中形成越来越多的小脂滴。腺泡中心的细胞更大，呈多边形，胞质内充满脂滴，细胞核固缩，细胞器消失。在近导管处腺细胞解体，连同脂滴一起排出，即为皮脂（sebum），有柔润皮肤的作用。

3. 汗腺（sweat gland） 又称外泌汗腺（eccrine sweat gland），遍布于全身皮肤内，于手掌和足底尤多。汗腺为单曲管状腺，由分泌部和导管部两部分构成。分泌部位于真皮深部即皮下组织内，为一段盘曲成团的管道。分泌部由单层锥形细胞组成，胞核呈圆形，位于细胞近基底部，胞质着色较浅，基膜明显，在腺细胞与基膜之间有肌上皮细胞（myoepithelial cell），它们收缩时有助于分泌物排出。导管由两层立方形细胞围成，导管由真皮进入表皮后，呈螺旋走行，开口于皮肤表面的汗孔。腺细胞分泌的汗液中除大量水分外，还有钠、钾、氯、乳酸盐和尿素等。汗腺分泌是机体散热的主要方式，有调节体温、湿润皮肤和排泄废物等作用。

于腋窝、乳晕、阴部等处还有大汗腺，又称顶泌汗腺（apocrine sweat gland）。其分泌部较大，盘曲成团，腺细胞呈立方形或矮柱状，胞核呈圆形，腺细胞与基膜之间也有肌上皮细胞，导管开口于毛囊上端。大汗腺的分泌物呈黏稠的乳状液，含蛋白质、糖类和脂类等，被细菌分解后产生特殊气味，分泌过盛而致气味过浓时，则形成狐臭。大汗腺的分泌受性激素影响，于青春期分泌较旺盛。

4. 指（趾）甲 由甲体及其周围和下方的几部分组织组成。甲体由多层连接牢固的角质细胞构成；甲体的近端埋在皮肤内，称甲根；甲体下面的复层扁平上皮和真皮为甲床；甲体周缘的皮肤为甲襞；甲体与甲襞之间的沟为甲沟。甲根附着处的甲床上皮为甲母质，该部位细胞增殖活跃，是甲体的生长区。

同步练习

一、填空题

1. 皮肤是由_____和_____组成，前者由_____构成。皮肤借_____与深部的组织相连。
2. 表皮细胞分为两大类：一类是_____，占表皮细胞的绝大多数；另一类是_____，数量较少。
3. 表皮中有防御保护作用的结构是_____、_____和_____。
4. 厚表皮由基底层到表面可分出典型的5层结构是_____、_____、_____、_____和_____。
5. 皮肤透明层和角质层的细胞其_____和_____均已消失，HE染色标本此层呈____色。
6. 皮肤中的黑素细胞分布在表皮_____之间，胞质内有特征性的_____。
7. 厚表皮的非角质形成细胞有_____、_____和_____。
8. 朗格汉斯细胞电镜下主要特征是胞质内具有_____颗粒，能够捕获和处理_____，参与免疫应答，是一种_____。
9. 真皮位于表皮下方，分为_____和_____。

二、名词解释

1. 角质形成细胞
2. 黑素细胞
3. 板层颗粒
4. 真皮乳头
5. 毛乳头

三、问答题

1. 从角化的过程，试述表皮各层角质形成细胞形态结构的变化。
2. 试述真皮的分层结构及功能特点。
3. 简述角质形成细胞和非角质形成细胞有什么不同。
4. 试述黑素细胞的形态结构及功能。

参考答案

一、填空题

1. 表皮　真皮　角化的复层扁平上皮　皮下组织
2. 角质形成细胞　非角质形成细胞
3. 表皮角质层　黑素细胞　朗格汉斯细胞
4. 基底层　棘层　颗粒层　透明层　角质层
5. 细胞核　细胞器　红
6. 基底细胞　黑素体
7. 黑素细胞　朗格汉斯细胞　梅克尔细胞
8. 伯贝克　抗原　抗原提呈细胞
9. 乳头层　网织层

二、名词解释

1. 角质形成细胞：其细胞形态和功能可随存在部位而改变。细胞能合成角蛋白，随着胞质内角蛋白增多，细胞核和细胞器逐渐退化消失，最终整个细胞充满角蛋白，完全角化死亡。表皮浅层角质细胞间的桥粒解体，角质细胞脱落即皮屑；表皮由基底层到角质层的结构变化，反映了角质形成细胞增殖、迁移、逐渐分化为角质细胞、然后脱落的过程。

2. 黑素细胞：是生成黑色素的细胞，胞体多散在于基底细胞间，突起深入基底细胞和棘细胞间。电镜下胞质内含特征性的黑素体，其内所含的酪氨酸酶能将酪氨酸转化为黑色素，当黑色素充满黑素体后，改称黑素颗粒。黑色素能吸收和散射紫外线，防止表皮深层的幼稚细胞受辐射损伤。

3. 板层颗粒：指棘层细胞质内合成的一种含糖脂的膜被颗粒，主要分布于细胞周边，并以胞吐方式将糖脂分泌到细胞间隙，形成膜状物，可阻止外界物质，尤其是水透过表皮，还能防止组织液外渗。

4. 真皮乳头：是紧靠表皮薄层较致密的结缔组织，向表皮突出形成乳头状，此种结构使表皮与真皮的连接面扩大，连接更加牢固。其内含有丰富的毛细血管，可有触觉小体。

5. 毛乳头：毛球底面的结缔组织突入其中形成毛乳头，内含丰富的毛细血管和神经末梢，对毛的生长起诱导和营养作用。

三、问答题

1. 答：角化是角质形成细胞增殖、迁移、逐渐分化成角质细胞，然后脱落的过程。表皮中的角质形成细胞由基底层到角质层其结构形态发生相应变化。

基底层的角质形成细胞，附着于基膜上，矮柱状，又称基底细胞，胞核椭圆形，胞质嗜碱性，含丰富的核糖体和少量角蛋白丝。细胞间有桥粒相连。基底细胞是表皮的干细胞，不断增殖，部分干细胞形成棘细胞并丧失分裂能力。

棘细胞体积较大，多边形，胞核大而圆。细胞表面有许多棘状突起。相邻细胞的突起以桥粒相连。胞质弱嗜碱性，内含游离核糖体较多。棘细胞能合成角蛋白，形成角蛋白丝束；合成的外皮蛋白沉积在细胞膜内侧，使细胞膜增厚。还合成膜被的板层颗粒，其内含物释放至细胞间隙，形成膜状物。

颗粒层细胞呈较扁的梭形，核与细胞器已退化。胞质内板层颗粒较多，还有许多形状不规则、无膜包被、强嗜碱性的透明角质颗粒，呈致密均质状，角蛋白丝束伸入其中。

透明层细胞扁平状，细胞界限不清。胞核和细胞器均已消失。强嗜酸性，折光度高。

角质层由多层扁平的角质细胞组成。细胞已完全角化，无细胞核和细胞器，光镜下呈嗜酸性均质状。细胞内充满粗大的角蛋白丝和均质状物质，细胞膜因内侧有一层外皮蛋白而坚固，细胞间隙充满由糖脂构成的膜状物。细胞间桥粒解体，细胞连接松散，脱落后成为皮屑。

2. 答：真皮位于表皮下面，分为乳头层和网织层。乳头层是紧邻表皮的薄层疏松结缔组织，向表皮突出形成真皮乳头，使表皮与真皮的连接面积扩大，有利于两者牢固连接，并有利于表皮从真皮组织液中获得营养。乳头层内含丰富的毛细血管和游离神经末梢，在手指部位还有较多触觉小体。网织层为乳头层下方较厚的致密结缔组织，内有粗大的胶原纤维束交织成网，并有许多弹性纤维，赋予皮肤较大的韧性和弹性。此层还有较多的血管、淋巴管和神经，深部常见环层小体。

3. 答：①角质形成细胞占表皮细胞的绝大多数，它们在分化中不断角化脱落。②非角质形成细胞数量较少，散在于角质形成细胞之间，有黑素细胞、朗格汉斯细胞和梅克尔细胞，此类细胞各有特殊的功能，但与表皮的角化无关。

4. 答：①黑素细胞分散在表皮基底层细胞间，体积较大，有许多突起。HE切片不易辨认，特殊染色可显示全貌。电镜下，见胞质有丰富的核糖体和粗面内质网，高尔基复合体发达。主要特征是胞质有长圆形的黑素体，它由高尔基复合体生成，有膜包裹，内含酪氨酸酶，能把酪氨酸转化成黑色素。黑素体充满黑色素后称黑素颗粒，并移到细胞突起末端，注入邻近基底细胞内。②黑色素为棕黑色物质，除决定皮肤颜色外，还能吸收和散射紫外线，保护深部组织免受辐射损伤。

（况花荣）

第 12 章　眼和耳

教学目的要求

1. 掌握　眼球壁各层的组成及结构特点；螺旋器的位置、结构和功能。
2. 熟悉　内耳膜迷路的组织结构。
3. 了解　眼的构成及功能。

内容精讲

一、眼

眼为视觉器官，主要由眼球构成，还有眼睑、眼外肌和泪腺等辅助器官。

眼球的外壳为眼球壁，内部为眼内容物（房水、晶状体和玻璃体）所充满。

（一）★眼球壁

眼球壁从外向内依次为纤维膜、血管膜和视网膜。纤维膜为眼球壁的最外层，纤维膜包括前1/6透明的角膜和后5/6不透明的巩膜。角膜和巩膜的共同特点是组织结构较致密坚韧，起维持眼球形状和保护眼内组织的作用。血管膜由含大量血管和色素细胞的疏松结缔组织构成，由前向后分虹膜基质、睫状体基质和脉络膜。视网膜（retina）位于眼球壁的最内层，分为盲部和视部，盲部即虹膜上皮和睫状体上皮，视部为贴于脉络膜内侧的具有感光功能的部位，即通常所称的视网膜。

1. 角膜（cornea）　是圆盘状透明薄膜。边缘借角膜缘与巩膜相连。由前向后分角膜上皮、前界层、角膜基质、后界层、角膜内皮五层。

（1）角膜上皮　为未角化的复层扁平上皮，表层细胞游离面有短小突起，上皮基部平坦。基底层细胞可以不断分裂再生。上皮内神经末梢丰富，感觉敏锐。

（2）前界层　为无细胞的透明均质膜，含基质和胶原纤维。

（3）角膜基质　又称角膜固有层，占角膜厚度9/10，由多层与表面平行的胶原板层组成；胶原板层由大量胶原原纤维平行排列而成；板层之间夹有成纤维细胞，纤维和细胞均埋于含有多量水分的基质中；基质主要含糖胺多糖，不含血管。

（4）后界层　构成与前界膜相似。

（5）角膜内皮　为单层扁平上皮，细胞不能再生；参与后界层的形成与更新。

角膜透明的原因：①无血管和色素；②胶原原纤维排列规则；③含适量糖胺多糖和水分。

2. 巩膜（sclera）　呈瓷白色，不透明，质地坚韧，是眼球壁的重要保护层。

3. 角膜缘　为环绕角膜的带状区域，角膜缘内侧的巩膜静脉窦和小梁网是房水循环的重要结构。

（1）巩膜静脉窦（scleral venous sinus）　为一环形管道，窦壁由内皮、不连续的基膜和薄层结缔组织构成。

（2）小梁网　位于静脉窦内侧，呈网格状，由小梁和小梁间隙构成。角膜缘基底层的细胞具有干细胞特征，称角膜缘干细胞。

(3) 巩膜距　位于巩膜静脉窦内侧、小梁网的后方，为巩膜组织向前内侧伸出的短环形突起。

4. ★虹膜（iris）　呈扁平圆环状，中央为瞳孔（pupil）。虹膜与角膜和玻璃体间的腔隙分别称前房和后房，房水经瞳孔相通。虹膜由前向后可分为前缘层、虹膜基质、虹膜上皮三层。①前缘层由一层不连续的成纤维细胞和色素细胞构成。②虹膜基质较厚，为富含血管和色素细胞的疏松结缔组织。③虹膜上皮分前后两层，前层为肌上皮细胞，后层为胞质内充满色素颗粒的立方形色素细胞。近瞳孔缘处呈环形走向的肌上皮细胞为瞳孔括约肌，收缩时瞳孔缩小。瞳孔括约肌外侧呈放射状排列的肌上皮细胞为瞳孔开大肌，收缩时瞳孔开大。

5. 睫状体（ciliary body）　位于虹膜与脉络膜之间，由外向内分为睫状肌、基质与睫状上皮三层。①睫状肌肌纤维有三种排列走向：外侧为纵向排列，中间呈放射状排列，内侧为环形排列。②基质为富含血管、色素细胞的结缔组织。③睫状上皮分外内两层：外层为立方形的色素细胞，含大量色素颗粒；内层为立方形或矮柱状非色素细胞，具有分泌房水的功能。

6. 脉络膜（choroid）　为血管膜的后 2/3 部分富含血管和色素细胞的疏松结缔组织。脉络膜最内层称玻璃膜，由纤维和基质组成。

7. ★视网膜（retina）　位于眼球壁的最内层，以下所述视网膜指视网膜视部。视网膜主要为高度分化的神经组织，由外向内依次为：色素上皮层、视细胞层、双极细胞层和节细胞层，后3层为神经层。

(1) 色素上皮层　为单层立方上皮，由色素上皮细胞（pigment epithelial cell）构成。①细胞内含许多粗大的黑色素颗粒和吞噬体；②黑色素颗粒可防止强光对视细胞的损害；③色素细胞还有储存维生素 A，参与视紫红质合成的作用。

(2) 视细胞层　由视细胞（visual cell）构成。视细胞又称感光细胞（photoreceptor cell）。视细胞分为外突、胞体和内突三部分。视细胞根据外突形状不同分为视杆细胞和视锥细胞。

视杆细胞的外突呈杆状；视锥细胞的外突呈锥状。视杆细胞和视锥细胞均又分外节和内节两部分：外节为感光部位，内含许多平行层叠的扁平状膜盘，膜盘上有能感光的镶嵌蛋白质；内节是合成蛋白质的部位，含丰富的线粒体、粗面内质网和高尔基复合体。内突末端主要与双极细胞形成突触联系。①视杆细胞（rod cell）细长，核小，染色深；外突呈杆状，并行排列伸入色素上皮层；内突末端膨大呈小球状，与双极细胞、水平细胞形成突触；外节的膜盘多与细胞膜分离，可脱落，膜盘上有视紫红质，可感受弱光。②视锥细胞（cone cell）较粗壮，核较大，染色较浅。外突成圆锥状，内突末端膨大呈足状，与一个或多个双极细胞形成突触。外节的膜盘与细胞膜不分离，也不脱落，膜盘上有视色素，可感受色觉和强光。视锥细胞有三种，分别含有感受红、绿、蓝三种颜色的视色素。

(3) 双极细胞层　主要由双极细胞及水平细胞、无长突细胞和网间细胞等联络神经元组成。双极细胞（bipolar cell）是连接视细胞和节细胞的纵向联络神经元。外侧的树突与视细胞内侧突形成突触，内侧的轴突与节细胞的树突形成突触。大多数双极细胞可与多个视细胞或节细胞形成突触；少数双极细胞只与一个视锥细胞和一个节细胞建立突触联系，称为侏儒双极细胞。

(4) 节细胞层　节细胞（ganglion cell）是具有长轴突的多极神经元。树突向外与双极细胞形成突触，轴突向眼球后极汇成视神经离开眼球。胞体较大，直径 10～30μm，位于节细胞层，多排列成单行。树突伸入内网层，与双极细胞、无长突细胞和网间细胞形成突触。轴突构成视神经纤维层，并向眼球后极汇集形成视神经穿出眼球。节细胞也分两类：一类为胞体较小的侏儒节细胞（midget ganglion cell），只接受单一的视锥细胞和双极细胞的信息，这种一对一的通路能精确地传导视觉；另一类为胞体较大的节细胞，与多个双极细胞形成突触联系。

视网膜内的胶质细胞主要是放射状胶质细胞（radial neuroglia cell），又称米勒细胞（Müller cell）。细胞长而不规则，突起为叶片状，分布于神经元之间，细胞内、外两侧端的突起末端常膨大分叉，外侧端在视细胞内节处相互连接构成连续性保护膜，内侧端于视网膜内表面相互连接形成胶质界膜。放射状胶质细胞具有营养、支持、绝缘和保护作用。视网膜内还有一些星形胶质细胞、少突胶质细胞和小胶质细胞。

视网膜上的特殊结构　①视盘：又称视神经乳头（papilla of optic nerve），是位于眼球后极隆起的白色圆盘状结构，为节细胞轴突构成的视神经、视网膜动脉穿出眼球的部位。视神经乳头无感光细胞，不产生视觉，又称盲点。②黄斑（macula lutea）：为视网膜后极一浅黄色区域，其中央有一浅凹称中央凹（central fovea）。中央凹处的视网膜最薄，仅由色素上皮和视锥细胞构成。视锥细胞斜向外周，与中央凹外周的双极细胞和节细胞形成一对一的联系。中央凹是视觉最敏感的部位。

（二）眼球内容物

1. 晶状体（lens）　是一个具有弹性的双凸透明体，主要由上皮细胞构成。晶状体外包薄层均质的晶状体囊（lens capsule），由增厚的基膜及胶原原纤维组成。晶状体的前表面有一层立方形的晶状体上皮（lens epithelium）。晶状体赤道部的上皮细胞保持分裂能力，渐变为长柱状的晶状体纤维（lens fiber），并移向中心。位于浅层的晶状体纤维构成晶状体的皮质，纤维与表面平行，成环层状排列，有的纤维内仍可见细胞核。中心部位的纤维构成晶状体核，纤维内充满均质状的蛋白质，细胞核消失。晶状体内无血管和神经，营养由房水供给。老年人晶状体的弹性减弱，透明度往往降低，甚至混浊，为老年性白内障。

2. 玻璃体（vitreous body）　位于晶状体和视网膜之间，中央有一个从晶状体后极至视神经乳头的透明管（hyaloid canal），是胚胎时期玻璃体动脉的遗迹。玻璃体为无色透明的胶状物，其中水分占99%，还含有透明质酸、玻璃蛋白及胶原原纤维等。玻璃体内还有一些透明细胞（hyalocyte），胞质内含有空泡和颗粒。玻璃体流失后不能再生，由房水填充。

3. 房水（aqueous humor）　充盈于眼房内，为含少量蛋白质的透明液体。房水是由睫状体血管内的血液渗透及非色素上皮细胞分泌而成的。房水从后房经瞳孔至前房，继而沿前房角经小梁间隙输入巩膜静脉窦，最终从静脉导出。房水的产生和排出保持动态平衡，使眼压维持正常，并有营养晶状体和角膜等作用。若房水回流受阻，眼球内压增高，则导致青光眼。

（三）眼的附属器

1. 眼睑（eyelid）　覆盖于眼球前方，有保护作用。眼睑由前向后分为五层。

（1）皮肤　薄而柔软。睑缘有2~3列睫毛，睫毛根部的皮脂腺称睑缘腺，又称Zeis腺。睑缘处还有一种腺腔较大的汗腺称睫腺，又称Moll腺，开口于睫毛毛囊或睑缘。

（2）皮下组织　为薄层疏松结缔组织。

（3）肌层　主要为骨骼肌，包括眼轮匝肌和提上睑肌。在上睑板上部还有由平滑肌组成的睑肌。

（4）睑板　由致密结缔组织构成，质如软骨，是眼睑的支架。睑板内有许多平行排列的分支管泡状皮脂腺，称睑板腺（tarsal gland），导管开口于睑缘，分泌物有润滑睑缘和保护角膜的作用。

（5）睑结膜　为薄层黏膜。黏膜上皮为复层柱状，有杯状细胞，上皮下固有层为薄层结缔组织。睑结膜反折覆盖于巩膜表面称球结膜。

2. 泪腺（lacrimal gland）　是浆液性复管状腺，被结缔组织分隔成腺小叶。腺上皮为单层立方或柱状，胞质内有分泌颗粒。腺上皮外有基膜和肌上皮细胞。泪腺分泌的泪液经导管排至结膜上穹隆部，有润滑和清洁角膜的作用。

二、耳

耳由外耳、中耳和内耳组成，前两者传导声波，后者为听觉感受器和位觉感受器的所在部位。

（一）外耳

外耳由耳郭、外耳道和鼓膜构成。耳郭以弹性软骨为支架，外包薄层皮肤。外耳道的皮肤内有耵聍腺，结构类似大汗腺，分泌耵聍。鼓膜（tympanic membrane）分三层，外层为复层扁平上皮，与外耳道的表皮连续；中层主要由胶原纤维束组成，与鼓膜的振动有关；内层为黏膜层，由单层扁平上皮和薄层疏松结缔组织构成。鼓膜的作用是将声波的振动传递到中耳。

（二）中耳

中耳包括鼓室和咽鼓管。鼓室内表面和三块听小骨表面覆有薄层黏膜。咽鼓管近鼓室段的黏膜上皮为单层柱状，近鼻咽段为假复层纤毛柱状上皮，固有层内有混合性腺。

（三）★内耳

内耳位于颞骨岩部内，是一系列结构复杂的弯曲管道，故又称迷路，包括骨迷路（osseous labyrinth）和膜迷路（membranous labyrinth）。骨迷路由前至后分为耳蜗（cochlea）、前庭（vestibule）和半规管（semicircular canals），它们依次连通，内壁上都衬以骨膜。膜迷路悬系在骨迷路内，形态与骨迷路相似，相应地分为膜蜗管、膜前庭（椭圆囊和球囊）和膜半规管三部分，三者相通。膜迷路管壁的黏膜由单层立方上皮或单层扁平上皮和固有层构成，某些部位的黏膜增厚，上皮细胞特化形成感受器。

1. 耳蜗、膜蜗管及螺旋器 耳蜗形如蜗牛壳，骨蜗管和套嵌其内的膜蜗管围绕中央锥形的蜗轴盘旋两周半。蜗轴由松质骨构成，内有耳蜗神经节。

骨蜗管被膜蜗管分隔为上下两部分，上方为前庭阶，下方为鼓室阶，两者在蜗顶处经蜗孔相通。

膜蜗管的横切面呈三角形。上壁为前庭膜，由两层单层扁平上皮夹一层基板组成。外侧壁黏膜较厚，上皮内含有毛细血管网，该上皮称血管纹（stria vascularis），与内淋巴的产生有关。血管纹下方为增厚的骨膜，称螺旋韧带（spiral ligament）。下壁由骨螺旋板和膜螺旋板共同构成。骨螺旋板（osseous spiral lamina）是蜗轴的骨组织向外侧延伸而成的薄板，其起始处的骨膜增厚，突入膜蜗管形成螺旋缘。膜螺旋板（membranous spiral lamina）也称基底膜，为薄层结缔组织膜，内侧与骨螺旋板相连，外侧与螺旋韧带相连。基底膜中含有大量的胶原细丝束，称听弦（auditory string），听弦从蜗轴向外呈放射状排列。从蜗底至蜗顶，基底膜由窄变宽，听弦由短变长，故蜗底的基底膜能与高频振动发生共振，蜗顶的基底膜能与低频振动发生共振。基底膜的上皮增厚形成螺旋器（spiral organ），螺旋器上方覆盖着由螺旋缘向蜗管中伸出的薄板状的胶质性盖膜（tectorial membrane）。

螺旋器又称柯蒂器（organ of Corti），是膜蜗管基底膜上呈螺旋状走行的膨隆结构，由支持细胞和毛细胞组成。支持细胞主要有柱细胞（pillar cell）和指细胞（phalangeal cell）。柱细胞基部较宽，中部细长，排列为内、外两行，分别称内柱细胞和外柱细胞。内、外柱细胞在基底部和顶部彼此连接，细胞中部分离，围成一条三角形的内隧道（inner tunnel）。内柱细胞内侧有1列内指细胞，外柱细胞外侧有3～4列外指细胞。指细胞呈杯状，顶部凹陷内托着一个毛细胞，一侧伸出一个指状突起抵达螺旋器的游离面，扩展形成薄板状结构，并与邻近的指细胞和柱细胞等形成网状膜，网孔内是毛细胞的游离面。支持细胞的胞质富含张力丝，对稳定螺旋器的结构、固定毛细胞的位置具有很强的支持作用。

毛细胞（hair cell）是感受声音刺激的细胞，位于指细胞顶部的凹陷内，分为内毛细胞和外毛细胞。内毛细胞呈烧瓶形，外毛细胞呈高柱状，其胞质的嗜酸性强于指细胞。细胞游离面有数十到上百根粗而长的微绒毛，称静纤毛（stereocilium）。内毛细胞的静纤毛分为3～4行，总体上呈U形或弧形排列。外毛细胞的静纤毛分为3～5行，呈V形或W形排列。外毛细胞的静纤毛的排列呈阶梯状，外侧的静纤毛较内侧的逐排增高，外毛细胞中较长的静纤毛插入盖膜的胶质中。毛细胞底部胞质内有含神经递质的突触小泡，底部与耳蜗神经节细胞的树突末端形成突触。

听觉产生的过程：由外耳道传入的声波使鼓膜振动，经听骨链传至卵圆窗，引起前庭阶外淋巴振动，再经前庭膜使膜蜗管的内淋巴振动，导致基底膜振动。前庭阶外淋巴的振动也经蜗孔传到鼓室阶，引起基底膜及其螺旋器共振，使得毛细胞的静纤毛因与盖膜的位置变化而弯曲，引起毛细胞兴奋，释放神经递质，信息经耳蜗神经传至中枢，产生听觉。

2. 前庭、膜前庭及位觉斑 前庭为一膨大的腔，连接半规管和耳蜗。膜前庭由椭圆囊和球囊组成。椭圆囊外侧壁和球囊前壁和黏膜局部增厚，呈斑块状，分别称椭圆囊斑（macula utriculi）和球囊斑（macula sacculi），均为位觉感受器，合称位觉斑（maculae acustica）。

位觉斑表面平坦，上皮为高柱状，由支持细胞和毛细胞组成。支持细胞分泌胶状的糖蛋白，在位觉斑表面形成位砂膜（otolithic membrane），内有细小的碳酸钙结晶，即位砂。毛细胞位于支持细胞之间，细胞顶部有 40~80 根静纤毛和一根动纤毛（kinocilium），呈阶梯状排列，最长的静纤毛一侧有一根较长的动纤毛，离动纤毛越远的静纤毛越短，皆插入位砂膜内。细胞基底部与传入神经末梢形成突触联系。毛细胞为Ⅰ型和Ⅱ型，Ⅰ型细胞呈烧瓶状，细胞的绝大部分被前庭神经末梢包裹，仅露出细胞顶部。神经末梢与毛细胞形成突角，形似酒杯，故称神经杯。Ⅱ型细胞为长圆柱状，细胞基部和多个前庭神经末梢有突触联系，不形成神经杯。

位觉斑感受身体的直线变速运动和静止状态。由于球囊斑和椭圆囊斑互成直角，位砂的比重大于内淋巴，这样无论头处于任何位置，位砂膜可在直线变速运动或其重力作用下，与毛细胞胞体的位置发生相对移动，从而使纤毛弯曲，毛细胞兴奋，并将兴奋经传入神经末梢传递入脑。

3. 半规管、膜半规管及壶腹嵴 半规管位于内耳的后外侧，为三个互相垂直的半环形骨管，每个半规管与前庭相连处各形成一个膨大的壶腹。相应的膜半规管及其壶腹套嵌其内。膜性壶腹底部黏膜局部增厚，形成横行的山嵴状隆起，称壶腹嵴（crista ampullaris）。

壶腹嵴的上皮也由支持细胞和毛细胞组成，毛细胞也分Ⅰ型和Ⅱ型，其动纤毛和静纤毛的数量和排列情况与位觉斑类似。支持细胞分泌的糖蛋白形成圆锥形的壶腹帽（cupula），动纤毛和静纤毛插入壶腹帽基部。前庭神经中的传入纤维末梢分布于毛细胞的基部。壶腹嵴也是位觉感受器，感受身体或头部的旋转变速运动。由于 3 个半规管互相垂直排列，不管身体或头部向哪个方向旋转，都会有半规管内淋巴流动使壶腹帽倾斜，使毛细胞兴奋，兴奋经前庭神经传入中枢。

同步练习

一、填空题

1. 眼球壁从外向内依次分为_____、_____、_____三层。
2. 纤维膜可分为_____和_____，前者从前至后分为_____、_____、_____、_____、_____五层。
3. 血管膜从前至后依次分为_____、_____和_____。
4. 视网膜主要由四层细胞构成，从外向内依次是_____、_____、_____和_____。
5. 视网膜的后极有两个特殊的区域，即_____和_____，前者是视觉最敏锐的区域；后者是视神经穿出处，无感光细胞，又称_____。
6. 视细胞可分为_____和_____，前者的感光蛋白是_____，感_____；后者的感光物质是_____，感_____和_____。
7. 中央凹处的视网膜最薄，只有_____和_____，它与双极细胞和节细胞形成_____的通路。
8. 内耳由_____和_____组成。前者由前至后可以分为_____、_____和_____；

后者悬系于前者内，也相应分为_____、_____、_____。
9. 骨蜗管可分为两部分，上方为_____，下方为_____，这两者之间的三角形管道是_____。
10. 膜蜗管的上壁是_____，下壁由_____和_____共同构成。而后者的上皮增厚形成_____。
11. 内耳中的听觉感受器是_____，它由_____和_____组成。其基底膜中含有大量的胶原样细丝，称_____。
12. 膜前庭由_____和_____组成，它们的黏膜局部增厚，呈斑块状，分别称为_____和_____，均为位觉感受器，合称_____。
13. 感受身体或头部的旋转变速运动的感受器是_____，它位于_____内。
14. 膜蜗管外侧壁黏膜较厚，内含毛细血管，称_____。覆盖于螺旋器上方的胶质性膜是_____。
15. 感受身体的直线变速运动和静止状态的感受器是_____，其表面的胶质膜称_____。

二、名词解释
1. 黄斑
2. 视盘
3. 壶腹嵴
4. 位觉斑
5. 视色素
6. 血管纹

三、问答题
1. 试述视网膜的感光细胞的分类，光电镜形态结构和功能差异。
2. 简述螺旋器的位置、结构和功能。
3. 简述角膜的结构。
4. 简述膜迷路的结构。
5. 试述膜蜗管的结构及功能。
6. 简述巩膜静脉窦的组织结构。

参考答案

一、填空题
1. 纤维膜　血管膜　视网膜
2. 角膜　巩膜　角膜上皮　前界层　角膜基质　后界层　角膜内皮
3. 虹膜基质　睫状体基质　脉络膜
4. 色素上皮层　视细胞层　双极细胞层　节细胞层
5. 黄斑　视盘（视神经乳头）　盲点
6. 视杆细胞　视锥细胞　视紫红质　弱光　视色素　强光　颜色
7. 色素上皮　视锥细胞　一对一
8. 骨迷路　膜迷路　耳蜗　前庭　半规管　膜蜗管　膜前庭　膜半规管
9. 前庭阶　鼓室阶　膜蜗管
10. 前庭膜　骨螺旋板　基底膜　螺旋器
11. 螺旋器　支持细胞　毛细胞　听弦
12. 椭圆囊　球囊　椭圆囊斑　球囊斑　位觉斑
13. 壶腹嵴　膜半规管
14. 血管纹　盖膜
15. 位觉斑　位砂膜

二、名词解释
1. 黄斑：为视网膜后极一浅黄色区域，其中央有一浅凹称中央凹。中央凹处的视网膜最薄，仅由色素上皮和视锥细胞构成。视锥细胞斜向外周，与中央凹外周的双极细胞和节细胞形成一对一的联系。中央凹是视觉最敏感的部位。
2. 视盘：又称视神经乳头，是位于眼球后极隆起的白色圆盘状结构，为节细胞轴突构成的视神经，视网膜动脉穿出眼球的部位。视神经乳头无感光细胞，不产生视觉，又称盲点。

3. 壶腹嵴：位于膜半规管内。为膜性壶腹部骨膜和上皮局部增厚所形成的横行的山嵴状隆起。它的上皮由支持细胞和毛细胞构成。支持细胞分泌的糖蛋白形成壶腹帽，覆盖于壶腹嵴表面。壶腹嵴是位觉感受器，感受身体或头部的旋转变速运动。

4. 位觉斑：位于膜前庭内，即椭圆囊和球囊内。椭圆囊外侧壁和球囊前壁的骨膜和上皮局部增厚，呈斑块状，分别称椭圆囊斑和球囊斑，均为位觉感受器，合称位觉斑。其表面平坦，上皮为高柱状，由支持细胞和毛细胞组成。支持细胞分泌胶状的糖蛋白，在位觉斑表面形成砂膜，内有细小的碳酸钙结晶，即位砂。位觉斑感受身体的直线变速运动和静止状态。

5. 视色素：是视锥细胞感受强光和色觉的化学物质；有红敏色素、蓝敏色素和绿敏色素，由11-顺视黄醛和视蛋白组成。

6. 血管纹：是位于膜蜗管外侧壁的复层上皮，内含毛细血管，可产生内淋巴。

三、问答题

1. 答：视细胞是感受光线的感觉神经元，又称感光细胞。视细胞分为外突、胞体和内突三部分。外突中段有一缩窄而将其分为内节和外节。内节是蛋白质合成的部位，为感光部位，含有大量平行层叠的膜盘，是由外节基部一侧的胞膜向胞质凹陷而成，膜中有能感光的镶嵌蛋白。内突末端主要与双极细胞形成突触。根据外突形状和感光性质的不同，感光细胞可分为视杆细胞和视锥细胞两种。视杆细胞细长，核小，染色深；外突呈杆状，内突膨大呈小球状。其膜盘与细胞表面胞膜分离，形成独立的膜盘，并不断向外节顶端推移，顶端的膜盘不断老化脱落，其感光蛋白是视紫红质，感受弱光。视锥细胞外形较视杆细胞粗壮，细胞核较大，染色较浅；外突呈圆锥形，内突末端膨大呈足状。膜盘大多与细胞膜不分离，顶端膜盘也不脱落，其感光物质是视色素，感受色觉和强光。

2. 答：螺旋器位于膜蜗管的基底膜上，由基底膜上皮增厚形成。螺旋器由支持细胞和毛细胞组成。支持细胞主要有柱细胞和指细胞，柱细胞基部较宽，中部细长，排列为内、外两行，分别称内柱细胞和外柱细胞，在基底部和顶部彼此相连，中部分离，围成一个三角形的内隧道。指细胞也分内指细胞和外指细胞。内指细胞有1列，外指细胞有3～4列，分别位于内、外柱细胞的内侧和外侧。指细胞起支持毛细胞的作用。毛细胞是感觉性上皮细胞，内毛细胞呈烧瓶形，外毛细胞呈高柱状。细胞顶部有许多静纤毛，底部与耳蜗神经节细胞的树突形成突触。螺旋器是听觉感受器，感受听觉。

3. 答：角膜位于眼球的前方，为透明的圆盘状结构。不含血管，营养由房水和角膜缘的血管供应。从前至后可以分为5层：①角膜上皮：为未角化的复层扁平上皮，由5～6层排列整齐的细胞构成。上皮内有丰富的游离神经末梢，因此角膜感觉敏锐。②前界层：为不含细胞的薄层结构，由基质和胶原纤维构成。③角膜基质：为角膜中最厚的一层，主要成分为多层与表面平行的胶原板层。④后界层：结构似前界层，但更薄。⑤角膜内皮：为单层扁平上皮，参与后界层的形成与更新。

4. 答：膜迷路悬于骨迷路内，分为膜蜗管、膜前庭和膜半规管，三者相互通连。膜迷路内充满的液体称内淋巴。膜蜗管盘绕蜗轴两周半，横切面呈三角形。上壁为前庭膜，外侧壁上皮为特殊的含毛细血管的复层上皮，故称血管纹。上皮下方为增厚的骨膜，称螺旋韧带。下壁由骨螺旋板和膜螺旋板共同构成。膜前庭由椭圆囊和球囊组成。椭圆囊外侧壁和球囊前壁的骨膜和上皮局部增厚，形成椭圆囊斑和球囊斑，均为位觉感受器，合称位觉斑。膜性壶腹部骨膜和上皮局部增厚，形成横行的山嵴状隆起称壶腹嵴，也是位觉感受器。

5. 答：膜蜗管为螺旋形膜性管道，盘绕蜗轴两周半，横切面呈三角形。上壁为前庭膜，外侧壁上皮为特殊的含毛细血管的复层上皮，称血管纹。上皮下方为增厚的骨膜，称螺旋韧带。下壁由内侧的骨螺旋板和外侧的膜螺旋板共同构成。骨螺旋板是蜗轴的骨组织向外延伸而成。膜螺旋板内侧与骨螺旋板相连，外侧与螺旋韧带相连。朝向膜蜗管的上皮为单层柱状，并局部膨隆形成螺旋器。骨螺旋板起始处的骨膜增厚，突入膜蜗管形成螺旋缘，并向蜗管中伸出一末端游离的薄板状胶质性盖膜，覆盖于螺旋器上。

6. 答：巩膜静脉窦是位于角膜缘内的环行管道，管腔大而不规则，管壁由内皮、不连续的基膜和薄层结缔组织构成。巩膜静脉窦是房水回流的通道，其内侧有小梁网，小梁网间隙与巩膜静脉窦相通。前房内的房水在前房角经小梁间隙入巩膜静脉窦，继而由静脉导出。如果角膜缘处的病变或损伤使其内部管道阻塞，可导致房水回流受阻。

(况花荣)

第13章 内分泌系统

> **教学目的要求**
>
> **1. 掌握** 甲状腺的一般结构；甲状腺滤泡、滤泡上皮细胞的结构；甲状腺素的合成和分泌过程；滤泡旁细胞的分布、结构及其分泌的激素；甲状旁腺的一般结构；主细胞和嗜酸性细胞的结构特点及其分泌的激素；肾上腺的一般结构；球状带、束状带和网状带的光镜结构、各带分泌的激素；垂体的一般结构及组成；腺垂体远侧部嗜酸性细胞、嗜碱性细胞的光镜结构和分类及其分泌的激素；嫌色细胞的光镜结构特点；中间部、结节部的光镜结构；垂体门脉系统的概念和分布。
>
> **2. 熟悉** 内分泌系统的组成；内分泌腺的共同结构特点；分泌不同激素（含氮激素、类固醇激素）的腺细胞超微结构特点。肾上腺髓质细胞的光镜结构及其分泌的激素。神经垂体的光镜结构；赫林体的概念和结构。
>
> **3. 了解** 下丘脑与腺垂体的关系；下丘脑与神经垂体的关系。

内容精讲

内分泌系统（endocrine system）是机体的重要调节系统。

1. 内分泌系统的组成

（1）内分泌腺 包括甲状腺、甲状旁腺、肾上腺、垂体、松果体等。

（2）内分泌组织和细胞 散在分布于其他器官内。

2. 内分泌腺的特点

（1）内分泌细胞排列成索状、网状、团状或围成滤泡状。

（2）没有排送分泌物的导管。

（3）有丰富的有孔或窦状毛细血管。

3. 内分泌系统的细胞类型 内分泌细胞的分泌物称激素（hormone），大多数内分泌细胞分泌的激素通过血液循环作用于远隔的特定细胞；旁分泌（paracrine）：有的激素可直接作用于邻近的细胞。靶器官（target organ）或靶细胞（target cell）：每种激素作用的特定器官或特定细胞，靶细胞具有与相应激素结合的受体，激素与受体结合而发挥作用。根据所分泌激素的化学性质不同，内分泌细胞可分为含氮激素分泌细胞和类固醇激素分泌细胞两种。

（1）含氮激素分泌细胞 分泌的激素为氨基酸衍生物、肽类、胺类、蛋白质类激素。机体绝大部分细胞为含氮激素分泌细胞，其超微结构特点：胞质中有密集的粗面内质网、较发达的高尔基复合体和数量不等的分泌颗粒。

（2）类固醇激素分泌细胞 仅包括肾上腺皮质和性腺的内分泌细胞，其超微结构特点是：胞质含丰富的滑面内质网和管状嵴线粒体，有较多的脂滴，不形成分泌颗粒，激素具有脂溶性，通过胞膜直接扩散出细胞。

一、甲状腺

甲状腺（thyroid gland）位于颈前部，分左右两叶，中间以峡部相连。甲状腺表面有薄层结缔组织被膜，实质含大量甲状腺滤泡，滤泡间有少量疏松结缔组织和丰富的有孔毛细血管。

（一）甲状腺滤泡

1. 概述 滤泡大小不等，呈圆形、椭圆形或不规则形，由单层立方的滤泡上皮细胞（follicular epithelial cell）围成，滤泡腔内充满均质状、嗜酸性的胶质（colloid），即碘化的甲状腺球蛋白。滤泡上皮细胞可因功能状态不同而有形态差异。在功能活跃时，细胞呈低柱状，胶质减少；反之，细胞变矮呈扁平状，腔内胶质增多。

2. 滤泡上皮细胞

（1）光镜结构 是组成滤泡的主要细胞，通常为立方形，可随功能状态不同而发生形态变化。

（2）电镜结构 具有含氮激素分泌细胞超微结构特点，胞质内有较发达的粗面内质网和较多线粒体，溶酶体散在分布，高尔基复合体位于核上区。顶部胞质内有电子密度中等、体积很小的分泌颗粒，还有从滤泡腔摄入的低电子密度的胶质小泡，滤泡上皮基底面有完整的基膜。

（3）功能 滤泡上皮细胞合成和分泌甲状腺激素（thyroid hormone）。甲状腺素的形成过程：滤泡上皮细胞从血中摄取氨基酸，在粗面内质网合成甲状腺球蛋白的前体，继而在高尔基复合体加糖并浓缩形成分泌颗粒，再以胞吐方式释放到滤泡腔内贮存。滤泡上皮细胞能从血中摄取I^-，后者在过氧化物酶的作用下活化，再进入滤泡腔与甲状腺球蛋白结合成碘化的甲状腺球蛋白。滤泡上皮细胞在激素的作用下，胞吞滤泡腔内的碘化甲状腺球蛋白，成为胶质小泡。胶质小泡与溶酶体融合，小泡内的甲状腺球蛋白被水解酶分解，形成大量四碘甲状腺原氨酸（T_4），即甲状腺素（thyroxine），和少量三碘甲状腺原氨酸（T_3）。T_3和T_4于细胞基底部释放入血。甲状腺激素能促进机体的新陈代谢，提高神经兴奋性，促进生长发育，尤其对婴幼儿的骨骼发育和中枢神经系统发育影响显著。

（二）滤泡旁细胞

滤泡旁细胞（parafollicular cell）位于甲状腺滤泡之间和滤泡上皮细胞之间，较大，在HE染色切片中胞质着色浅淡，银染法可见胞质内有嗜银颗粒。电镜下，位于滤泡上皮中的滤泡旁细胞顶部被相邻的滤泡上皮细胞覆盖。滤泡旁细胞胞质的分泌颗粒内含降钙素。降钙素（calcitonin）是一种多肽，能抑制破骨细胞的溶骨作用，使骨盐沉着于类骨质，并抑制胃肠道和肾小管吸收Ca^{2+}，使血钙浓度降低。

二、★甲状旁腺

甲状旁腺（parathyroid gland）有上下两对，呈扁椭圆形，位于甲状腺左、右叶的背面。腺表面包有结缔组织被膜，实质内腺细胞排列成索团状，间质中有丰富的有孔毛细血管、散在的脂肪细胞以及少量的结缔组织。腺细胞分主细胞（chief cell）和嗜酸性细胞（oxyphil cell）两种。

1. 主细胞 数量最多，呈多边形，核圆，居中，HE染色胞质着色浅。主细胞分泌甲状旁腺激素（parathyroid hormone），主要作用于骨细胞和破骨细胞，使骨盐溶解，并能促进肠及肾小管吸收钙，从而使血钙升高。在甲状旁腺激素和降钙素共同调节下，维持血钙的稳定。

2. 嗜酸性细胞 单个或成群分布于主细胞之间，胞体较大，核较小，染色深，胞质嗜酸性；电镜下，胞质内含丰富的线粒体。嗜酸性细胞从青春期开始出现，并随年龄增长而增多。

三、★肾上腺

肾上腺（adrenal gland）位于肾的上方，左右各一。肾上腺表面包以结缔组织被膜，少量结缔组织伴随血管和神经伸入腺实质内。肾上腺实质由周边的皮质和中央的髓质两部分构成。

（一）皮质

皮质约占肾上腺体积的80%，由皮质细胞、血窦和少量结缔组织组成。根据皮质细胞的形态结构和排列特征，可将皮质由外到内分为三个带，即球状带、束状带和网状带，三个带之间无明显界限。

1. 球状带（zona glomerulosa）　位于被膜下方，较薄，细胞聚集成球团状。胞体较小，呈锥形，核小染色深，胞质较少，内含少量脂滴。球状带细胞分泌盐皮质激素（mineralocorticoid），主要是醛固酮（aldosterone），作用于肾远曲小管和集合小管，促进 Na^+ 的重吸收及 K^+ 的排泄，同时也刺激胃黏膜吸收 Na^+，使血 Na^+ 浓度升高，K^+ 浓度降低，维持血容量于正常水平。

2. 束状带（zona fasciculata）　是皮质中最厚的部分。束状带细胞较大，呈多边形，排列成单行或双行细胞索。胞核圆形，较大，着色浅。胞质内含大量脂滴，在常规切片标本中，因脂滴被溶解，故胞质染色浅而呈泡沫状。电镜下具有典型的类固醇激素分泌细胞的超微结构特点。束状带细胞分泌糖皮质激素（glucocorticoid），主要为皮质醇（cortisol），可促使蛋白质及脂肪分解并转变成糖，还有抑制免疫应答及抗炎等作用。

3. 网状带（zona reticularis）　位于皮质最内层，细胞索相互吻合成网。网状带细胞较小，胞核也小，着色深，胞质内含较多脂褐素和少量脂滴。网状带细胞主要分泌雄激素、少量雌激素和糖皮质激素。

（二）髓质

1. 结构　髓质主要由排列成索状或团状的髓质细胞组成，其间为血窦和少量结缔组织。髓质中央有中央静脉。髓质细胞胞体大，呈多边形，胞质嗜碱性。如用含铬盐的固定液固定标本，胞质内可见嗜铬颗粒（黄褐色），又称嗜铬细胞（chromaffin cell）。髓质内还有少量交感神经节细胞，胞体较大，散在分布于髓质内。

2. 分类　根据嗜铬颗粒所含物质的差别，嗜铬细胞分为肾上腺素细胞和去甲肾上腺素细胞两种。①肾上腺素细胞：颗粒内含肾上腺素（adrenaline），细胞数量多，占人肾上腺髓质细胞的80%以上；②去甲肾上腺素细胞：颗粒内含去甲肾上腺素（noradrenaline）。肾上腺素和去甲肾上腺素为儿茶酚胺类物质，它们与嗜铬颗粒蛋白等组成复合物贮存在颗粒内。嗜铬细胞的分泌活动受交感神经节前纤维调控。肾上腺素使心率加快、心脏和骨骼肌的血管扩张；去甲肾上腺素使血压增高，心脏、脑和骨骼肌内的血流加速。

（三）肾上腺的血管分布

肾上腺动脉进入被膜后，大部分进入皮质，形成窦状毛细血管网，并与髓质毛细血管相通。少数小动脉分支穿过皮质直接进入髓质，形成窦状毛细血管。髓质内的小静脉汇合呈一条中央静脉，经肾上腺静脉离开肾上腺。因此流经髓质的血液含较高浓度的皮质激素。其中的糖皮质激素可增强嗜铬细胞所含的N-甲基转移酶的活性，使去甲肾上腺素甲基化，成为肾上腺素，这是髓质中肾上腺素细胞多于去甲肾上腺素细胞的原因，可见肾上腺皮质对髓质细胞的激素生成有很大的影响。

四、★垂体

垂体（pituitary gland）位于颅骨蝶鞍垂体窝内，为一椭圆形小体，重约0.5g。垂体由腺垂体和神经垂体两部分组成，表面包以结缔组织被膜。神经垂体分为神经部和漏斗两部分，漏斗与下丘脑相连，包括漏斗柄和正中隆起。腺垂体分为远侧部、中间部和结节部三部分。远侧部最大，中间部位于远侧部和神经部之间，结节部围在漏斗周围。垂体前叶：腺垂体远侧部；垂体后叶：神经垂体的神经部和腺垂体的中间部。

（一）腺垂体

1. 远侧部（pars distalis）　腺细胞排列成团索状，少数围成小滤泡，细胞间具有丰富的窦状毛细血管和少量结缔组织。依据腺细胞着色的差异，可将其分为嗜色细胞和嫌色细胞两类；嗜色细胞又分为嗜酸性细胞和嗜碱性细胞两种，均具有含氮激素分泌细胞的超微结构特点。根据腺细胞分泌激素的不同，可进一步对它们进行分类，并按所分泌的激素进行命名。

(1) 嗜酸性细胞（acidophil） 数量较多，呈圆形或椭圆形，胞质内含嗜酸性颗粒。嗜酸性细胞分为两种。

① 生长激素细胞（somatotroph）：数量较多，所分泌的生长激素（growth hormone，GH）能促进体内多种代谢过程，尤其是刺激骺软骨生长，使骨增长。在未成年时期，生长激素分泌不足可致侏儒症，分泌过多则引起巨人症；成人生长激素分泌过多会引发肢端肥大症。

② 催乳激素细胞（mammotroph）：男女两性的垂体均有此种细胞，但在分娩前期和哺乳期女性细胞数量较多且功能旺盛。所分泌的催乳激素（prolactin，PRL）能促进乳腺发育和乳汁分泌。

(2) 嗜碱性细胞（basophil） 数量较嗜酸性细胞少，呈椭圆形或多边形，胞质内含嗜碱性颗粒。嗜碱性细胞分为三种。

① 促甲状腺激素细胞（thyrotroph）：所分泌的促甲状腺激素（thyroid stimulating hormone，TSH）能促进甲状腺激素的合成和释放。

② 促肾上腺皮质激素细胞（corticotroph）：所分泌的促肾上腺皮质激素（adrenocorticotropic hormone，ACTH）主要促进肾上腺皮质束状带细胞分泌糖皮质激素。

③ 促性腺激素细胞（gonadotroph）：分泌卵泡刺激素（follicle stimulating hormone，FSH）和黄体生成素（luteinizing hormone，LH）。应用电镜免疫组织化学技术，发现促性腺激素细胞有三种，即 FSH 细胞、LH 细胞和两种激素共存的 FSH/LH 细胞。卵泡刺激素在女性促进卵泡发育，在男性则刺激生精小管的支持细胞合成雄激素结合蛋白，以促进精子的发生。黄体生成素在女性促进排卵和黄体形成，在男性则刺激睾丸间质细胞分泌雄激素，故又称间质细胞刺激素（interstitial cell stimulating hormone，ICSH）。

(3) 嫌色细胞（chromophobe cell） 数量多，体积小，胞质少，着色浅，细胞界限不清楚。电镜下，嫌色细胞胞质内含少量分泌颗粒，可能是脱颗粒的嗜色细胞，或是处于形成嗜色细胞的初期阶段。

2. 中间部（pars intermedia） 位于远侧部与神经部之间的狭窄部分，仅占垂体体积的 2%，由滤泡和其周围的嗜碱性细胞和嫌色细胞构成。滤泡由单层立方或柱状上皮细胞围成，滤泡内含胶质，呈嗜酸或嗜碱性，其功能不明。低等脊椎动物的中间部的嗜碱性细胞能分泌黑素细胞刺激素（melanocyte stimulating hormone，MSH）；在人类，产生 MSH 的细胞散在于腺垂体中。MSH 作用于皮肤黑素细胞，促进黑色素的合成和扩散，使皮肤颜色变深。

3. 结节部（pars tuberalis） 包围着神经垂体的漏斗，在漏斗的前方较厚，后方较薄或缺如。此部含有丰富的纵行毛细血管，腺细胞呈索状纵向排列于血管之间，腺细胞较小，主要是嫌色细胞，其间有少量嗜酸性和嗜碱性细胞。

4. 垂体门脉系统 腺垂体主要由垂体上动脉供应血液。垂体上动脉从结节部上端伸入神经垂体的漏斗，在该处分支并吻合形成有孔毛细血管网，称第一级毛细血管网。这些毛细血管网再下行到结节部汇集形成数条垂体门微静脉，下行进入远侧部，再度分支吻合，形成第二级毛细血管网。垂体门微静脉及其两端的毛细血管网共同构成<u>垂体门脉系统</u>（hypophyseal portal system）。远侧部的毛细血管最后汇集成小静脉，注入垂体周围的静脉窦。

5. 下丘脑与腺垂体的关系 下丘脑的弓状核等神经核团的神经元具有内分泌功能，称神经内分泌细胞。这些细胞的轴突伸至神经垂体漏斗，构成下丘脑腺垂体束。细胞合成的多种激素在轴突末端释放，进入漏斗处的第一级毛细血管网，继而经垂体门微静脉到达腺垂体的第二级毛细血管网，分别调节远侧部各种腺细胞的分泌活动。其中对腺细胞分泌起促进作用的激素，称释放激素；对腺细胞起抑制作用的激素，称释放抑制激素。下丘脑通过所产生的释放激素和释放抑制激素，调节腺垂体内各种细胞的分泌活动；而腺垂体嗜碱性细胞产生的各种促激素又可调节甲状腺、肾上腺和性腺等靶器官的内分泌活动，这样神经系统和内分泌系统便统一起来，完成对机体多种物质代谢及功能的调节。

（二）神经垂体

1. 神经垂体的结构 主要由<u>无髓神经纤维和神经胶质细胞</u>组成，含有较丰富的有孔毛细血管。无髓神经纤维：下丘脑视上核、室旁核神经内分泌细胞的轴突形成的下丘脑神经垂体束。<u>赫林体（Herring body）：下丘脑的视上核和室旁核的神经内分泌细胞产生的分泌颗粒沿轴突被运输到神经部，在轴突沿途和终末，它们聚集成团，光镜下呈现为大小不等的嗜酸性团块，称赫林体</u>。神经部的胶质细胞又称垂体细胞（pituicyte），分布于神经纤维之间，形状和大小不一，垂体细胞具有支持和营养神经纤维的作用。

2. 神经垂体的功能 赫林体内含视上核和室旁核的神经内分泌细胞合成的血管升压素和缩宫素。血管升压素可使小动脉平滑肌收缩，血压升高，还可促进肾远曲小管和集合管重吸收水，使尿液浓缩。若血管升压素分泌减少，会导致尿崩症，患者每日排出大量稀释的尿液，故又称抗利尿激素。缩宫素可引起子宫平滑肌收缩，有助于孕妇分娩，还可促进乳腺分泌。

3. 下丘脑与神经垂体的关系 神经垂体的无髓神经纤维直接来自下丘脑两个神经核团的轴突，两者直接相连，是结构和功能的统一体。

五、松果体

松果体（pineal body），呈扁圆锥形，以细柄连于第三脑室顶。松果体表面包以软脑膜，实质主要由松果体细胞、神经胶质细胞和无髓神经纤维等组成。松果体细胞（pinealocyte）与神经内分泌细胞类似，胞体呈圆形或不规则形，核大，胞质少，弱嗜碱性。电镜下，松果体细胞具有含氮激素分泌细胞的超微结构特点。此外，松果体细胞分泌褪黑素（melatonin），褪黑素参与调节机体的昼夜生物节律、睡眠、情绪、性成熟等生理活动。

六、弥散神经内分泌系统

除了中枢神经系统内的神经内分泌细胞外，体内还存在大量弥散分布的神经内分泌细胞，这些细胞统称为弥散神经内分泌系统。神经内分泌系统把神经系统和内分泌系统两大调节系统统一起来构成一个整体，共同调节和控制机体的生理活动。

同步练习

一、填空题

1. 内分泌系统由_____和分布于其他器官的_____组成。内分泌细胞的分泌物称_____。
2. 每种激素作用的特定器官或特定细胞，称为这种激素的_____或_____。
3. 甲状腺滤泡由单层立方的_____围成，滤泡腔内充满透明的_____，是滤泡上皮细胞的分泌物，即_____。
4. 甲状腺滤泡旁细胞的分泌颗粒内含_____，能使_____降低。
5. 肾上腺皮质由外到内分为_____、_____和_____。对应的功能分别是分泌_____激素，分泌_____激素，分泌_____激素、少量_____激素和_____激素。
6. 肾上腺髓质细胞又称_____，其中数量多、占80%以上的为_____，数量少的是_____，两种细胞产生的激素均为_____类物质。
7. 垂体由_____和_____两部分组成。其中腺垂体的_____又称垂体前叶，_____与_____合称垂体后叶。
8. 腺垂体嗜碱性细胞分为三种，即_____、_____、_____。

9. _____及其两端的_____共同构成垂体门脉系统。
10. _____细胞合成和分泌甲状腺激素，_____细胞分泌降钙素。
11. 腺垂体远侧部嗜酸性细胞分泌_____和_____。
12. 促肾上腺皮质激素由_____细胞分泌，该激素属_____激素，可促进肾上腺皮质的_____细胞分泌_____。

二、名词解释
1. 赫林体
2. 靶器官或靶细胞
3. 垂体门脉系统
4. 肾上腺嗜铬细胞
5. 旁分泌

三、问答题
1. 简述神经垂体的结构和功能及其与下丘脑的关系。
2. 简述甲状腺滤泡上皮细胞的超细结构及其与甲状腺激素形成的关系。

参考答案

一、填空题
1. 内分泌腺　内分泌组织和细胞　激素
2. 靶器官　靶细胞
3. 滤泡上皮细胞　胶质　碘化的甲状腺球蛋白
4. 降钙素　血钙浓度
5. 球状带　束状带　网状带　盐皮质　糖皮质　雄　雌　糖皮质
6. 嗜铬细胞　肾上腺素细胞　去甲肾上腺素细胞　儿茶酚胺
7. 腺垂体　神经垂体　远侧部　神经垂体的神经部　腺垂体的中间部
8. 促甲状腺素细胞　促肾上腺皮质激素细胞　促性腺激素细胞
9. 垂体门微静脉　毛细血管网
10. 滤泡上皮　滤泡旁
11. 生长激素　催乳激素
12. 腺垂体远侧部嗜碱性　含氮　束状带　糖质激素

二、名词解释
1. 赫林体：在神经垂体神经部内，光镜下可见到的大小不等的嗜酸性均质状团块，称赫林体。由下丘脑视上核和室旁核的神经内分泌细胞产生的分泌颗粒大量积聚所致。
2. 靶器官或靶细胞：每种激素作用的特定器官或特定细胞，称为这种激素的靶器官或靶细胞。靶细胞具有与相应激素结合的受体，激素与受体结合后产生效应。
3. 垂体门脉系统：垂体上动脉从结节部上端伸入神经垂体的漏斗，在该处分支并吻合形成有孔毛细血管网，称第一级毛细血管网。这些毛细血管网再下行到结节部汇集形成数条垂体门微静脉，下行进入远侧部，再度分支吻合，形成第二级毛细血管网。垂体门微静脉及其两端的毛细血管网共同构成垂体门脉系统。
4. 肾上腺嗜铬细胞：用含铬盐的固定液固定肾上腺，其髓质内许多细胞的胞质中出现黄褐色的嗜色颗粒。这类细胞即为嗜铬细胞。具有分泌肾上腺素和去甲肾上腺素的功能。
5. 旁分泌：少部分内分泌细胞的激素可直接作用于邻近细胞，称为旁分泌。

三、问答题
1. 答：结构：主要由无髓神经纤维和神经胶质细胞组成，含有较丰富的有孔毛细血管。无髓神经纤维：下丘脑视上核、室旁核神经内分泌细胞的轴突形成的下丘脑神经垂体束。赫林体：下丘脑的视上核和室旁核的神经内分泌细胞产生的分泌颗粒沿轴突被运输到神经部，在轴突沿途和终末，它们聚集成团，光镜下呈现为大小不等的嗜酸性团块，称赫林体。神经部的胶质细胞又称垂体细胞，分布于神经纤维之间，形状和大小不一，垂体细胞具有支持和营养神经纤维的作用。

功能：储存和释放血管升压素和缩宫素。

与下丘脑的关系：神经垂体的无髓神经纤维直接来自下丘脑两个神经核团的轴突，两者直接相连，是结构和功能的统一体。

2. 答：甲状腺滤泡上皮细胞具有含氮激素分泌

细胞的超微结构特点，胞质内有较发达的粗面内质网和较多线粒体，溶酶体散在分布，高尔基复合体位于核上区。顶部胞质内有电子密度中等、体积很小的分泌颗粒，还有从滤泡腔摄入的低电子密度的胶质小泡，滤泡上皮基底面有完整的基膜。滤泡上皮细胞能合成和分泌甲状腺素，经过合成、贮存、碘化、重吸收、分解和释放等过程。滤泡上皮细胞从血中摄取氨基酸，在粗面内质网合成甲状腺球蛋白前体，继而在高尔基复合体加糖并浓缩形成分泌颗粒，以胞吐方式释放到滤泡腔内贮存。滤泡上皮细胞从血中摄取的 I^- 在过氧化物酶作用下活化，入滤泡腔与甲状腺球蛋白结合成碘化甲状腺球蛋白。滤泡上皮细胞在腺垂体分泌的促甲状腺激素作用下，胞吞滤泡腔内的碘化甲状腺球蛋白，成为胶质小泡，与溶酶体融合，小泡内的碘化甲状腺球蛋白被水解酶分解，形成大量 T_4 和少量 T_3，于细胞基底部释放入血。

（李丰）

第14章 消化管

教学目的要求

1. 掌握 消化管壁的一般结构：黏膜、黏膜下层、肌层和外膜的结构与功能；食管壁的结构特点；胃黏膜的结构；表面黏液细胞的结构与功能；胃底腺的结构；主细胞与壁细胞的光镜结构、超微结构与功能；颈黏液细胞的结构特点；小肠黏膜的结构；皱襞、肠绒毛的结构与功能；上皮吸收细胞的光镜结构、超微结构及其功能；杯状细胞的分布、结构与功能；肠腺的结构；帕内特细胞的结构与功能；结肠的结构特点与功能；阑尾的结构特点与功能。

2. 熟悉 贲门腺与幽门腺的结构特点；胃其他各层的结构特点；小肠其他各层的结构特点；消化管淋巴组织的分布；微皱褶细胞的结构特点与功能；胃肠的内分泌细胞的分布与功能。

3. 了解 口腔黏膜的一般结构；舌和牙的结构；咽的结构。

内容精讲

消化系统（digestive system）由消化管和消化腺组成，起到消化食物、吸收营养物质和排出食物残渣及部分代谢产物的作用，还具有内分泌和免疫等功能。消化管是一条连续性管道，依次为口腔、咽、食管、胃、小肠、大肠。

一、★消化管壁的一般结构

消化管各段因功能不同，都各有其特点，但又具有共同的结构，自咽部以下，管壁由内至外均由四层结构组成，即黏膜、黏膜下层、肌层和外膜。

（一）黏膜

黏膜（mucosa）是消化管完成消化吸收功能的重要结构，也是消化管各段中结构变化最大、功能最重要的部分，由上皮、固有层和黏膜肌层组成。

1. 上皮 消化管的两端（口腔、咽、食管及肛门）为复层扁平上皮，对咀嚼、运输和排泄食物残渣等产生的机械摩擦有保护作用；余为单层柱状上皮，以消化吸收功能为主。上皮与管壁内的腺体相连续。上皮细胞间隙有散在分布的淋巴细胞，小肠中多见。

2. 固有层（lamina propria） 为疏松结缔组织，细胞成分较多，纤维较细密，内含丰富的毛细血管和毛细淋巴管。胃肠固有层内富含腺体和淋巴组织。

3. 黏膜肌层（muscularis mucosa） 为薄层平滑肌，其收缩可促进黏膜活动，利于营养物质的吸收，血液、淋巴的流动和固有层腺体分泌物的排出。

（二）黏膜下层

黏膜下层（submucosa）为较致密的结缔组织，内含小动脉、小静脉和淋巴管。在食管及十二指肠的黏膜下层分别有食管腺和十二指肠腺。黏膜下层还有由多极神经元与无髓神经纤维构成的神经丛，具有调节黏膜肌的收缩和腺体分泌的功能。皱襞（plica）：黏膜与部分黏膜下层共同向管腔内突出形成的皱褶突起，能扩大黏膜表面积。

（三）肌层

肌层（muscularis）一般为内环行、外纵行两层排列，胃的肌层较厚，分为内斜、中环和外纵三层。消化管的两端为骨骼肌，其余大部分为平滑肌。肌层有肌间神经丛，结构与黏膜下神经丛相似，可调节肌层的运动。肌间的结缔组织中有间质卡哈尔细胞，其能产生电信号，通过缝隙连接传递给平滑肌细胞，引起肌层自发缓慢的节律性收缩。

（四）外膜

外膜（adventitia）位于消化管壁的最外层，可分为浆膜和纤维膜两种。消化管上段（咽和食管）及下段（直肠）的外膜由疏松结缔组织构成，称为纤维膜，与周围组织无明确界限，起着与周围器官联系固定的作用。消化管中段（包括胃和肠的最外层），由疏松结缔组织与被覆在外表面的间皮共同组成，称浆膜，其表面光滑，利于消化管的蠕动。

二、口腔与咽

（一）口腔黏膜的一般结构

由上皮和固有层组成，无黏膜肌层。上皮是复层扁平上皮，仅在硬腭部出现角化。固有层为细密结缔组织，突向上皮形成乳头，内含丰富的毛细血管。乳头及上皮内有许多感觉神经末梢。固有层中还有小唾液腺。固有层在唇、颊等处连于骨骼肌，在硬腭连于骨膜。

（二）舌

舌由表面的黏膜和深部的舌肌组成，二者间无黏膜下层。黏膜由复层扁平上皮与固有层组成。舌肌为骨骼肌，呈纵、横及垂直交错排列。舌根部黏膜内有许多淋巴小结，构成舌扁桃体。舌背部黏膜形成许多乳头状隆起，称舌乳头（lingual papillae），根据形态结构和分布，主要分为三种。

1. 丝状乳头 数量最多，遍布于舌背。乳头呈圆锥形，中央为结缔组织，富含血管和神经，表面覆有复层扁平上皮，浅层上皮细胞角化脱落，混合食物残渣和唾液形成舌表面的舌苔。

2. 菌状乳头 数量较少。散在分布于丝状乳头之间，舌尖和舌缘较多。乳头呈蘑菇状，表面为未角化的复层扁平上皮，内含味蕾。固有层富含毛细血管，故呈红色。

3. 轮廓乳头 有10余个，位于舌后部界沟前方，体积较大。其顶端平坦，乳头周围的黏膜凹陷形成深沟环绕，沟两侧上皮内含较多味蕾。固有层内有浆液性味腺，导管开口于沟底。味腺分泌稀薄的液体，可不断冲洗味蕾表面的食物残渣，利于感受新鲜味觉的刺激。

味蕾（taste bud）：主要分布于菌状乳头和轮廓乳头，在软腭、会厌及咽等部位的上皮内也有散在分布，成人约有3000个。味蕾呈卵圆形，是上皮分化形成的特殊结构，顶端有很小的味孔。由味细胞、支持细胞和基细胞三种细胞构成。味细胞呈梭形，着色较浅，顶部有微绒毛伸入味孔，基部与味觉神经末梢以突触相连。支持细胞也呈梭形，细胞数量较多，位于味细胞之间。基细胞是味细胞的前体干细胞，位于味蕾基部。味蕾可感受四种基本味觉：酸、甜、苦、咸，甜咸感在舌尖，酸苦感在舌的两侧及舌根。

（三）牙

牙由牙冠、牙根和牙颈组成。暴露在口腔内的为牙冠，埋在牙槽骨内的为牙根，两者交界部为牙颈。牙中央有牙髓腔，内含牙髓。牙由牙本质、釉质及牙骨质三种钙化的硬组织和牙髓软组织构成。包在牙根外周的牙周膜、牙槽骨骨膜及牙龈则统称牙周组织。

1. 牙本质（dentine） 是牙的主体结构，包绕着牙髓腔，由牙本质小管与间质构成。牙本质小管从牙髓腔面向周围放射状排列，贯穿整个牙本质，愈向周边愈细，且有分支吻合。牙本质内表面有一层成牙本质细胞（odontoblast），胞体位于牙本质的牙髓腔面，突起伸入牙本质小管，称牙本质纤维。牙本质小管之间为间质，由胶原纤维与钙化的基质组成，其化学成分与骨质相似，但无机成分约占80%，故较骨质坚硬。有机成分由成牙本质细胞产生。

2. 釉质（enamel） 包在牙冠部的牙本质表面，是一种半透明的钙化组织，由造釉细胞分泌基质钙化而成。釉质由釉柱及极少量的釉柱间质构成,釉柱呈棱柱形,主要成分为羟基磷灰石结晶,釉柱从与牙本质交界处向牙冠表面呈放射状紧密排列,贯穿釉质全层,是体内最坚硬的结构。间质是釉柱之间钙化的粘连物质。在牙磨片标本中还可见釉质生长线(或称芮氏线),是釉质在形成过程中呈间歇性生长所致。

3. 牙骨质(cementum) 包在牙根的牙本质外面,其组成及结构与骨组织相似。近牙颈部的牙骨质较薄,无骨细胞。

4. 牙髓(dental pulp) 由疏松结缔组织构成,内含丰富的血管、淋巴管和神经,对牙本质和釉质具有营养作用。牙髓和牙本质间有一层排列整齐的成牙本质细胞。感觉神经末梢包绕成牙本质细胞,并且有极少量进入牙本质小管。牙髓神经从牙根孔进入牙髓腔,在成牙质细胞层下形成神经丛,一部分神经末梢终止在牙本质内表面及成牙质细胞上,另一部分进入牙本质中。牙髓神经接受感觉有两个特点:①不能区别刺激的性质,对任何刺激均以痛觉反应出现;②缺乏定位感觉,不易确定刺激发生的部位。

5. 牙周膜(peridental membrane) 为致密结缔组织,分布于牙根与牙槽骨之间,起牢固连接的作用。老年人的牙周膜常萎缩,引起牙松动或脱落。

6. 牙龈(gingiva) 是包绕牙颈部的口腔黏膜,由复层扁平上皮及固有层组成的黏膜,具有保护牙齿、牙槽骨和牙周膜的作用。随着年龄增长,牙龈常萎缩致牙颈外露。

(四)咽

咽分为口咽、鼻咽和喉咽,其结构如下。

1. 黏膜 由上皮和固有层组成,无黏膜肌层。口咽表面为未角化的复层扁平上皮,鼻咽和喉咽主要为假复层纤毛柱状上皮。固有层的结缔组织内有黏液性腺或混合性腺,深部有一层弹性纤维。

2. 肌层 为内纵行及外斜行或环行的骨骼肌,其间可有黏液性腺。

3. 外膜 纤维膜,富含血管及神经纤维。

三、★食管

食管腔面有黏膜和黏膜下层形成的纵行皱襞,食物通过时管腔扩大,皱襞消失。食管壁的结构由黏膜、黏膜下层、肌层和外膜四层组成。

(一)黏膜

1. 上皮 未角化的复层扁平上皮,有保护作用,其表面细胞不断脱落,由基底层细胞增殖补充。食管下端的复层扁平上皮与胃贲门部的单层柱状上皮骤然相接,是食管癌的易发部位。

2. 固有层 为细密结缩组织,并形成乳头突向上皮。在食管上段与下段的固有层内可见少量黏液性腺。

3. 黏膜肌层 为纵行平滑肌束。

(二)黏膜下层

为疏松结缔组织,内含黏液性食管腺,分泌的黏液经导管排入食管腔,起润滑作用。食管腺周围常有较密集的淋巴细胞及浆细胞,甚至淋巴小结。

(三)肌层

为内环行、外纵行两层排列。食管上1/3段为骨骼肌,下1/3段为平滑肌,中1/3段则两者兼有。食管两端的内环行肌稍厚,分别形成食管上、下括约肌。

(四)外膜

为纤维膜。

四、★胃

胃是囊状器官，可贮存食物，初步消化蛋白质，并吸收部分水、无机盐和醇类。胃的腔面有许多不规则的皱襞，当胃充盈时，皱襞消失。

(一) 黏膜

胃空虚时腔面可见许多纵行皱襞，胃黏膜表面有许多浅沟，将黏膜分成许多胃小区 (gastric area)。黏膜表面还遍布约 350 万个不规则的小凹陷，称胃小凹 (gastric pit)。每个胃小凹底部与 3～5 条腺体通连。

1. 上皮 单层柱状上皮，主要由表面黏液细胞组成。表面黏液细胞：椭圆形的核位于基部；顶部胞质充满黏原颗粒，在 HE 染色切片中被溶解消失而着色浅淡。电镜下，上皮细胞分泌物中富含中性糖蛋白，分泌至细胞表面形成一层保护性的黏液膜，防止胃酸和胃蛋白酶对黏膜的自身消化以及食物对上皮的磨损。细胞近游离面间有紧密连接，起屏障作用，防止胃腔内的化学物质进入胃壁，黏液膜和紧密连接共同组成屏障，起保护作用。胃上皮每 2～6 天更新一次，脱落的细胞由胃小凹底部和胃腺颈部的未分化细胞增殖补充。

2. 固有层 含大量紧密排列的管状腺，根据所在部位和结构的不同，分为胃底腺、贲门腺和幽门腺。

(1) **胃底腺 (fundic gland)** 又称泌酸腺 (oxyntic gland)，主要分布于胃底和胃体部。为分支管状腺，是胃黏膜中数量最多、功能最重要的腺体。由主细胞、壁细胞、颈黏液细胞、干细胞和内分泌细胞组成。越接近贲门部的胃底腺中主细胞越多，而越接近幽门部的腺中壁细胞越多。

① 主细胞 (chief cell)：又称胃酶细胞 (zymogenic cell)，数量最多，多分布于腺的下半部。结构：细胞呈柱状，核圆，位于基部；基部胞质呈强嗜碱性，顶部胞质内充满粗大酶原颗粒，在 HE 染色的切片上多溶解而呈泡沫状。电镜下，主细胞具有典型的蛋白质分泌细胞的超微结构特点。功能：分泌胃蛋白酶原 (pepsinogen)。

② 壁细胞 (parietal cell)：又称泌酸细胞 (oxyntic cell)，在腺的上半部较多。结构：细胞体积大，多呈圆锥形，核圆居中，可有双核；胞质强嗜酸性。电镜下，壁细胞游离面的胞膜向胞质内陷，形成迂曲分支的小管，称细胞内分泌小管 (intracellular secretory canaliculus)，它们可环绕核，甚至接近基部质膜，小管开口于腺腔，小管腔面有许多微绒毛，增加了表面积。分泌小管周围有许多小管和小泡，称微管泡系统 (tubulovesicular system)，其膜结构与分泌小管相连。当细胞处于静止状态时，微绒毛少而短，分泌小管少，微管泡系统发达；若细胞处于分泌状态，微管泡系统迅速转变成细胞内分泌小管，小管内微绒毛增长、增多，微管泡系统随之减少。壁细胞含有极丰富的线粒体。功能：合成和分泌盐酸，盐酸能激活胃蛋白酶原变为胃蛋白酶，并为其活性提供酸性环境，盐酸还有杀菌作用；人的壁细胞还分泌内因子 (intrinsic factor)，它在胃腔内与食物中的维生素 B_{12} 结合成复合物，使维生素 B_{12} 在肠道内不被酶分解，促进回肠对维生素 B_{12} 的吸收，供红细胞生成所需。

③ 颈黏液细胞 (mucous neck cell)：位于胃底腺顶部，常呈楔形夹在其他细胞之间。核扁圆，居细胞基底，核上方有很多黏原颗粒，HE 染色浅淡。其分泌物为可溶性的酸性黏液，对黏膜有保护作用。

④ 干细胞 (stem cell)：位于从胃底腺顶部至胃小凹一带，胞体较小，呈低柱状，HE 染色不易辨认。干细胞分化程度低，增殖能力强，可分化为表面黏液细胞及胃底腺其他细胞。

⑤ 内分泌细胞：主要为 ECL 细胞和 D 细胞。ECL 细胞：分泌组胺，促进邻近壁细胞泌酸功能；D 细胞：分泌生长抑素，既可直接抑制壁细胞的功能，又可通过抑制 ECL 细胞而间接作用于壁细胞。

(2) **贲门腺 (cardiac gland)** 位于贲门部，为单管或分支管状腺。可分泌黏液和溶菌酶。

(3) 幽门腺（pyloric gland） 位于幽门部，此区胃小凹深，幽门腺为分支较多而弯曲的管状黏液腺，可有少量壁细胞。幽门腺中还有较多 G 细胞，产生胃泌素，可刺激壁细胞分泌盐酸，还能促进胃肠黏膜细胞增殖。

胃液：三种腺体分泌物混合物组成的统称。成人每日分泌量为 1.5～2.5L，pH 为 0.9～1.5，除含有盐酸、胃蛋白酶、黏蛋白外，还有大量水、NaCl、KCl 等。

3、黏膜肌层 由内环行、外纵行两薄层平滑肌组成。

（二）黏膜下层

为较致密结缔组织，内含粗大的血管、淋巴管和神经，还可见成群的脂肪细胞。

（三）肌层和外膜

肌层较厚，可分为内斜行、中环行和外纵行三层平滑肌。环行肌在贲门和幽门部增厚，分别形成贲门括约肌和幽门括约肌。

外膜为浆膜。

五、★小肠

小肠是消化吸收的主要部位，分为十二指肠、空肠和回肠三段。

（一）黏膜

小肠黏膜也由上皮、固有层和黏膜肌层构成。①皱襞：从距幽门 5cm 处开始出现，在十二指肠末段和空肠头段极发达，向下逐渐减少、变矮，至回肠中段以下基本消失。由黏膜和黏膜下层向肠腔突出形成。②肠绒毛（intestinal villus）：由上皮和固有层向肠腔突起而成。其表面覆盖单层柱状上皮，绒毛在十二指肠和空肠头段最发达，长 0.5～1.5mm，形状不一，在十二指肠呈宽叶状，在空肠呈长指状，于回肠则呈短锥形。绒毛中轴为固有层结缔组织。皱襞和肠绒毛使小肠内表面积扩大约 30 倍。绒毛根部的上皮下陷到固有层形成管状的小肠腺（small intestinal gland），又称利伯屈恩隐窝（crypts of Lieberkuhn），呈单管状，直接开口于肠腔。

1. 上皮 单层柱状，绒毛部上皮由吸收细胞、杯状细胞和少量内分泌细胞组成；小肠腺上皮除上述三种细胞外，还有帕内特细胞和干细胞。

（1）吸收细胞（absorptive cell） 数量最多，光镜下，细胞高柱状，核椭圆形，位于基部，游离面有纹状缘；电镜下，游离面有密集而规律排列的微绒毛，使细胞游离面扩大约 20 倍；微绒毛表面尚有一层细胞衣，主要由细胞膜内镶嵌蛋白的胞外部分构成，还包括双糖酶、肽酶、胰蛋白酶、胰淀粉酶等，细胞衣是消化吸收的重要部位；侧面：相邻细胞顶部有紧密连接，阻止肠腔内的物质由细胞间隙进入组织；胞质：丰富的滑面内质网和高尔基复合体，将吸收的脂类形成乳糜微粒。功能：①参与消化吸收；②分泌肠激活酶，激活胰蛋白酶原成为胰蛋白酶；③参与分泌性免疫球蛋白 A 的释放过程。

（2）杯状细胞 散在分布于吸收细胞间，其数量从十二指肠至回肠末端逐渐增多。分泌黏液，有润滑和保护作用。

（3）内分泌细胞 种类很多。其中 I 细胞产生缩胆囊素-促胰酶素；S 细胞产生促胰液素。

（4）干细胞 位于小肠腺下半部，胞体较小，柱状，HE 染色不易分辨。细胞不断增殖、分化、向上迁移，可分化补充上皮内其他细胞。绒毛上皮的更新周期为 3～6 天。

2. 固有层 由疏松结缔组织构成。

（1）中央乳糜管 绒毛中轴的结缔组织内，有 1～2 条纵行毛细淋巴管，称中央乳糜管，它以盲端起始于绒毛顶部，向下穿过黏膜肌层进入黏膜下层形成淋巴管丛；中央乳糜管腔大，内皮间隙宽，无基膜，通透性大，运输乳糜微粒。

（2）有孔毛细血管 中央乳糜管周围富含有孔毛细血管，水溶性物质经此入血。绒毛内含少量平滑肌纤维，其收缩可缩短绒毛，利于淋巴和血液运行。

（3）帕内特细胞（Paneth cell）　为小肠腺的特征性细胞，位于肠腺基部，回肠部较多，常三五成群，胞质顶部充满粗大嗜酸性颗粒，基部胞质嗜碱性；电镜下，胞质中含丰富的粗面内质网、发达高尔基复合体及粗大酶原颗粒。合成肠防御素和溶菌酶等，对肠道微生物有杀灭的作用。

（4）淋巴组织　固有层中含有较多的淋巴细胞、浆细胞、巨噬细胞和嗜酸性粒细胞等。淋巴细胞可聚集在某些部位形成淋巴组织，淋巴细胞也可穿过黏膜肌进入黏膜下层。在回肠，许多淋巴小结聚集形成集合淋巴小结。

3. 黏膜肌层　由内环行和外纵行两层平滑肌组成。

（二）黏膜下层

为较致密结缔组织，含较多血管、淋巴管。十二指肠的黏膜下层内有十二指肠腺（duodenal gland），为黏液性腺，其导管穿过黏膜肌开口于小肠腺底部。十二指肠腺分泌黏稠的碱性黏液，保护十二指肠免受胃酸侵蚀。小肠上皮及腺体分泌物统称小肠液。

（三）肌层和外膜

肌层由内环行和外纵行两层平滑肌组成。外膜除部分十二指肠后壁为纤维膜外，余均为浆膜。

六、★大肠

大肠较粗，由盲肠、阑尾、结肠、直肠和肛管组成，主要功能是吸收水分和电解质，将食物残渣形成粪便。

（一）盲肠、结肠、直肠

1. 黏膜　表面光滑无绒毛，在结肠袋之间的横沟处有半月形皱襞，在直肠下段有三个横行的皱襞（直肠横襞）。

（1）上皮　为单层柱状，由吸收细胞和杯状细胞组成，杯状细胞数量多，分泌黏液。大肠的吸收细胞主要吸收水分和电解质，以及大肠内细菌产生的B族维生素和维生素K。

（2）固有层　内有大量的大肠腺，呈直管状，含吸收细胞、大量杯状细胞、少量干细胞和内分泌细胞，无帕内特细胞。分泌黏液是大肠腺的重要功能。固有层内还可见孤立淋巴小结。

（3）黏膜肌层　由内环行和外纵行两层平滑肌组成。

2. 黏膜下层　疏松结缔组织内有小动脉、小静脉和淋巴管及成群脂肪细胞。

3. 肌层　为内环行和外纵行两层平滑肌。内环行肌节段性局部增厚，形成结肠袋；外纵行肌局部增厚形成三条结肠带，各带间的纵行肌较薄，甚至缺如。

4. 外膜　①盲肠、横结肠、乙状结肠为浆膜；②升结肠和降结肠前壁为浆膜，后壁为纤维膜；③直肠上1/3段的大部分、中1/3段的前壁为浆膜，余为纤维膜。外膜结缔组织中常有肠脂垂，是由脂肪细胞聚集而成。

（二）阑尾

阑尾管腔小而不规则，大肠腺短而少，排列稀疏；固有层有丰富的淋巴组织，淋巴小结突入黏膜下层，使黏膜肌层不完整；肌层很薄，外膜为浆膜。

（三）肛管

1. 黏膜　在齿状线以上的肛管黏膜结构与直肠相似，仅在肛管上段出现了纵行皱襞（肛柱）。在齿状线处，单层柱状上皮骤变为轻度角化的复层扁平上皮，大肠腺和黏膜肌消失，白线以下为和皮肤相同的角化复层扁平上皮，含有很多黑色素；固有层出现了环肛腺（大汗腺）和丰富的皮脂腺。

2. 黏膜下层 结缔组织中有密集的静脉丛，如静脉淤血扩张形成痔。

3. 肌层 两层平滑肌构成。内环形肌增厚形成肛门内括约肌；近肛门处，外纵行肌周围有骨骼肌形成的肛门外括约肌。

4. 外膜 纤维膜。

七、消化管的淋巴组织

消化管淋巴组织包括淋巴小结（尤以咽、回肠和阑尾处发达），弥散分布的淋巴细胞、浆细胞、巨噬细胞和树突状细胞等，它们与肠上皮共同形成一道防线。微皱褶细胞（microfold cell, M细胞），在肠集合淋巴小结处。电镜下，细胞游离面有短小的微绒毛和微皱褶，胞质内有丰富的囊泡，基底面质膜内陷形成一较大的穹窿状凹腔，内含多个淋巴细胞。M细胞可摄取肠腔内抗原物质，以囊泡的形式转运并传递给下方的淋巴细胞，后者进入黏膜淋巴小结和肠系膜淋巴结内增殖分化为幼浆细胞，然后经淋巴细胞再循环途径，大部分返回消化管黏膜，并转变为浆细胞。浆细胞除产生少量免疫球蛋白G（IgG）进入循环外，主要产生免疫球蛋白A（IgA），IgA能与吸收细胞基底面和侧面膜中的分泌片结合，形成分泌性IgA（secretory IgA, sIgA）。sIgA被吸收细胞吞入胞质，可特异性地与抗原结合，从而抑制或杀灭细菌，中和病毒，防止抗原黏附和穿入上皮。部分幼浆细胞还随血液进入唾液腺、呼吸道黏膜、女性生殖道黏膜和乳腺等部位，产生sIgA，发挥相似的免疫作用，使消化管免疫成为全身免疫的一部分。

八、胃肠的内分泌细胞

胃肠的上皮及腺体中散布着四十余种内分泌细胞，在某种意义上，胃肠是体内最大、最复杂的内分泌器官。所分泌的激素主要协调胃肠道自身的消化吸收功能，也参与调节其他器官的生理活动。按内分泌细胞的游离面是否到达腔面，将其分为开放型与闭合型。①开放型：游离面有微绒毛伸入腔内，对管腔内食物和pH等化学信息有较强感受性，从而引起其内分泌活动的变化；②封闭型：主要是D细胞，细胞顶部被相邻细胞覆盖，主要受胃肠运动的机械刺激或其他激素的调节而改变其内分泌状态。内分泌细胞分泌肽类或胺类激素，多在细胞基底面释出，经血循环运送并作用于靶细胞，少数激素以旁分泌方式调节靶细胞的生理功能。

同步练习

一、填空题

1. 胃腺根据所在部位和结构不同分为_____、_____、_____三种。
2. 主细胞又称_____，电镜下具有典型的_____细胞的超微结构特点，可分泌_____。
3. 壁细胞又称_____，电镜下，壁细胞游离面的胞膜向胞质内陷，形成迂曲分支的小管，称_____。
4. 小肠绒毛由_____和_____向肠腔突出而成。
5. 小肠腺位于_____层，十二指肠腺位于_____层。
6. 小肠腺的细胞组成是_____、_____、_____、_____。
7. 小肠吸收细胞表面在光镜下可见_____，电镜下为_____。
8. 消化管黏膜由_____、_____和_____三层组成，_____是消化管各段结构差异最大、功能最重要的部分。
9. 小肠腔面有_____、_____和_____三种特殊结构，其作用为扩大小肠消化吸收面积。

二、名词解释

1. 胃底腺
2. 细胞内分泌小管

3. 微管泡系统
4. 中央乳糜管
5. 胃小凹
6. 皱襞
7. 肠绒毛

三、问答题

1. 简述肠绒毛的结构。
2. 简述胃主细胞的结构与功能。
3. 试述胃壁结构。
4. 试比较胃和小肠黏膜结构的异同。
5. 试比较大肠、小肠黏膜结构的异同。

参考答案

一、填空题

1. 胃底腺　贲门腺　幽门腺
2. 胃酶细胞　蛋白质分泌　胃蛋白酶原
3. 泌酸细胞　细胞内分泌小管
4. 上皮　固有层
5. 固有层　黏膜下层
6. 吸收细胞　杯状细胞　内分泌细胞　帕内特细胞　干细胞
7. 纹状缘　微绒毛
8. 上皮　固有层　黏膜肌层　黏膜
9. 皱襞　绒毛　微绒毛

二、名词解释

1. 胃底腺：又称泌酸腺，主要分布于胃底和胃体部，是胃黏膜中数量最多、功能最重要的腺体。胃底腺呈分支管状，由主细胞、壁细胞、颈黏液细胞、干细胞和内分泌细胞组成。

2. 细胞内分泌小管：是胃底腺壁细胞游离面的细胞膜向胞质内凹陷形成的迂曲分支的小管，称胞内分泌小管，它们可环绕核，甚至接近基部质膜，小管开口于腺腔，小管腔面有大量微绒毛，增加了表面积。

3. 微管泡系统：壁细胞内分泌小管周围有许多小管和小泡，称微管泡系统。

4. 中央乳糜管：小肠绒毛固有层中轴内有1~2条纵行毛细淋巴管，称中央乳糜管，它以盲端起始于绒毛顶部，向下穿过黏膜肌层进入黏膜下层形成淋巴管丛。

5. 胃小凹：胃黏膜表面遍布的不规则小凹陷，约350万个，每个胃小凹底部与3~5个腺体通连。

6. 皱襞：在食管、胃、小肠等部位的黏膜与部分黏膜下层共同向管腔内突出形成的皱褶突起，能扩大黏膜表面积。

7. 肠绒毛：由上皮和固有层向肠腔突起而成。其表面覆盖单层柱状上皮，绒毛在十二指肠和空肠头段最发达，长0.5~1.5mm，形状不一，在十二指肠呈宽叶状，在空肠呈长指状，于回肠则呈短锥形。绒毛中轴为固有层结缔组织。

三、问答题

1. 答：①肠绒毛由小肠上皮和固有层共同向肠腔突起而成，形状各异，在十二指肠呈宽叶状，在空肠呈长指状，在回肠则为短锥形。上皮为单层柱状，由吸收细胞、杯状细胞和少量内分泌细胞组成。②固有层：肠绒毛中轴固有层结缔组织内有1~2条纵行的中央乳糜管，此管周围有丰富的有孔毛细血管网，还有少量平滑肌纤维。

2. 答：结构：细胞呈柱状，核圆，位于基部；基部胞质呈强嗜碱性，顶部胞质内充满粗大酶原颗粒，在HE染色的切片上多溶解而呈泡沫状。电镜下，主细胞具有典型的蛋白质分泌细胞的超微结构特点。

功能：分泌胃蛋白酶原。

3. 答：胃黏膜表面遍布不规则小凹陷，约350万个，称胃小凹。每个胃小凹底部与3~5个腺体通连。

黏膜：(1) 上皮：为单层柱状，含极少量内分泌细胞和大量表面黏液细胞。(2) 固有层：含有大量紧密排列的胃腺，包括：①胃底腺：分布于胃底和胃体部，为分支管状腺，由主细胞、壁细胞、颈黏液细胞和内分泌细胞组成；②贲门腺：分布于近贲门处，为单管或分支管状腺，分泌黏液和溶菌酶；③幽门腺：分布于幽门处，此处胃小凹很深。幽腺为分支较多而弯曲的管状黏液性腺。(3) 黏膜肌层：由内环和外纵两层平滑肌组成。

黏膜下层：为较致密结缔组织，内含粗大的血管、淋巴管和神经，还可见脂肪细胞。

肌层：较厚，可分为内斜行、中环行和外纵行三层平滑肌。环行肌在贲门和幽门部增厚，分别形成贲门括约肌和幽门括约肌。

外膜为浆膜。

4. 答：相同点：①均参与构成皱襞；②黏膜上皮均为单层柱状；③固有层内均有腺体；④固有层内均有淋巴细胞和淋巴组织。

不同点：①胃有胃小凹，小肠无类似结构；②小肠上皮内夹有杯状细胞，胃则无；③小肠上皮细胞游离面有由微绒毛构成的纹状缘，胃则无；④小肠有由上皮和固有层共同形成的绒毛，胃则无；⑤小肠固有层内有中央乳糜管，胃无此结构；⑥胃固有层内的腺体多样，不同部位分别有贲门腺、胃底腺和幽门腺；小肠的腺体单一，仅有小肠腺。

5. 答：主要相同点：两者黏膜上皮均为单层柱状，上皮内均含有柱状细胞和杯状细胞；固有层内均含有由上皮下陷而成的肠腺，其上皮内均含有柱状细胞、杯状细胞、未分化细胞和内分泌细胞；固有层内均含有淋巴组织。

主要不同点：小肠黏膜形成环形皱襞和绒毛，大肠黏膜则不形成这些结构；大肠肠上皮和腺上皮的杯状细胞比小肠的多；小肠腺底部上皮含帕内特细胞，大肠腺的上皮不含帕内特细胞；小肠的回肠固有层内有集合淋巴小结，而大肠只有孤立淋巴小结。

（李丰）

第15章 消化腺

  教学目的要求

1. 掌握 胰腺的一般结构、外分泌部与内分泌部；外分泌部腺泡和导管的结构特点与功能；胰岛的分布与结构；A细胞、B细胞、D细胞和PP细胞的分布和各种细胞所分泌的激素；肝的一般结构、实质与间质；肝小叶肝板的结构；肝细胞的光镜结构；超微结构与功能；肝血窦的光镜结构与超微结构特点；肝巨噬细胞的结构与功能；窦周隙、贮脂细胞的结构与功能；胆小管的超微结构；门管区的结构。

2. 熟悉 大唾液腺的一般结构；各级导管的结构；腮腺、下颌下腺和舌下腺的结构特点；窦周隙的分布；胆小管的构成；肝门管区的构成。

3. 了解 肝内血液循环和胆汁排出途径。

 内容精讲

1. 消化腺的组成

（1）**大消化腺** 实质性器官，如三对大唾液腺、胰腺和肝。

（2）**小消化腺** 分布于消化管壁内，不单独构成器官，如消化管壁内的许多小消化腺（小唾液腺、食管腺、胃腺、肠腺等）。

2. 消化腺的功能 分泌消化液，进行化学消化，有的腺还有内分泌或其他重要功能。

一、大唾液腺

大唾液腺有腮腺、下颌下腺和舌下腺各一对。

（一）大唾液腺的一般结构

大唾液腺为复管泡状腺，表面被覆薄层结缔组织被膜，被膜结缔组织伸入实质，将腺实质分为许多大小不等的小叶，血管、淋巴管和神经也随同走行其间，并入小叶内。腺实质由分支的导管及末端的腺泡组成。腺泡可分为浆液性、黏液性和混合性三种类型。在腺细胞和部分导管上皮细胞与基膜之间有肌上皮细胞，肌上皮的收缩有助于分泌物排出。

导管通常包括闰管、纹状管、小叶间导管和总导管。

（1）**闰管**（intercalated duct） 导管的起始部，直接与腺泡相连，管径细，管壁为单层立方或扁平上皮。

（2）**纹状管**（striated duct） 又称分泌管（secretory duct），与闰管相延续，管径较粗，管壁为单层高柱状上皮。上皮细胞核位于细胞顶部，胞质嗜酸性。细胞基部有垂直纵纹，电镜下为质膜内褶和纵行排列的线粒体，此结构有利于细胞与组织液间进行水和电解质的转运。

（3）**小叶间导管和总导管** 纹状管汇合形成小叶间导管，走行于小叶间结缔组织内。小叶间导管较粗，初为单层柱状上皮，以后移行为假复层柱状上皮。小叶间导管逐级汇合，最后形成一条或几条总导管开口于口腔。

（二）三种大唾液腺的结构特点

1. 腮腺 纯浆液性腺，闰管长，纹状管较短。分泌物含唾液淀粉酶。

2. 下颌下腺 混合性腺，以浆液性腺泡为主，黏液性和混合性腺泡少。闰管短，纹状管发达。分泌物含唾液淀粉酶和黏液。

3. 舌下腺 混合性腺，以黏液性为主，也多见混合性腺泡。无闰管，纹状管也较短。分泌物以黏液为主。

唾液由大、小唾液腺分泌的混合液组成，95%以上来自三对大唾液腺。唾液中的水和黏液起润滑口腔作用；唾液淀粉酶可分解食物中的淀粉，起到初步消化淀粉的作用；唾液中某些成分具有一定的防御作用，如溶菌酶和干扰素，能抵抗细菌和病毒的侵入。唾液腺间质内有浆细胞，浆细胞分泌的IgA与腺细胞产生的蛋白质分泌片结合，形成分泌型IgA，随唾液排入口腔，具有免疫作用。下颌下腺还分泌许多生物活性多肽，对多种组织和细胞的生理活动起重要调节作用。

二、★胰腺

表面覆盖结缔组织被膜，结缔组织伸入腺实质将其分隔成许多小叶，腺体实质由内分泌部、外分泌部（胰岛）组成。外分泌部构成腺的大部分，是重要的消化腺，外分泌部分泌胰液，含有多种消化酶，经导管排入十二指肠，对食物消化起重要作用。内分泌部称胰岛，是散在于外分泌部之间的细胞团，可分泌激素，参与糖类代谢的调节。

（一）外分泌部

外分泌部为纯浆液性复管泡状腺，由腺泡和导管组成。

1. 腺泡 每个腺泡含40～50个胰腺泡细胞，胰腺泡细胞具有典型浆液细胞的形态特征，它能分泌多种消化酶，如胰蛋白酶原、胰糜蛋白酶原、胰淀粉酶、胰脂肪酶、核酸酶等，它们分别消化食物中各种营养成分；胰腺泡细胞的分泌活动受小肠I细胞分泌的缩胆囊素-促胰酶素的调节。

胰腺腺泡无肌上皮细胞。胰腺腺泡腔面还可见一些扁平或立方形的泡心细胞（centroacinar cell），胞体较小，胞质染色浅，核圆形或卵圆形，它是延伸入腺泡腔内的闰管起始部上皮细胞。

2. 导管 由闰管、纹状管、小叶间导管和总导管组成。闰管细而长，管壁为单层扁平或立方上皮，其伸入腺泡的一段由泡心细胞组成。闰管远端逐渐汇合形成小叶内导管。小叶内导管在小叶间结缔组织内汇合成小叶间导管，后者再汇合成一条主导管，贯彻胰腺全长，在胰头部与胆总管汇合，开口于十二指肠乳头。从小叶内导管至主导管，管腔逐渐增大，上皮由单层立方变为单层柱状，主导管为单层高柱状上皮，上皮间还可见杯状细胞。胰腺导管上皮细胞可分泌水和碳酸氢盐等多种电解质，其分泌活动受小肠S细胞分泌的促胰液素调节。

3. 胰液 成人每天分泌1000～2000ml胰液。胰液为碱性液体，其中含多种消化酶和丰富的电解质，是最重要的消化液。

（二）内分泌部

胰腺的内分泌部称为胰岛（pancreas islet），是散在分布于外分泌部腺泡之间小岛状的内分泌细胞团。胰岛大小不一，小的仅由十几个细胞组成，大的由数百个细胞围成团索状。胰岛细胞间有丰富的有孔毛细血管。HE染色胰岛细胞着色浅，不易鉴别，用电镜或免疫组织化学方法可进行鉴别。人胰岛主要有A、B、D、PP细胞。

1. A细胞 约占胰岛细胞总数的20%，细胞体积较大，多分布于胰岛周边。A细胞分泌高血糖素（glucagon），能促进肝细胞内的糖原分解为葡萄糖，并抑制糖原合成，故使血糖升高。

2. B细胞 数量较多，约占胰岛细胞总数的70%，主要位于胰岛的中央部。B细胞分泌胰岛素（insulin），能促进细胞吸收血液内的葡萄糖作为细胞代谢的主要能量来源，同时也促进肝细胞将葡萄糖合成糖原。高血糖素和胰岛素的协同作用，使血糖水平保持稳定。

3. D细胞 数量少，约占胰岛细胞总数的5%，D细胞散在于A、B细胞之间，并与A、B细胞紧密相贴，细胞间有缝隙连接。D细胞分泌生长抑素（somatostatin），它以旁分泌方式经缝隙连接直接用于邻近的A细胞、B细胞或PP细胞，抑制这些细胞的分泌活动。

4. PP细胞 数量很少，除分布于胰岛周边部，还可见于外分泌部的导管上皮内及腺泡细间。PP 细胞分泌胰多肽（pancreatic polypeptide），有抑制胃肠运动、胰液分泌以及胆囊收缩的作用。

三、★肝

肝是体内最大的消化腺。

肝表面覆以致密结缔组织被膜，除在肝下面各沟、窝处以及右叶上面后部为纤维膜外，其余均为浆膜；结缔组织随肝门部的门静脉、肝动脉、肝静脉和肝管的分支伸入实质，将其分隔形成大量肝小叶；肝小叶之间各种管道密集的部位为门管区。

（一）肝小叶

肝小叶（hepatic lobule）为肝的基本结构单位，呈多面棱柱体形，长约 2mm，宽约 1mm，成人肝有 50 万～100 万个肝小叶。小叶之间以少量结缔组织分隔，人的肝小叶间结缔组织很少，致肝小叶分界不清。肝小叶中央有一条沿其长轴走行的中央静脉（central vein），四周是呈放射状排列的肝板、肝血窦。肝细胞单层排列成凹凸不平的板状结构称肝板。相邻肝板吻合连接，形成迷路样结构，其切面呈索状，故也称肝索。在肝小叶周边的肝板，其肝细胞较小，嗜酸性较强，称界板。肝细胞相邻面的质膜局部凹陷，形成微细的管道，称胆小管，胆小管在肝板内也互相连接成网。门管区位于相邻肝小叶之间，有小叶间动、静脉及胆管。

1. 肝细胞（hepatocyte） 是构成肝板的主要细胞。肝细胞呈多面体形，体积较大，直径 15～30μm，它有三个功能面，即血窦面、胆小管面及肝细胞连接面。血窦面和胆小管面有发达的微绒毛，使细胞表面积增大，有利于物质交换。相邻肝细胞之间的连接有紧密连接、桥粒和缝隙连接等结构。肝细胞核大而圆，居中央，常染色质丰富，核膜清楚，核仁 1 个至数个，可有双核或多倍体核，肝的特点之一是多倍体肝细胞数量大，成人肝的 4 倍体肝细胞占 60% 以上；肝细胞胞质嗜酸性，含弥散分布的嗜碱性团块。

电镜下，肝细胞胞质内有丰富的细胞器：①粗面内质网：成群分布于胞质内，合成多种重要的血浆蛋白，包括白蛋白、纤维蛋白原、凝血酶原、脂蛋白和补体等。②滑面内质网：为许多散在的小管和小泡，广泛分布于胞质内，滑面内质网膜上有多种酶系规律分布，如氧化还原酶、水解酶、转移酶和合成酶等，肝细胞摄取的有机物在滑面内质网进行连续的合成、分解、结合和转化等反应，包括胆汁合成、脂类代谢、糖代谢和激素代谢，以及肠道吸收的有机异物的生物转化。③高尔基复合体：参与肝细胞的分泌活动，粗面内质网合成的部分蛋白质转移到高尔基复合体进行加工或贮存，然后经运输小泡由血窦而排出，近胆小管处的高尔基复合体尤其发达，参与胆汁合成。此外，肝细胞富含线粒体、溶酶体和过氧化物酶体，以及糖原、脂滴、色素等内含物。

2. 肝血窦（hepatic sinusoid） 肝板之间扩大的毛细血管。腔大而不规则，窦壁由内皮细胞围成。含各种肠道吸收物的门静脉血液和含氧的肝动脉血液，通过在门管区的小叶间动脉和小叶间静脉注入肝血窦，由于在血窦内血流缓慢，血浆得以和肝细胞进行充分的物质交换，然后汇入中央静脉。

（1）内皮细胞　内皮细胞是构成肝血窦壁的主要成分，内皮细胞有许多大小不等的窗孔，直径多为 0.1μm 左右，大的可达 1～2μm，孔上无隔膜封闭。内皮细胞连接松散，细胞间隙宽。内皮外无基膜，仅见散在的网状纤维。肝血窦内皮通透性大，血浆中除血细胞和乳糜微粒外，其他大分子物质均可自由通过。

（2）肝巨噬细胞（hepatic macrophage）　又称库普弗细胞（Kupffer cell），是定居在肝内的巨噬细胞。细胞形态不规则，胞质嗜酸性。表面有许多皱褶和微绒毛，并伸出许多板状或丝状伪足附于内皮细胞上，或穿过内皮细胞窗孔和细胞间隙伸入窦周隙内。胞质内有发达的溶酶体，并常见吞噬体和吞饮泡。功能是清除从门静脉入肝的抗原异物，清除衰老的血细胞和监视肿瘤。

（3）肝内大颗粒淋巴细胞（hepatic large granular lymphocyte）　即 NK 细胞，附着在内皮细胞或肝巨噬细胞表面，核呈肾形，偏居于细胞一侧，胞质内含较多溶酶体，能抵御病毒感染和防止肝内肿瘤和其他肿瘤细胞的肝转移。

3. 窦周隙（perisinusoidal space） 位于血窦内皮和肝板之间的狭小间隙，间隙内充满血浆，肝细胞血窦面的微绒毛浸入其中，是肝细胞与血液之间进行物质交换的场所。窦周隙内有贮脂细胞（fat-storing cell），形态不规则，有突起，附于内皮细胞基底面及肝细胞表面，或伸入肝细胞之间。其典型结构特征是胞质内含有许多大小不等的脂滴。贮脂细胞的功能是参与维生素 A 的代谢和贮存，在机体需要时释放入血。在病理条件下，如肝细胞收到物理、化学及病毒感染时，贮脂细胞被激活并异常增殖，产生细胞外基质，肝内纤维增多，可导致肝硬化。

4. 胆小管（bile canaliculus） 胆小管是相邻两个肝细胞之间的局部胞膜凹陷形成的微细管道，在肝板内连接成网。胆小管面微绒毛突入管腔；靠近胆小管的相邻肝细胞形成由紧密连接、桥粒等组成的连接复合体，可封闭胆小管周围的细胞间隙，防止胆汁外溢至细胞间或窦周隙。

（二）门管区

1. 位置 相邻肝小叶之间呈三角形或椭圆形的结缔组织小区。

2. 组成 小叶间静脉、小叶间动脉、小叶间胆管。

3. 结构与功能

（1）小叶间静脉 是门静脉的分支，管腔较大而不规则，壁薄。

（2）小叶间动脉 是肝动脉的分支，管腔小，管壁相对较厚。

（3）小叶间胆管 管壁由单层立方上皮构成，最后形成左、右肝管出肝。

（三）肝内血液循环

肝与血液内的物质代谢密切相关，其血供通常分为功能性血管和营养性血管。进入肝的血管有门静脉和肝动脉，门静脉是肝的功能性血管，主要收集胃肠静脉和脾动脉的血流，将胃肠吸收的营养和某些有毒物质输入肝内进行代谢和加工处理。肝动脉是肝的营养性血管，为肝提供氧及其他器官的代谢产物。

（四）肝的胆汁形成和排出途径

1. 胆汁的形成 肝细胞吸收血浆中的胆红素后，经滑面内质网的葡萄糖醛酸转移酶作用转化为水溶性的结合胆红素，释放入胆小管，与胆盐和胆固醇等共同组成胆汁，成人每天可分泌胆汁 600～1000ml。

2. 排出途径 胆小管内的胆汁从肝小叶的中央流向周边。胆小管于小叶边缘处汇集进入闰管或赫林体。闰管和小叶间胆管相连，向肝门方向汇集，最后形成左、右肝管出肝，在肝外汇成肝总管，再由胆囊管或经胆总管入十二指肠。

（五）肝的再生

肝的重要特征之一是它具有强大的再生能力。正常人的肝细胞是一种长寿命细胞，极少见分裂象。但在肝受损害后，尤其是肝大部分（2/3）切除后，肝细胞迅速出现快速活跃的分裂增殖，并能精确调控自身体积的大小（在残余肝不发生炎症和纤维增生的情况下）。肝的再生受肝内多种因子的调控。

四、胆囊和胆管

（一）胆囊

胆囊分底、体、颈三部，颈部连胆囊管。胆囊壁由黏膜、肌层和外膜三层组成。

1. 黏膜 有发达的皱襞。上皮为单层柱状，固有层为薄层结缔组织。

2. 肌层 肌层的平滑肌厚薄不一，胆囊底部较厚，颈部次之，体部最薄。

3. 外膜 较厚，大部分为浆膜。

4. 功能 贮存和浓缩胆汁。

（二）胆管

肝外胆管管壁由黏膜、肌层和外膜组成，上皮为单层柱状，有杯状细胞，固有层内有黏液腺。肝管和胆总管上 1/3 段肌层很薄，平滑肌分散；胆总管的中 1/3 段肌层较厚尤其是纵行平滑肌增多；胆总管下 1/3 段可分内环行、外纵行两层。胆总管在与胰管汇合后，穿入十二指肠壁，局部扩大形成壶腹，此处的环形平滑肌增厚，其舒缩作用控制了胆汁和胰液的排出。外膜为较厚的结缔组织。

同步练习

一、填空题

1. 胰腺腺泡腔内可见较小的扁平或立方形细胞，称_____，是延伸入腺泡腔内的_____起始部上皮细胞。
2. 胰腺导管上皮细胞可分泌_____和_____。
3. 胰岛内的细胞呈_____分布，细胞间含丰富的_____。
4. 人胰岛主要由_____、_____、_____和_____四种细胞组成，其中_____分泌高血糖素；_____分泌胰岛素，其作用是_____。
5. 肝小叶中央有一条沿其长轴走行的_____，_____和_____以_____为中心向周围呈放射状排列。
6. 每个肝细胞有三种类型的功能面，即_____、_____和_____。
7. 肝细胞内的_____参与合成多种重要的血浆蛋白，_____参与胆汁合成等多项功能。
8. 肝血窦内皮细胞胞质部有大量_____，内皮细胞连接_____，内皮外无_____。
9. 窦周隙为_____与_____之间的狭小间隙。
10. 靠近胆小管的相邻肝细胞膜形成由_____、_____等组成的连接复合体，封闭胆小管周围的细胞间隙。

二、名词解释

1. 窦周隙
2. 胆小管
3. 库普弗细胞
4. 肝板
5. 门管区
6. 泡心细胞
7. 肝索
8. 肝血窦

三、问答题

1. 简述肝内血液循环。
2. 简述肝巨噬细胞的形态和功能。
3. 试述胰腺的组织结构及其功能。
4. 试述肝细胞的光镜和电镜结构及其主要功能。

参考答案

一、填空题

1. 泡心细胞　闰管
2. 水　电解质
3. 团索状　有孔毛细血管

4. A 细胞　B 细胞　D 细胞　PP 细胞　A 细胞　B 细胞　降低血糖
5. 中央静脉　肝索　肝血窦　中央静脉
6. 血窦面　胆小管面　肝细胞连接面
7. 粗面内质网　滑面内质网
8. 内皮窗孔　松散　基膜
9. 血窦内皮　肝板
10. 紧密连接　桥粒

二、名词解释

1. 窦周隙：肝血窦内皮与肝板之间的狭窄间隙称为窦周隙。窦周隙内充满血浆，肝细胞血窦面的微绒毛浸于其中，此处是肝细胞与血液间进行物质交换的场所。

2. 胆小管：相邻两个肝细胞之间的局部胞膜凹陷形成的微细管道称胆小管。

3. 库普弗细胞：是定居在肝内的巨噬细胞。由血液单核细胞分化而来。在清除从门静脉入肝的抗原异物、清除衰老的血细胞、监视肿瘤等方面发挥重要作用。

4. 肝板：肝细胞单层排列成凹凸不平的板状结构称肝板。在肝小叶内以中央静脉为中心向周边呈放射状排列。相邻肝板吻合连接，形成迷路样结构。

5. 门管区：相邻肝小叶之间呈三角形或椭圆形的结缔组织小区，可见三种伴行的管道，即小叶间静脉、小叶间动脉和小叶间胆管。

6. 泡心细胞：胰腺腺泡腔面可见一些较小的扁平或立方形细胞，称泡心细胞，胞质染色淡，核圆或卵圆形。它是延伸入腺泡腔内的闰管起始部上皮细胞。

7. 肝索：相邻肝板吻合连接，形成迷路样结构，其切面呈索状，故也称肝索。

8. 肝血窦：肝板之间的扩大毛细血管。腔大而不规则，窦壁由内皮细胞围成。含各种肠道吸收物的门静脉血液和含氧的肝动脉血液，通过在门管区的小叶间动脉和小叶间静脉注入肝血窦。

三、问答题

1. 答：肝与血液内的物质代谢密切相关，其血供通常分为功能性血管和营养性血管。进入肝的血管有门静脉和肝动脉，门静脉是肝的功能性血管，主要收集胃肠静脉和脾动脉的血流，将肠吸收的营养和某些有毒物质输入肝内进行代谢和加工处理。肝动脉是肝的营养性血管，为肝提供氧及其他器官的代谢产物。

2. 答：形态：肝巨噬细胞形态不规则，表面有许多皱褶和微绒毛，并伸出许多板状或丝状伪足附于内皮细胞上，或穿过内皮细胞窗孔和细胞间隙伸入窦周隙内。

功能：清除从门静脉入肝的抗原异物，清除衰老的血细胞和监视肿瘤。

3. 答：胰腺的组织结构：表面覆盖结缔组织被膜，伸入腺实质将其分隔成许多小叶，腺体实质由内分泌部、外分泌部（胰岛）组成。外分泌部构成腺的大部分，是重要的消化腺，外分泌部为纯浆液性复管泡状腺，由腺泡和导管组成，每个腺泡含 40～50 个胰腺泡细胞，胰腺泡细胞具有典型浆液细胞的特征，胰腺腺泡腔面还可见一些扁平或立方形的泡心细胞，它是延伸入腺泡腔内的闰管起始部上皮细胞；导管由闰管、纹状管、小叶间导管和总导管组成。内分泌部称胰岛，是散在分布于外分泌部之间的细胞团，胰岛大小不一，小的仅由几个细胞组成，大的由数百个细胞围成团索状，胰岛细胞间有丰富的有孔毛细血管。人胰岛主要有 A、B、D、PP 细胞。

功能：①A 细胞分泌高血糖素，能促进肝细胞内的糖原分解为葡萄糖，并抑制糖原合成，故使血糖升高。②B 细胞分泌胰岛素，能促进细胞吸收血液内的葡萄糖作为细胞代谢的主要能量来源，同时也促进肝细胞将葡萄糖合成糖原。③D 细胞分泌生长抑素，它以旁分泌方式经缝隙连接直接用于邻近的 A 细胞、B 细胞或 PP 细胞，抑制这些细胞的分泌活动。④PP 细胞分泌胰多肽，有抑制胃肠运动、胰液分泌以及胆囊收缩的作用。

4. 答：光镜结构：呈多面体形，体积较大，直径 15～30μm，它有三个功能面，即血窦面、胆小管面及肝细胞连接面。血窦面和胆小管面有发达的微绒毛。肝细胞核大而圆，居中央，常染色质丰富，核膜清楚，核仁 1 个至数个，可有双核或多倍体核；肝细胞胞质嗜酸性，含弥散分布的嗜碱性团块。

电镜结构：肝细胞胞质内有丰富的细胞器：粗面内质网、滑面内质网、高尔基复合体、线粒体、溶酶体和过氧化物酶体，以及糖原、脂滴、色素等内含物。

功能：合成多种重要的血浆蛋白，包括白蛋白、纤维蛋白原、凝血酶原、脂蛋白和补体等；胆汁合成、脂类代谢、糖代谢和激素代谢，以及肠道吸收的有机异物的生物转化；参与胆汁合成。

（李丰）

第16章 呼吸系统

> **教学目的要求**
>
> **1. 掌握** 肺的结构；肺导气部的组成及管壁结构变化；肺呼吸部的组成；呼吸性细支气管、肺泡管和肺泡囊的结构特点；肺泡上皮Ⅰ型细胞与Ⅱ型细胞的超微结构与功能；肺泡隔的结构；肺巨噬细胞的分布与功能；气血屏障的组成与功能。
>
> **2. 熟悉** 气管和主支气管的管壁结构。
>
> **3. 了解** 鼻腔的结构；前庭部、呼吸部、嗅部黏膜的结构与功能；喉黏膜的结构特点。

一、鼻腔

鼻腔内面覆以黏膜，由上皮和固有层构成。黏膜下方为软骨、骨或骨骼肌。鼻黏膜分前庭部、呼吸部和嗅部三部分，结构特点如下。

1. 前庭部 上皮为复层扁平；近外鼻孔上皮出现角化，并含鼻毛和皮脂腺。

2. 呼吸部 占鼻黏膜的大部；包括下鼻甲、中鼻甲、鼻道及鼻中隔中下部的黏膜。生活状态的黏膜呈淡红色，表面为假复层纤毛柱状上皮，杯状细胞较多。固有层结缔组织中有较多腺体及丰富的静脉丛。

3. 嗅部 嗅黏膜表面的嗅上皮为假复层柱状上皮，由支持细胞、基细胞和嗅细胞组成。黏膜固有层含嗅腺。

（1）**支持细胞** 呈高柱状，顶部宽大，基部较细，游离面有许多微绒毛。支持细胞起支持和分隔嗅细胞的作用。

（2）**基细胞** 呈圆形或锥形，位于上皮深部。细胞有细小突起，伸于上皮内其他细胞之间。基细胞有分裂和分化能力，能分化为支持细胞和嗅细胞。

（3）**嗅细胞** 呈梭形，为双极神经元，它是唯一存在于上皮内的感觉神经元。嗅细胞分散于支持细胞之间，分胞体、树突和轴突三部分。顶部的树突呈细棒状，伸至上皮游离面，突起末端膨大呈球状，称嗅泡（olfactory vesicle），从嗅泡伸出10～30根纤毛，称嗅毛（olfactory cilia）。嗅毛向一侧倾倒，浸埋于上皮表面的嗅腺分泌物内。胞体基部伸出细长轴突，穿过基膜，在固有层内由施万细胞包裹，形成无髓神经纤维，组成嗅神经。嗅神经穿过颅骨筛板，与嗅球内的神经元树突构成突触。嗅毛为嗅觉感受器，可能具有不同的受体，分别接受不同化学物质的刺激，使嗅细胞产生冲动，传入中枢，产生嗅觉。

二、喉

（1）喉以软骨为支架，软骨之间借韧带、肌肉或关节相连，会厌表面覆以黏膜，内部为会厌软骨。

（2）会厌舌面及喉面上部的黏膜上皮为复层扁平，有味蕾，喉面基部为假复层纤毛柱状上皮。

（3）固有层为疏松结缔组织，弹性纤维较丰富，并有混合腺和淋巴组织。

（4）喉侧壁黏膜形成上、下两对皱襞，分别为室襞和声襞。上、下皱襞之间为喉室。

（5）声襞又称声带，游离缘为膜部，较薄，基部为软骨部。

（6）膜部黏膜表面为复层扁平上皮，固有层包括浅部的疏松结缔组织和深部的致密结缔组织。固有层深部富含弹性纤维与表面平行排列，构成声韧带。

（7）固有层内血管少，无腺体，下方骨骼肌纤维构成声带肌。

（8）声带振动主要在膜部。

三、气管与主支气管

（一）★气管

气管与主支气管的管壁分3层，从内向外为黏膜、黏膜下层和外膜。

1. 黏膜 由上皮和固有层组成。上皮为假复层纤毛柱状，由纤毛细胞、杯状细胞、刷细胞、小颗粒细胞和基细胞组成。

（1）纤毛细胞 游离面纤毛向咽部快速摆动，将黏液及附于其上的尘粒、细菌等异物推向咽部被咳出，净化吸入的空气。

（2）杯状细胞 分泌的黏蛋白与混合腺的分泌物在上皮表面构成黏液性屏障，黏附空气中的异物颗粒，溶解吸入的有毒气体。

（3）刷细胞 游离面有微绒毛。

（4）小颗粒细胞 较少，呈锥形，细胞质内有许多分泌颗粒，分泌物可调节呼吸道平滑肌的收缩和腺体的分泌。

（5）基细胞 呈锥形，为干细胞，可增殖分化为上皮中其他各类细胞。

固有层结缔组织中有较多的弹性纤维，也常见淋巴组织、浆细胞等，具有免疫性防御功能。

2. 黏膜下层 为疏松结缔组织，与固有层和外膜无明显分界。内有较多混合性腺。

3. 外膜 较厚，主要含16~20个C字形透明软骨环，软骨环之间以弹性纤维构成的膜状韧带连接；软骨环的缺口处有弹性纤维组成的韧带和平滑肌束。

（二）主支气管

主支气管壁的结构随着管腔变小，管壁变薄，三层分界不明显；环状软骨逐渐变为不规则的软骨片，而平滑肌纤维逐渐增多，呈螺旋形排列。

四、肺

肺组织由肺间质和实质组成。肺间质包括结缔组织、血管、淋巴管和神经等。肺实质由肺内支气管各级分支及其终末肺泡组成。从主支气管至肺泡大约有24级分支。

（一）★肺导气部

肺导气部构成：叶支气管、段支气管、小支气管、细支气管、终末细支气管。每一个细支气管连同它的分支组成一个肺小叶，是肺的结构单位。

气管分支后管壁结构变化如下：管腔变小、管壁变薄；管壁三层分界不明；环状软骨变成片状；平滑肌逐渐增多（见表16-1）。

1. 叶支气管至小支气管 管壁结构与支气管基本相似，但管径渐细，管壁渐薄，小支气管的内径为2~3mm。管壁三层分界也渐不明显，其结构的主要变化是：①上皮均为假复层纤毛柱状，也含有纤毛细胞、杯状细胞、刷细胞、小颗粒细胞和基细胞，但上皮薄，杯状细胞渐少；②腺体逐渐减少；③软骨呈不规则片状，并逐渐减少；④平滑肌相对增多，从分散排列渐成断续的环形肌束环绕管壁。

2. 细支气管和终末细支气管 细支气管内径约1mm，上皮由假复层纤毛柱状渐变为单层纤毛柱状，也含有前述各种细胞，但杯状细胞减少或消失。腺和软骨也很少或消失，环行平滑肌则更明显，黏膜常形成皱襞。

细支气管分支形成终末细支气管（terminal bronchiole），内径约 0.5mm，上皮为单层柱状，无杯状细胞；腺和软骨均消失；环行平滑肌则更明显，形成完整的环行层，黏膜皱襞也明显。

终末细支气管上皮内除少量纤毛细胞外，大部为无纤毛的柱状分泌细胞（称克拉拉细胞），细胞顶部呈圆顶状凸向管腔，顶部胞质内含分泌颗粒。克拉拉细胞的分泌物中含蛋白水解酶，可分解管腔内的黏液，利于黏液排出。细胞内还含有较多的氧化酶系，可对吸收的毒物或某些药物进行生物转化，使其毒性减弱或便于排出。细支气管和终末细支气管的环行平滑肌在自主神经的支配下收缩或舒张，以调节进出肺泡的气流量。正常情况下吸气时平滑肌松弛，管腔扩大；呼气末时，平滑肌收缩，管腔变小。在支气管哮喘等病理情况下，平滑肌发生痉挛性收缩，以致呼吸困难。

表 16-1 肺导气部结构特点

结构	叶支气管至小支气管	细支气管	终末细支气管
腔面被覆上皮	假复层纤毛柱状	假复层纤毛柱状	单层柱状
杯状细胞	有	少	无
混合腺	有	少	无
软骨	软骨碎片	少	无
平滑肌	相对增多，形成断续、环行肌束	相对增多，直至形成完整环行平滑肌层	

（二）★肺呼吸部

肺呼吸部构成：呼吸性细支气管、肺泡管、肺泡囊、肺泡。

1. 呼吸性细支气管 从呼吸性细支气管（respiratory bronchiole）开始管壁上有肺泡相接，在肺泡开口处，单层立方上皮移行为肺泡的单层扁平上皮。

2. 肺泡管（alveolar duct） 是呼吸性细支气管的分支，肺泡管壁上有大量的肺泡，自身的管壁结构很少，在相邻肺泡开口之间可见结节状膨大。

3. 肺泡囊 为若干肺泡的共同开口处。

4. 肺泡 肺泡呈囊状，壁薄，由Ⅰ和Ⅱ型肺泡上皮构成。两型肺泡上皮细胞的特点见表 16-2。

Ⅰ型肺泡细胞（typeⅠalveolar cell）：①细胞扁平，表面较光滑，含核部分略厚，其他部分很薄，厚约 0.2μm，光镜下难辨认；②电镜下，胞质内细胞器甚少，但吞饮小泡甚多，细胞以吞饮方式吞入吸入空气中的微小尘粒和上皮表面的表面活性物质，转运至间质内经淋巴转运和消除；③Ⅰ型肺泡细胞覆盖肺泡表面积的 95%，是进行气体交换的部位。Ⅰ型细胞无增殖能力，损伤后由Ⅱ型细胞增殖分化补充。

Ⅱ型肺泡细胞（typeⅡalveolar cell）：①细胞较小，圆形或立方形，散在分布于Ⅰ型细胞之间。细胞核圆形，胞质着色浅，呈泡沫状，细胞略凸向肺泡腔；②电镜下，细胞胞质内除富含线粒体、粗面内质网、高尔基复合体和溶酶体外，还有许多高电子密度的分泌颗粒，因颗粒呈同心圆或平行排列的板层结构，故称板层小体；③细胞以胞吐方式将颗粒内容物排出，分泌物中的磷脂（主要是二棕榈酰卵磷脂）等成分在肺泡上皮表面铺展成一层薄膜，称表面活性物质（surfactant），有降低肺泡表面张力、稳定肺泡大小的作用。Ⅱ型细胞还有分裂增殖并转化为Ⅰ型细胞的功能。

表 16-2　肺泡上皮细胞的功能特点

细胞	数量	功能
Ⅰ型肺泡细胞	多,覆盖肺的95%表面积	进行气体交换的部位
Ⅱ型肺泡细胞	少,覆盖肺的5%表面积	分泌形成表面活性物质;能增殖分裂,可分化为Ⅰ型肺泡细胞

肺泡隔：相邻肺泡之间的薄层结缔组织，其内有密集的连续毛细血管和丰富的弹性纤维，其弹性起回缩肺泡的作用。

肺巨噬细胞：来源于单核细胞，广泛分布于肺间质，在肺泡隔中最多；功能是吞噬细菌、尘粒等。吞噬了较多尘粒的巨噬细胞称尘细胞。

肺泡孔：相邻肺泡之间气体流通的小孔。

气血屏障：是肺泡内气体与血液内气体进行交换所通过的结构，包括肺泡表面活性物质层、Ⅰ型肺泡细胞与基膜、薄层结缔组织、毛细血管基膜与连续内皮。

（三）肺的血液供应

肺的血液供应来自肺动脉和支气管动脉。肺动脉是肺功能血管，管径较粗，为弹性动脉，其分支与各级支气管伴行直至肺泡隔内形成毛细血管网，毛细血管内血液与肺泡进行气体交换。支气管动脉是肺营养血管，管径细，为肌性动脉。该动脉发自胸主动脉或肋间动脉，与支气管伴行入肺，沿途在导气部各段管壁内分支形成毛细血管网，营养管壁组织。

同步练习

一、填空题

1. 气管与主支气管壁可分为_____、_____和_____3层，黏膜上皮类型为_____。
2. 气管与主支气管的黏膜上皮由_____、_____、_____、_____和基细胞等组成。
3. 肺的呼吸部包括_____、_____、_____和_____。
4. 肺泡上皮由_____和_____组成，_____覆盖了肺泡约95%的表面积，是进行_____的部位。
5. Ⅱ型肺泡细胞将颗粒内容物胞吐释放后，在肺泡上皮表面铺展成一层薄膜，称_____，有_____、_____的重要作用。
6. 相邻肺泡之间的薄层结缔组织构成_____，其内有密集的_____和丰富的_____。
7. 肺巨噬细胞由_____演化而来，具有活跃的_____。吞噬了较多尘粒的肺巨噬细胞称为_____。
8. 呼吸细支气管管壁上皮是_____，管壁上有少量_____，在此开口处，上皮移行为_____，此管开始有_____功能。

二、名词解释

1. 肺小叶
2. 气-血屏障

三、问答题

1. 试述Ⅱ型肺泡细胞的光镜、电镜结构与功能。
2. 试述气管壁的结构及上皮中细胞成分的功能。
3. 试述肺呼吸部的组成及其光镜结构。

参考答案

一、填空题

1. 黏膜　黏膜下层　外膜　假复层纤毛柱状上皮
2. 纤毛细胞　杯状细胞　刷细胞　小颗粒细胞
3. 呼吸性细支气管　肺泡管　肺泡囊　肺泡
4. Ⅰ型肺泡细胞　Ⅱ型肺泡细胞　Ⅰ型肺泡细胞　气体交换
5. 表面活性物质　降低肺泡表面张力　稳定肺泡大小
6. 肺泡隔　连续毛细血管　弹性纤维
7. 单核细胞　吞噬功能　尘细胞
8. 单层立方　肺泡　单层扁平　换气

二、名词解释

1. 肺小叶：每一细支气管连同它的各级分支和肺泡，组成一个肺小叶。肺小叶是肺的结构单位。

2. 气-血屏障：是肺泡内气体与血液内气体进行交换所通过的结构，包括肺泡表面活性物质层、Ⅰ型肺泡细胞与基膜、薄层结缔组织、毛细血管基膜与连续内皮。

三、问答题

1. 答：Ⅱ型肺泡细胞存在于肺泡上皮。①光镜下可见细胞呈圆形或立方形，散在分布于Ⅰ型肺泡细胞之间；细胞核圆形，胞质着色浅，呈泡沫状。②电镜下，细胞胞质富含线粒体和溶酶体，有较发达的粗面内质网和高尔基复合体；有较多高电子密度的分泌颗粒，内含同心圆或平行排列的板层状结构，其主要成分有磷脂、蛋白质和糖胺多糖等。③Ⅱ型肺泡细胞将颗粒内容物吐释放后，在肺泡上皮表面铺展成一层薄膜，称表面活性物质，有降低肺泡表面张力、稳定肺泡大小的重要作用。在肺泡损伤破坏时，Ⅱ型肺泡细胞可分裂分化形成Ⅰ型肺泡细胞，修复肺泡。

2. 答：(1) 气管壁由内向外分为黏膜、黏膜下层和外膜3层。①黏膜由上皮和固有层组成。上皮为假复层纤毛柱状，固有层结缔组织中含较多的弹性纤维，也常见淋巴细胞、浆细胞等。②黏膜下层为疏松结缔组织，内有较多的混合性腺。③外膜较厚，主要含16～20个"C"字形透明软骨环，软骨环之间以弹性纤维构成的膜状韧带连接；软骨环的缺口处有弹性纤维组成的韧带和平滑肌束。

(2) 上皮中的细胞有纤毛细胞、杯状细胞、刷细胞、小颗粒细胞和基细胞。①纤毛细胞游离面有密集的纤毛，纤毛的摆动可将黏液及附着其上的尘埃、细菌等异物推向咽部被咳出，净化吸入的空气。②杯状细胞可分泌黏液，与混合腺的分泌物在上皮表面构成黏液性屏障，可黏附空气中的异物颗粒，溶解吸入的SO_2等有毒气体。③刷细胞呈柱状，游离面有排列整齐的微绒毛，该细胞功能尚未定论。④小颗粒细胞是一种内分泌细胞，胞质有许多致密分泌颗粒，内含5-羟色胺等物质，可调节呼吸道平滑肌的收缩和腺体的分泌。⑤基细胞呈锥形，位于上皮深部，为干细胞，可增殖分化为上皮中其他各类细胞。

3. 答：肺呼吸部包括呼吸性细支气管、肺泡管、肺泡囊和肺泡。①呼吸性细支气管管壁上出现少量肺泡，管壁上皮为单层立方，有克拉拉细胞和少许纤毛细胞，上皮下有少量环行平滑肌纤维。②肺泡管的管壁上有许多肺泡，在切片上呈现为一系列相邻肺泡开口之间的结节状膨大；膨大表面覆有单层立方或扁平上皮，内部有平滑肌纤维。③肺泡囊为若干肺泡的共同开口处，相邻肺泡开口之间无平滑肌，故无结节状膨大。④肺泡为半球形的小囊，开口于肺泡囊、肺泡管或呼吸性细支气管，是肺进行气体交换的部位；相邻肺泡之间有肺泡孔。肺泡上皮由Ⅰ型肺泡细胞和Ⅱ型肺泡细胞组成。Ⅰ型肺泡细胞扁平，覆盖了肺泡约95%的表面积，是进行气体交换的部位。Ⅱ型肺泡细胞呈立方形或圆形，光镜下胞质着色浅，呈泡沫状，电镜下胞质含板层小体；细胞分泌表面活性物质，有降低肺泡表面张力、稳定肺泡直径的作用，还有分化为Ⅰ型肺泡细胞、修复肺泡的潜能。

(邓婷)

第17章 泌尿系统

教学目的要求

1. **掌握** 泌尿小管的组成；肾单位的概念和组成；髓袢、浅表肾单位、髓旁肾单位的概念；肾小体的光镜结构、电镜结构与功能；滤过屏障的组成与功能；肾小管各段的光镜结构、超微结构与功能；集合管的结构特点与功能。
2. **熟悉** 肾血液循环的途径和特点。
3. **了解** 球旁复合体的位置和组成；球旁细胞的光镜结构、超微结构与功能；致密斑细胞和球外系膜细胞的结构特点与功能；肾间质的结构；输尿管、膀胱的一般结构。

内容精讲

一、肾

肾（kidney）是人体最主要的排泄器官，除对人体的水盐代谢和离子平衡起调节作用外，还能分泌多种生物活性物质。肾表面有被膜，由实质和间质两部分构成。肾间质由肾内的结缔组织、血管及神经等构成。肾实质分为浅部的皮质和深部的髓质。髓质由10余个肾锥体组成。肾锥体的底与皮质相连接，从肾锥体底呈辐射状伸入皮质的条纹称髓放线（medullary ray）。位于髓放线之间的肾皮质称皮质迷路（cortical labyrinth）。每个髓放线及其周围的皮质迷路组成一个肾叶。肾实质由大量肾单位和集合管构成。肾小管汇入集合管，合称泌尿小管。

（一）★肾单位

肾单位（nephron）是肾的结构和功能单位，由肾小体和肾小管两部分组成，因在皮质中位置不同分为浅表肾单位和髓旁肾单位。肾小体一端与肾小管相连，肾小管长而弯曲，从起始部至终末依次分为近端小管曲部（或称近曲小管）、近端小管直部（或称近直小管）、细段、远端小管直部（或称远直小管）和远端小管曲部（或称远曲小管）五段。近端小管直部、细段和远端小管直部三者构成U形的袢称为髓袢（medullary loop）。髓袢由皮质向髓质方向下行的一段称降支，而由髓质向皮质方向上行的一段称升支。浅表肾单位的肾小体位于皮质浅部且体积小，髓袢和细段均较短，约占肾单位总数的85%，在尿液形成中有重要作用。髓旁肾单位肾小体位于皮质深部且体积大，髓袢和细段均较长，约占肾单位总数的15%，对尿液浓缩具有重要的生理意义。

1.★肾小体（renal corpuscle） 呈球形，直径约200μm，由血管球及肾小囊两部分构成。肾小体有两个极，微动脉出入端为血管极，与近曲小管相连端为尿极。

（1）血管球（glomerulus） 是肾小囊内一团盘曲的毛细血管，来自入球微动脉。入球微动脉进入肾小囊后，反复分支，形成网状毛细血管袢，继而回合，于近血管极处形成出球微动脉离开肾小囊。入球微动脉较粗，出球微动脉较细，故毛细血管袢内压力较高。电镜下血管球毛细血管为有孔型，孔径50~100nm，多无隔膜，有利于血液中物质滤出。毛细血管内皮基底面多有基膜，主要由胶原蛋白、层黏连蛋白和一些带负电荷的蛋白多糖组成，共同形成孔径为4~8nm的分子筛，在血液物质滤过中起关键作用。

血管球毛细血管之间有血管系膜（mesangium），由球内系膜细胞和系膜基质组成。球内系膜细胞（intraglomerular mesangial cell）形态不规则，核小，染色深，细胞的突起可伸至内皮与基膜之间，或经内皮细胞之间伸入毛细血管腔内；胞质内有较发达的粗面内质网、高尔基复合体、溶酶体和吞噬泡等，有时可见少量分泌颗粒。胞体和突起内还有微管、微丝和中间丝。系膜细胞为特化的平滑肌细胞，兼有多种功能，如：合成基膜和系膜基质成分，参与基膜形成与更新及吞噬和降解沉积在基膜上的免疫复合物，以维持基膜的通透性等。

(2) 肾小囊（renal capsule） 是肾小管起始部膨大凹陷而成的杯状双层上皮囊。外层（或称壁层）为单层扁平上皮，在血管极处返折为内层（或称脏层），两层之间的腔隙为肾小囊腔，与近曲小管腔直接相通。内层细胞称足细胞，扫描电镜下可见其胞体大，有多级突起。足细胞胞体伸出几个较大的初级突起，每个初级突起又分出许多指状的次级突起，相邻足细胞次级突起相互嵌合，形成栅栏隙，称为裂孔，孔上覆盖一层裂孔膜。

(3) ★滤过屏障（filtration barrier） 由有孔毛细血管内皮、基膜和足细胞裂孔膜组成，又称滤过膜，过滤血浆，形成原尿。一般情况下，分子量 7 万以下、直径 4nm 以下的物质可通过滤过膜，其中又以带正电荷的物质易于通过。原尿中除不含大分子的蛋白质外，其成分与血浆相似。

滤过膜的电荷屏障（如毛细血管内皮表面和足细胞表面均含有带负电荷的唾液酸糖蛋白，基膜内含有带负电荷的硫酸肝素）可阻止血浆内带负电荷的物质通过滤过膜，这对防止血浆蛋白滤出具有重要意义。成人一昼夜可产生 180L 原尿。若滤过膜受损时，可出现血尿或蛋白尿。

2. ★肾小管（renal tubule） 由单层上皮围成，上皮外有基膜及少量结缔组织。肾小管分为近端小管、细段和远端小管三个部分，近端小管与肾小囊相连，远端小管连接集合小管。肾小管具有重吸收、分泌或排泄作用。

(1) 近端小管（proximal tubule） 为肾小管中最粗最长的一段，管径 50～60μm，长约 14mm，占肾小管总长的一半。近端小管分曲部和直部，分别称为近曲小管和近直小管。

① 近曲小管：光镜下，上皮细胞呈锥体或立方形，核位于近基底部，胞质嗜酸性，细胞界限不清，细胞游离面上有刷状缘。电镜下，可见刷状缘由密集排列的微绒毛构成，极大地增加了细胞的表面积，有利于物质重吸收。在微绒毛基部之间有细胞膜内陷形成的顶小管和顶小泡，是细胞吞饮原尿中小分子蛋白质的方式。细胞侧面有许多侧突，细胞分界不清。细胞基底部有发达的质膜内褶，内褶之间有许多纵行排列的线粒体，侧突及质膜内褶使细胞侧面及基底面面积扩大，有利于重吸收物的排出。细胞基部质膜上具有丰富的 Na^+、K^+-ATP 酶，可将细胞内钠离子泵出。

② 近直小管：其结构与曲部基本相似，但上皮细胞较矮，微绒毛、侧突和质膜内褶等不如曲部发达。

近端小管是原尿中有用成分重吸收的重要场所。此外，近端小管还向腔内分泌代谢产物，如氢离子、氨、肌酐和马尿酸等；还能转运和排出血液中的酚红、青霉素等外来物质。临床上常利用酚红排泄试验来检测近端小管的功能状态。

(2) 细段（thin segment） 位于髓放线及肾锥体内。管径细，管壁为单层扁平上皮，细胞含核部分突向管腔，胞质着色较浅，无刷状缘。由于细段上皮薄，有利于水和离子通透。

(3) 远端小管（distal tubule） 分直部和曲部，分别称为远直小管和远曲小管。远端小管比近端小管管腔相对较大。上皮细胞呈立方形，染色较浅，细胞界限较清楚，核位于中央或近腔侧，游离面无刷状缘，基底部质膜内褶发达。

① 远直小管：电镜下，上皮细胞腔面仅有少量微绒毛。基底部质膜内褶发达，褶深可达细胞顶部，褶间胞质内有纵行排列的大而长的线粒体。基底部质膜上有丰富的 Na^+、K^+-ATP 酶，能主动向间质内转运钠离子。

② 远曲小管：其超微结构与直部相似，但质膜内褶和线粒体不如直部发达。远曲小管是离

子交换的重要部位，细胞有吸收水、Na^+ 和排出 K^+、H^+、NH_3 等功能，对维持体液的酸碱平衡起重要作用。它的功能活动受醛固酮和抗利尿激素的调节，醛固酮促进其吸收 Na^+ 和排出 K^+；抗利尿激素促进其对水的重吸收，使尿液浓缩，尿量减少。

近曲小管、远曲小管及细段的主要区别见表17-1。

表 17-1 近曲小管、远曲小管及细段的主要结构与功能特点

项目	近曲小管	远曲小管	细段
管径	粗	较细	最细
管腔	小而不规则	大，腔面平整	很小
细胞形态	大，立方形或锥形，界限不清	立方形，界限较清楚	较扁平
细胞质	嗜酸性，染色深	嗜酸性，染色浅	着色较浅
细胞核	圆，近细胞基部，排列不整齐	位于细胞中央、排列整齐	卵圆形，突向腔面
刷状缘	明显	无	无
质膜内褶	发达	发达	无
细胞连接	连接复合体，侧突多	有侧突	
功能	重吸收水分、离子和营养物质	重吸收水，浓缩尿液，保钠排钾	利于水及离子透过

（二）集合管

（1）集合管（collecting duct）可分为弓形集合管、直集合管和乳头管三段。

（2）弓形集合管很短，位于皮质迷路内，一端连接远曲小管，另一端呈弧形弯入髓放线，与直集合管相通。

（3）直集合小管在髓放线下行时沿途有许多弓形集合管汇入。直集合管的管径由细逐渐变粗，管壁上皮由单层立方逐渐增高为单层柱状，至乳头管处成为高柱状上皮。

（4）集合管上皮细胞胞质色淡而明亮，细胞分界清楚，核圆形，位于中央，着色较深。

（5）集合管上皮细胞游离面仅有少量短微绒毛，也可见少量侧突和短小的质膜内褶。

（6）集合小管能进一步重吸收水和交换离子，使原尿进一步浓缩，并与远端小管曲部一样也受醛固酮和抗利尿激素的调节。

（三）球旁复合体

球旁复合体（juxtaglomerular complex）由球旁细胞、致密斑和球外系膜细胞组成。它位于肾小体的血管极处，大致呈三角形，致密斑为三角形的底，入球微动脉和出球微动脉分别形成三角形的两个侧边，球外系膜细胞则位三角区的中心。

1. 球旁细胞

（1）入球微动脉行至近肾小体血管极处，其血管壁中膜的平滑肌细胞转变为上皮样细胞，称为球旁细胞（juxtaglomerular cell）。

（2）光镜下，细胞体积较大，呈立方形，核大而圆，胞质呈弱嗜碱性，胞质内有丰富的分泌颗粒。

（3）电镜下，细胞内肌丝少，粗面内质网和核糖体多，高尔基复合体发达，颗粒大小不等，多数呈均质状，用免疫组织化学法证明颗粒内含有肾素（renin）。

（4）在球旁细胞和内皮细胞之间无内弹性膜和基膜相隔，故其分泌物易释放入血，促使血管收缩，血压升高。

（5）肾素是一种蛋白水解酶，它能使血浆中的血管紧张素原变成血管紧张素Ⅰ。

（6）血管紧张素Ⅰ在血管内皮细胞分泌的转换酶作用下转变为血管紧张素Ⅱ。两者均可使血管平滑肌收缩，血压升高，增强肾小体滤过作用，但血管紧张素Ⅱ的作用较血管紧张素Ⅰ更强。

（7）肾素还可以促进肾上腺皮质分泌醛固酮，促进肾远曲小管和集合小管吸收 Na^+ 和排出 K^+，同时伴有水的进一步重吸收，导致血容量增大，血压升高。

2. 致密斑

（1）远端小管直部靠近肾小体侧的上皮细胞增高，变窄，形成一个椭圆形斑，称致密斑（macula densa）。

（2）光镜下，细胞呈高柱状，胞质色浅；核椭圆形，排列紧密，位于近细胞顶部。

（3）致密斑基膜常不完整，细胞基部有细小的分支突起，并可与邻近球旁细胞和球外系膜细胞连接。

（4）致密斑为一种离子感受器，能敏锐地感受远端小管内滤液的 Na^+ 浓度变化。当滤液内 Na^+ 浓度降低时，致密斑细胞将信息传递给球旁细胞和球外系膜细胞，促进球旁细胞分泌肾素，增强远端小管潴 Na^+ 排 K^+ 作用。

3. 球外系膜细胞（extraglomerular mesangial cell） 是位于血管极三角区内的一群细胞，细胞形态结构与球内系膜细胞相似，并与球内系膜相延续。球外系膜细胞与球旁细胞、球内系膜细胞之间有缝隙连接，因此认为它在球旁复合体功能活动中，可能起信息传递作用。

球旁复合体结构组成及特点见表 17-2。

表 17-2 球旁复合体结构组成及特点

项目	球旁细胞	致密斑	球外系膜细胞
部位	入球微动脉近肾小体血管极处	远端小管近肾小体血管极侧的上皮斑	肾小体血管极三角区
形态	管壁的平滑肌细胞特化形成上皮样细胞	上皮变高而密集，呈斑状	细胞小而密集
功能	分泌肾素	Na^+ 感受器	信息传递作用

（四）肾间质

肾间质由肾内的结缔组织、血管和神经等组成。皮质内的结缔组织少，越接近肾乳头结缔组织愈多。肾间质中除一般结缔组织成分外，尚有一种特殊的细胞，称为间质细胞（interstitial cell）。细胞呈星形，有较长突起，胞质内除含较多的细胞器外，还有许多脂滴。间质细胞具有分泌前列腺素和形成间质内的纤维和基质的功能。

（五）肾的血液循环

1. 肾的血液循环途径 肾的血管肾动脉直接由腹主动脉分出，经肾门入肾后分为数支叶间动脉，在肾柱内上行至皮质与髓质交界处，横行分支为弓形动脉。弓形动脉分出若干小叶间动脉，呈放射状走行于皮质迷路内形成毛细血管网。小叶间动脉沿途向两侧分出许多入球微动脉进入肾小体，形成血管球。再汇合成出球微动脉。浅表肾单位的出球微动脉离开肾小体后，又分支形成球后毛细血管网，分布在肾小管周围。毛细血管网依次汇合成小叶间静脉、弓形静脉和叶间静脉，它们与相应动脉伴行，最后形成肾静脉出肾。髓旁肾单位的出球微动脉不仅形成球后毛细血管网，而且还发出分支形成直小动脉直行于髓质，又返折为直小静脉，与直小动脉共同构成 U 形血管袢。

2. 肾血液循环特点

（1）肾动脉直接起于腹主动脉，短而粗，血流量大，约占心输出量的 1/4，即每 4～5min 人体内的血液全部流经肾内而被滤过。

（2）肾小体血管球的毛细血管两端皆为微动脉，入球微动脉管径比出球微动脉粗，使血管球内血流量大，血压高，有利于滤过。出球微动脉的平滑肌收缩可主动调节血管球内的血压。

（3）肾内血管通路中出现两次毛细血管，即血管球毛细血管和球后毛细血管网，由于血流经血管球时大量水分被滤出，因此分布在肾小管周围的球后毛细血管内血液的胶体渗透压很高，有利于肾小管上皮细胞重吸收的物质进入血流。

（4）髓质内直小血管袢与髓袢伴行，有利于肾小管和集合小管的重吸收和尿液浓缩。

（5）肾内不同区域的血流不同，皮质血流量大，流速快，髓质血流量小，仅占肾血流量的10%，流速亦慢。

二、输尿管

（1）变移上皮较厚，有4～5层细胞，扩张时可变为2～3层，固有层为结缔组织。

（2）输尿管上2/3段的肌层为内纵、外环两层平滑肌，下1/3段肌层增厚，为内纵、中环和外纵三层。

三、膀胱

（1）膀胱黏膜形成许多皱襞，仅膀胱三角处的黏膜平滑。

（2）膀胱充盈时，皱襞减少或消失。

（3）黏膜上皮为变移上皮。膀胱空虚时上皮厚8～10层细胞，表层细胞大，呈矩形；膀胱充盈时上皮变薄，仅3～4层细胞。细胞也变扁。

（4）电镜下，盖细胞游离面胞膜有内褶和囊泡，膀胱充盈时内褶可展开拉平。细胞近游离面的胞质较为浓密，可防止膀胱内尿液的侵蚀。固有层含较多的胶原纤维和弹性纤维。肌层厚，由内纵、中环和外纵三层平滑肌组成，各层肌纤维相互交错，分界不清。中层环行肌在尿道内口处增厚为括约肌。外膜多为疏松结缔组织，仅膀胱顶部为浆膜。

同步练习

一、填空题

1. 肾单位由_____和_____组成。
2. 肾实质由浅部的_____和深部的_____组成。
3. 肾内能分泌肾素的细胞有_____。
4. 球旁复合体位于肾小体的_____处，由_____、_____和_____组成。
5. 滤过屏障由_____、_____、_____三部分组成。其功能是_____。
6. U形髓袢是由_____、_____和_____三者构成。
7. 泌尿小管是由单层上皮构成的管道，包括_____和_____两部分。
8. 肾实质血液循环先后两次形成毛细血管，即_____和_____。前者功能是形成原尿；后者功能是有利于重吸收。
9. 根据肾小体在皮质中的位置不同，可将肾单位分为_____和_____两种。前者在_____中起重要作用，后者对_____具有重要的生理意义。

二、名词解释

1. 肾单位
2. 滤过屏障
3. 球旁复合体

三、问答题

1. 试述肾小体的结构和功能及原尿的形成。
2. 试述近曲小管和远曲小管的形态结构和功能的差别。

参考答案

一、填空题

1. 肾小体　肾小管
2. 皮质　髓质
3. 球旁细胞
4. 血管极　球旁细胞　致密斑　球外系膜细胞
5. 有孔毛细血管内皮　基膜　足细胞裂孔膜选择性滤过作用
6. 近端小管直部　细段　远端小管直部
7. 肾小管　集合管
8. 血管球　球后毛细血管
9. 浅表肾单位　髓旁肾单位　尿液形成　尿液浓缩

二、名词解释

1. 肾单位：肾的结构和功能单位，由肾小体和肾小管两部分组成。肾小体位于皮质迷路和肾柱内，由血管球和肾小囊组成。肾小体犹如滤过器，当血液流经血管球的时候，血浆中的部分物质过滤入肾小囊腔中形成原尿。肾小管是单层上皮性小管，可分为近端小管、细段和远端小管，有重吸收、分泌或排泄作用。

2. 滤过屏障：是位于肾血管球毛细血管管腔与肾小囊腔之间的屏障结构，由有孔毛细血管内皮、基膜和足细胞裂孔膜3部分组成。由于血管球毛细血管内血压较高，血液在流经血管球毛细血管时，大量的水和小分子物质可通过滤过膜进入肾小囊腔，形成原尿。

3. 球旁复合体：位于肾小体的血管极，由球旁细胞、致密斑和球外系膜细胞组成。球旁细胞由入球微动脉管壁中的平滑肌细胞转变而来，分泌肾素。致密斑由远端小管靠近肾小体侧的上皮细胞增高形成，是一种离子感受器，感受远端小管内 Na^+ 浓度的变化。球外系膜细胞可能起信息传递的作用。

三、问答题

1. 肾小体呈球形，由血管球和肾小囊构成，是滤过血浆形成原尿的结构。①血管球：是肾小囊中一团盘曲的毛细血管。一条入球微动脉从血管极进入肾小囊，分支成毛细血管袢，毛细血管又汇成一条出球微动脉离开肾小囊。电镜下，血管球毛细血管属于有孔型，胞质上有许多小孔，孔处多无隔膜，基膜完整。内皮细胞表面的带负电荷糖蛋白可对血液成分的滤过起一定的选择性作用。由于血管球是介于出球、入球微动脉之间的动脉性毛细血管网，血管球内血液压力较高，故可使血管球内的水和其他小分子物质滤过入肾小囊腔内形成原尿。②肾小囊：是肾小管起始部膨大凹陷而成的杯状双层囊。肾小囊的外层为单层扁平上皮。肾小囊的内层细胞称足细胞。足细胞的许多次级突起互相嵌合成栅栏状，贴在毛细血管基膜外面。次级突起之间的裂隙，称为裂孔，孔间覆盖有裂孔膜。有孔毛细血管内皮、基膜和足细胞裂孔膜三层结构组成滤过膜，或称滤过屏障。肾小体犹如滤过器，当血液流经血管球毛细血管时，管内血压高，血浆中的部分物质经滤过屏障滤入肾小囊腔称原尿。原尿除不含大分子的蛋白质外，其成分和血浆相似。

2. 近曲小管的管腔小，上皮细胞为立方形或锥形，细胞体积大，分界不清。胞质嗜酸性，核圆，位于近基底部。细胞游离面有微绒毛构成的刷状缘，基部有质膜内褶和线粒体构成的纵纹。侧面有许多侧突，相互嵌合。它是重吸收原尿成分的主要场所，原尿中几乎所有的葡萄糖、氨基酸、蛋白质以及大部分水、离子和尿素均在此重吸收。此外，还可以分泌氢离子、氨、肌酐和马尿酸等，还能转运和排出血液中的酚红和青霉素等药物。远曲小管的管腔较大而规则，上皮细胞立方形，比近曲小管的细胞小，着色浅，细胞分界较清楚，核位于中央。游离面无刷状缘，基底部纵纹较明显。远曲小管是离子交换的重要部位，细胞有吸收水、Na^+ 和排出 K^+、H^+、NH_3 等功能，对维持体液的酸碱平衡起重要作用。

（邓婷）

第18章　男性生殖系统

> **教学目的要求**
>
> 1. **掌握**　睾丸生精小管的结构，精子发生的过程，血-睾屏障的组成与功能，睾丸间质细胞的结构与功能。
> 2. **熟悉**　睾丸的一般结构。
> 3. **了解**　附睾、输精管的结构与功能；前列腺、精囊、尿道球腺的结构与功能。

 内容精讲

男性生殖系统由睾丸、生殖管道、附属腺及外生殖器组成。睾丸是产生精子和分泌雄激素的器官。生殖管道包括附睾、输精管及尿道，具有促进精子成熟，营养、贮存和运输精子的作用。附属腺包括精囊、尿道球腺和前列腺。附属腺和生殖管道的分泌物及精子共同组成精液。

一、睾丸

睾丸表面覆以浆膜，深部为致密结缔组织构成的<u>白膜</u>。白膜在睾丸后缘增厚形成睾丸纵隔，纵隔的结缔组织呈放射状伸入睾丸实质，将睾丸实质分成约 250 个锥形小叶，每个小叶内有 1~4 条弯曲细长的生精小管。生精小管接近睾丸纵隔处变为直精小管，它们进入睾丸纵隔相互吻合形成睾丸网。睾丸间质为生精小管之间的疏松结缔组织，其中有睾丸间质细胞。

（一）★生精小管

生精小管是精子发生的部位。成人的生精小管中央为管腔，管壁厚，由生精上皮构成，上皮外有基膜，在生精上皮基膜外侧有胶原纤维和梭形的肌样细胞。<u>生精上皮由生精细胞和支持细胞组成</u>。

1. 生精细胞（spermatogenic cell）　包括精原细胞、初级精母细胞、次级精母细胞、精子细胞和精子。它们自生精上皮的基底部至腔面依次排列为 5~8 层。

★精子发生：精原细胞形成精子的过程称精子发生。精子发生经历了精原细胞增殖、精母细胞减数分裂和精子形成三个阶段。

（1）精原细胞（spermatogonium）　紧贴基膜，圆形或卵圆形。精原细胞分 A、B 两型：A 型精原细胞核卵圆形，为干细胞，经分裂增殖，一部分子细胞继续作为干细胞，另一部分可分化为 B 型精原细胞，染色体核型为 46，XY（2n，DNA）。B 型精原细胞核圆形，核周边染色质颗粒较粗。B 型精原细胞经过数次分裂后，分化成初级精母细胞。

（2）初级精母细胞（primary spermatocyte）　位于精原细胞近腔侧，圆形，体积较大，核大而圆，染色体核型为 46，XY。细胞经过 DNA 复制后（4n，DNA），进行第一次减数分裂，形成 2 个次级精母细胞。由于第一次减数分裂的分裂前期历时较长，所以在生精小管的切面中常可见到处于不同增殖阶段的初级精母细胞。

（3）次级精母细胞（secondary spermatocyte）　位置靠近腔面，核圆形，染色较深，染色体核型为 23，X 或 23，Y（2n，DNA）。每条染色体由 2 条染色单体组成，通过<u>着丝粒</u>相连。次级精母细胞不进行 DNA 复制，即进入第二次减数分裂，形成两个精子细胞，精子细胞的染色体核型为 23，X 或 23，Y（1n，DNA）。由于次级精母细胞存在时间短，故在生精小管切面中不易见到。

减数分裂又称成熟分裂，只见于生殖细胞的发育过程。经过两次减数分裂，生殖细胞染色体数目减半，由二倍体细胞变成了单倍体细胞。

（4）精子细胞（spermatid） 位于近腔面，核圆，染色质细密。

★精子形成：精子细胞不再分裂，经过复杂的变态，由圆形细胞逐渐转变为蝌蚪形的精子，这个过程称精子形成。

★精子形成的主要变化是：①细胞核染色质高度浓缩，核变长并移向细胞的一侧，构成精子头部的主要结构；②高尔基复合体形成顶体，位于细胞核的一端；③中心体迁移到细胞核的另一端（顶体的相对侧），其中一个中心粒的微管延长，形成轴丝，成为精子尾部（或称鞭毛）的主要结构；④线粒体聚集于轴丝的近细胞核段的周围，形成线粒体鞘；⑤多余的细胞质逐渐汇集于尾侧，形成残余胞质，最后脱落，形成精子。

（5）精子（spermatozoon） 精子形似蝌蚪，分头、尾两部。

头部：正面观呈卵圆形，侧面观呈梨形。头内主要有一个染色质高度浓缩的细胞核，核的前2/3有顶体覆盖。顶体是特殊的溶酶体，内含多种水解酶。

尾部：可分为颈段、中段、主段和末段四部分。颈段短，其内主要是中心粒，由中心粒发出9+2排列的微管，构成鞭毛中心的轴丝，是精子运动的主要装置。轴丝外侧有9根纵行外周致密纤维。在中段，外侧再包有一圈线粒体鞘，为鞭毛摆动提供能量，使精子得以快速向前运动。主段最长，轴丝外周无线粒体鞘，代之以纤维鞘。末段短，仅有轴丝。

★胞质桥：在精子发生过程中，一个精原细胞增殖分化所产生的各级生精细胞，细胞质并未完全分开，细胞间始终有胞质桥相连，形成一个同步发育的同源细胞群。

2. 支持细胞（sustentacular cell） ★睾丸生精小管支持细胞的光镜结构、电镜结构与功能如下。

（1）光镜结构 支持细胞呈不规则长锥体形，基部紧贴基膜，顶部伸达管腔，侧面和腔面有许多不规则凹陷，其内镶嵌着各级生精细胞，因此支持细胞在光镜下轮廓不清，核近似卵圆形或呈三角形，染色浅，核仁明显。

（2）电镜结构 细胞质内高尔基复合体较发达，有丰富的粗面内质网、滑面内质网、线粒体、溶酶体和糖原颗粒，并有许多微丝和微管。

相邻支持细胞侧面近基部的胞膜形成紧密连接，将生精上皮分成基底室和近腔室两部分。基底室位于生精上皮基膜和支持细胞紧密连接之间，内有精原细胞；近腔室位于紧密连接上方，与生精小管管腔相通，内有精母细胞、精子细胞和精子。

（3）功能 支持细胞对生精细胞起支持和营养作用。

① 支持细胞在卵泡刺激素和雄激素的作用下，合成和分泌雄激素结合蛋白，可与雄激素结合，以保持生精小管内雄激素的水平，促进精子发生。

② 支持细胞分泌的抑制素，可反馈性地抑制腺垂体分泌卵泡刺激素，以维持雄激素结合蛋白分泌量的稳定。

③ 支持细胞分泌的少量液体有助于精子的运送。

④ 支持细胞的微丝和微管的收缩可使不断成熟的生精细胞向腔面移动，并促使精子释放入管腔。

⑤ 精子形成过程中脱落下来的残余胞质，可被支持细胞吞噬和消化。

⑥ 支持细胞紧密连接参与构成血-睾屏障。

★血-睾屏障（blood-testis barrier）：生精小管与血液之间，存在着血-睾屏障，其组成包括毛细血管内皮及其基膜、结缔组织、生精上皮基膜和支持细胞的紧密连接。紧密连接是构成血-生精小管屏障的主要结构。血-睾屏障可阻止血液中某些物质接触生精上皮，形成并维持有利于精子发生的微环境，还能防止精子抗原物质逸出到生精小管外而引发自身免疫反应。

（二）睾丸间质

睾丸间质位于生精小管之间，为富含血管和淋巴管的疏松结缔组织，间质内除有通常的结缔组织细胞外，还有一种睾丸间质细胞，又称 Leydig 细胞。

★睾丸间质细胞的结构与功能如下。

1. 结构 细胞成群分布，体积较大，圆形或多边形，核圆居中，胞质嗜酸性较强，具有类固醇激素分泌细胞的超微结构特点。

2. 功能 间质细胞分泌的雄激素，可启动和维持精子发生和男性生殖器官的发育，以及维持第二性征和性功能。

（三）直精小管和睾丸网

生精小管近睾丸纵隔处变成短而细的直行管道，为直精小管，管壁上皮为单层立方或矮柱状，无生精细胞。直精小管进入睾丸纵隔内分支吻合成网状的管道，为睾丸网，由单层立方上皮组成，管腔大而不规则。生精小管产生的精子经直精小管和睾丸网运出睾丸，进入附睾。

（四）睾丸功能的内分泌调节

在下丘脑分泌的促性腺激素释放激素（GnRH）刺激下，腺垂体远侧部的促性腺激素细胞分泌卵泡刺激素（FSH）和黄体生成素（LH）。在男性，LH 又称间质细胞刺激素，可刺激间质细胞合成并分泌雄激素；FSH 促进支持细胞合成雄激素结合蛋白（ABP）。同时，支持细胞分泌的抑制素和间质细胞分泌的雄激素又可以反馈抑制下丘脑 GnRH 和腺垂体 FSH 和 LH 的分泌。

二、生殖管道

男性生殖管道包括附睾、输精管及尿道，为精子的成熟、贮存和输送提供有利的环境。

（一）附睾

附睾分头、体和尾三部分，头部主要由输出小管组成，体部和尾部由附睾管组成。

（1）输出小管 是与睾丸网相连接的 8～12 根弯曲小管，构成附睾头的大部分，其远端与附睾管相连。输出小管上皮由高柱状纤毛细胞及低柱状细胞相间排列构成，管腔不规则。

（2）附睾管 为一条长 4～6m 并极度盘曲的管道，近端与输出小管相连，远端与输精管相连。附睾管的上皮为假复层纤毛柱状，由主细胞和基细胞组成，管腔规则，腔内充满精子和分泌物。

（3）功能 贮存和促进精子成熟，使精子获得运动的能力。

（二）输精管

输精管是壁厚腔小的肌性管道，管壁由黏膜、肌层和外膜三层组成。在射精时，肌层作强力收缩，将精子快速排出。

三、附属腺

附属腺和生殖管道的分泌物以及精子共同组成精液。

（一）前列腺

前列腺呈栗形，位于尿道起始段。

腺体的表面包有被膜，与支架组织均由富含弹性纤维和平滑肌纤维的结缔组织组成。腺实质主要由 30～50 个复管泡状腺组成，有 15～30 条导管开口于尿道精阜的两侧。腺实质可分三个带：①尿道周带（又称黏膜腺），最小，位于尿道黏膜内；②内带（又称黏膜下腺），位于黏膜下层；③外带（又称主腺），构成前列腺的大部。

腺分泌部由单层立方、单层柱状及假复层柱状上皮交错构成，故腺腔很不规则。腔内可见分泌物浓缩形成的圆形嗜酸性板层状小体，称<u>前列腺凝固体</u>，随年龄的增长而增多，甚至钙化形成前列腺结石。

（二）精囊

精囊是一对盘曲的囊状器官。黏膜表面是假复层柱状上皮，胞质内含有许多分泌颗粒和黄色的脂色素。黏膜外有薄的平滑肌层和结缔组织外膜。精囊分泌弱碱性的淡黄色液体，内含果糖、前列腺素等成分。果糖为精子的运动提供能量。

（三）尿道球腺

尿道球腺是一对豌豆状的复管泡状腺。上皮为单层立方或单层柱状，腺体分泌的黏液于射精前排出，以润滑尿道。

四、阴茎

阴茎主要由两条阴茎海绵体、一条尿道海绵体、白膜和皮肤构成。海绵体主要由小梁和血窦构成，白膜为质地坚韧的致密结缔组织。

同步练习

一、填空题

1. 成人的生精小管由生精上皮构成，生精上皮由_____和5~8层生精细胞组成。
2. 生精细胞包括_____、_____、_____、_____和_____。
3. 精原细胞分_____、_____两型，其中_____是生精的干细胞，_____经数次分裂后分化为初级精母细胞。
4. 精子分为_____和_____两部分。头部主要是_____，尾部可分为_____、_____、_____、_____四部分。
5. 初级精母细胞的核型为_____，次级精母细胞的核型为_____。
6. 次级精母细胞不进行DNA复制，迅速进入_____，产生两个_____。
7. 精子头内有一个高度浓缩的_____，其前2/3有_____覆盖。它是特殊的_____，内含多种水解酶。
8. 支持细胞呈不规则_____，基部紧贴基膜，顶部伸达管腔，侧面和腔面有许多不规则凹陷，其内镶嵌着各级_____，因此支持细胞在光镜下轮廓不清，核近似卵圆形或呈三角形，染色浅，核仁明显。
9. 支持细胞在卵泡刺激素和雄激素的作用下，合成和分泌_____。这种蛋白可与_____结合，以保持生精小管内有较高的_____水平，促进精子发生。
10. 附睾头部主要由_____构成，体部和尾部由_____组成。
11. 精子尾部能够摆动的结构是_____，其实质是由_____组成，它是由中心粒形成的。
12. 生精小管与血液之间存在_____，其组成包括_____、_____、_____和_____。
13. 精子发生经历了_____、_____和_____三个阶段。
14. 精子形成是指精子细胞不再分裂，经过复杂的变化，由_____逐渐转变为_____的精子的过程。
15. 附属腺和生殖管道的分泌物及_____共同组成精液。

二、名词解释

1. 血-睾屏障
2. 精子发生

3. 精子形成
4. 胞质桥

三、问答题
1. 试述精子发生的主要过程。
2. 简述支持细胞的结构与功能。
3. 简述睾丸间质细胞的结构和功能。

参考答案

一、填空题
1. 支持细胞
2. 精原细胞 初级精母细胞 次级精母细胞 精子细胞 精子
3. A B A型精原细胞 B型精原细胞
4. 头部 尾部 细胞核 颈段 中段 主段 末段
5. 46，XY 23，X 或 23，Y
6. 第二次减数分裂 精子细胞
7. 细胞核 顶体 溶酶体
8. 长锥体形 生精细胞
9. 雄激素结合蛋白 雄激素 雄激素
10. 输出小管 附睾管
11. 轴丝 9+2 微管
12. 血-睾屏障 毛细血管内皮及其基膜 结缔组织 生精上皮基膜 支持细胞的紧密连接
13. 精原细胞增殖 精母细胞减数分裂 精子形成
14. 圆形细胞 蝌蚪形
15. 精子

二、名词解释
1. 血-睾屏障：存在于生精小管与血液之间，其组成包括毛细血管内皮及其基膜、结缔组织、生精上皮基膜和支持细胞的紧密连接。
2. 精子发生：精原细胞形成精子的过程称精子发生。精子发生经历了精原细胞增殖、精母细胞减数分裂和精子形成三个阶段。
3. 精子形成：精子细胞不再分裂，经过复杂的变化，由圆形细胞逐渐转变为蝌蚪形的精子，这个过程称精子形成。
4. 胞质桥：在精子发生过程中，一个精原细胞增殖分化所产生的各级生精细胞，细胞质并未完全分开，细胞间始终有胞质桥相连，形成一个同步发育的同源细胞群。

三、问答题
1. 答：精子发生是由精原细胞形成精子的过程。精子发生经历了精原细胞增殖、精母细胞减数分裂和精子形成三个阶段。(1) 精原细胞的增殖：精原细胞分为 A、B 两型。A型精原细胞是生精细胞中的干细胞；B型精原细胞经数次分裂后，分化为初级精母细胞。(2) 精母细胞的减数分裂：初级精母细胞核型为 46，XY。细胞经过 DNA 复制后（4n DNA），进行第一次减数分裂，形成 2 个次级精母细胞。次级精母细胞核型为 23，X 或 23，Y（2n DNA）。次级精母细胞不进行 DNA 复制，迅速进入第二次减数分裂，产生两个精子，细胞核型为 23，X 或 23，Y（1n DNA）。(3) 精子形成：精子细胞经过复杂的变态，由圆形逐渐转变为蝌蚪形精子的过程称精子形成。精子形成的主要变化是：①细胞核染色质高度浓缩，核变长并移向细胞的一侧，构成精子头部的主要结构；②高尔基复合体形成顶体，位于细胞核的一端；③中心体迁移到细胞核的另一端（顶体的相对侧），其中一个中心粒的微管延长，形成轴丝，成为精子尾部（或称鞭毛）的主要结构；④线粒体聚集于轴丝的近细胞核段的周围，形成线粒体鞘；⑤多余的细胞质逐渐汇集于尾侧，形成残余胞质，最后脱落，形成精子。

2. 答：光镜结构：支持细胞呈不规则长锥体形，基部紧贴基膜，顶部伸达管腔，侧面和腔面有许多不规则凹陷，其内镶嵌着各级生精细胞，因此支持细胞在光镜下轮廓不清，核近似卵圆形或呈三角形，染色浅，核仁明显。

电镜结构：细胞质内高尔基复合体较发达，有丰富的粗面内质网、滑面内质网、线粒体、溶酶体和糖原颗粒，并有许多微丝和微管。相邻支持细胞侧面近基部的胞膜形成紧密连接，将生精上皮分成基底室和近腔室两部分。基底室位于生精上皮基膜和支持细胞紧密连接之间，内有精原细胞；近腔室位于紧密连接上方，与生精小管腔相通，内有精母细胞、精子细胞和精子。

功能：支持细胞对生精细胞起支持和营养作用。①支持细胞在卵泡刺激素和雄激素的作用下，合成和分泌雄激素结合蛋白，可与雄激素结合，以保持生精小管内雄激素的水平，促进精子发生。②支细胞分泌的抑制素，可反馈性地抑制腺垂体分泌卵泡刺激素，以维持雄激素结合蛋白分泌量的稳定。③支持细胞分泌的少量液体有助于精子的运送。④支持细胞的微丝和微管的收缩可使不断成熟的生精细胞向腔面移动，并促使精子释放入管腔。⑤精子形成过程中脱落下来的残余胞质，可被支持细胞吞噬和消化。⑥支持细胞紧密连接参与构成血-生精小管屏障。

3. 答：睾丸间质细胞的结构：细胞成群分布，体积较大，圆形或多边形，核圆居中，胞质嗜酸性较强，具有类固醇激素分泌细胞的超微结构特点。

功能：间质细胞分泌的雄激素可启动和维持精子发生和男性生殖器官的发育，以及维持第二性征和性功能。

（袁娲）

第19章 女性生殖系统

 教学目的要求

1. **掌握** 卵巢的一般结构，卵泡的发育成熟过程，各期卵泡的结构变化。排卵过程与机制，黄体的形成、结构、功能与退化。子宫底部和体部的组织结构，子宫内膜的周期性变化。
2. **熟悉** 子宫颈的一般结构。
3. **了解** 输卵管、阴道、乳腺的结构。

 内容精讲

女性生殖系统包括卵巢、输卵管、子宫、阴道和外生殖器。卵巢产生卵细胞和分泌性激素；输卵管输送生殖细胞，是受精的场所；子宫是形成月经和孕育胎儿的器官。乳腺也列入本章叙述。

一、卵巢

卵巢表面覆有单层扁平或立方形上皮，表面上皮深部薄层致密结缔组织为白膜。卵巢的实质分为外周的皮质和中央的髓质，两者间无明显分界。皮质较厚，含有不同发育阶段的卵泡、黄体和梭形的基质细胞、网状纤维的结缔组织。髓质由疏松结缔组织构成，含有许多血管和淋巴管等。近卵巢门处有少量平滑肌及门细胞。门细胞有分泌雄激素的功能。

（一）★卵泡的发育与成熟

卵泡由卵母细胞（oocyte）和卵泡细胞（follicular cell）组成。卵泡发育是个连续的生长过程，其结构发生一系列变化，一般可分为原始卵泡、初级卵泡、次级卵泡和成熟卵泡四个阶段。初级卵泡和次级卵泡又合称为生长卵泡。

1. 原始卵泡（primordial follicle）

（1）位于皮质浅层，体积小，数量多。

（2）中央有一个初级卵母细胞（primary oocyte），周围为单层扁平的卵泡细胞。

（3）初级卵母细胞圆形，较大，胞质嗜酸性，核大而圆，染色浅，核仁大而明显。初级卵母细胞长期停滞于分裂前期（12~50年不等），直至排卵前才完成第一次减数分裂。

（4）卵泡细胞较小，扁平形，细胞与外周结缔组织之间有薄层基膜。卵泡细胞具有支持和营养卵母细胞的作用。

2. 初级卵泡（primary follicle）

（1）卵泡细胞由单层扁平变为立方形或柱状，细胞由单层增殖成多层。

（2）初级卵母细胞体积增大，核也变大，浅层胞质内出现皮质颗粒。

（3）在初级卵母细胞和卵泡细胞之间出现一层均质状、折光性强的嗜酸性膜，称为透明带（zona pellucida），它是初级卵母细胞和卵泡细胞共同分泌形成的，由透明带蛋白（zona protein, ZP）构成，即 ZP1，ZP2，ZP3，其中 ZP3 是第一精子受体，能与顶体完整的精子结合，ZP2 是第二精子受体，与精子顶体内膜结合。

（4）随着初级卵泡的体积增大，卵泡周围基质中的梭形细胞增殖分化形成卵泡膜。

3. 次级卵泡（secondary follicle）

（1）卵泡细胞间出现大小不等的液腔，继而汇合成一个大腔，称为卵泡腔（follicular antrum），卵泡腔内充满卵泡液。具有卵泡腔的次级卵泡和成熟卵泡又称为囊状卵泡。

（2）初级卵母细胞体积增大，紧贴透明带的一层柱状卵泡细胞呈放射状排列，称放射冠（corona radiata）。

（3）由于卵泡腔不断扩大，迫使初级卵母细胞、透明带、放射冠与其周围的卵泡细胞逐渐居于卵泡腔的一侧，突入卵泡腔，形成卵丘（cumulus oophorus）。

（4）分布在卵泡腔周边的卵泡细胞较小，排列紧密，构成卵泡壁，称为颗粒层（stratum granulosum）。颗粒层的卵泡细胞称为颗粒细胞。

（5）卵泡膜分化为内、外两层。内层（theca interna）含有较多的多边形或梭形的膜细胞（theca cell）及丰富的毛细血管，膜细胞具有类固醇激素分泌细胞的结构特征。外层（theca externa）纤维多，血管少，含有胶原纤维和环形的平滑肌纤维。

4. 成熟卵泡（mature follicle） 每个月经周期，通常只有 1 个优势卵泡发育成熟并排卵。

（1）成熟卵泡体积很大，直径可达 2cm，向卵巢表面突出。

（2）成熟卵泡的卵泡腔很大，颗粒层甚薄，颗粒细胞也不再增殖。

（3）在排卵前 36~48h，初级卵母细胞又恢复减数分裂，完成第一次减数分裂，产生 1 个大的次级卵母细胞（secondary oocyte）和 1 个很小的第一极体（first polar body）。第一极体位于次级卵母细胞和透明带之间的卵周间隙（perivitelline space）内。次级卵母细胞随即进入第二次减数分裂，停滞于分裂中期。

卵泡发育过程中还有内分泌功能，主要分泌雌激素。雌激素是颗粒细胞和膜细胞在 FSH 和 LH 的作用下协同合成的。膜细胞合成的雄激素透过基膜进入颗粒细胞，在芳香化酶系的作用下雄激素转变为雌激素，这是雌激素合成的主要方式，合成的雌激素小部分进入卵泡腔，大部分释放入血，调节子宫内膜等靶器官的生理活动。

（二）★排卵

成熟卵泡破裂，次级卵母细胞连同外周的透明带、放射冠与卵泡液一起从卵巢排出的过程称为排卵（ovulation）。排卵时间约在月经周期的第 14 天。

卵排出后若在 24h 内不受精，次级卵母细胞即退化；若与精子相遇受精，次级卵母细胞即完成第二次减数分裂，形成 1 个成熟的卵细胞（ovum）和 1 个第二极体（secondary polar body）。卵母细胞经过两次减数分裂，卵细胞的染色体减半，从二倍体细胞（46，XX）变为单倍体细胞（23，X）。

（三）★黄体的形成与退化

成熟卵泡排卵后，残留的卵泡壁连同卵泡膜及其血管一起向卵泡腔内塌陷，在黄体生成素的作用下，逐渐发育为一个体积很大并富含血管的内分泌细胞团，新鲜时呈黄色，称为黄体（corpus luteum）。

颗粒细胞分化为颗粒黄体细胞（granular lutein cell），膜细胞分化为膜黄体细胞（theca lutein cell）。颗粒黄体细胞较大，呈多角形，染色较浅，数量多，主要分泌孕酮和松弛素；膜黄体细胞较小，圆形或多角形，染色较深，数量少，分布于黄体的周边部。膜黄体细胞和颗粒黄体细胞协同作用分泌雌激素。

黄体的发育取决于排出的卵是否受精。若卵未受精，黄体维持 2 周左右退化，称月经黄体（corpus luteum of menstruation）。若卵受精，黄体可维持 6 个月，称妊娠黄体（corpus luteum of pregnancy）。两种黄体最终都退化，渐被结缔组织取代，称为白体（corpus albicans）。

(四) 卵泡闭锁与间质腺

卵巢的绝大部分卵泡不能发育成熟，它们在卵泡发育的各阶段逐渐退化，退化的卵泡称为闭锁卵泡 (atretic follicle)。次级卵泡和成熟卵泡闭锁时，卵泡塌陷，卵泡膜的血管和结缔组织伸入颗粒层及卵丘，膜细胞一度增大，形成多边形细胞，胞质中充满脂滴，形似黄体细胞，并被结缔组织和血管分隔成分散的细胞团索，称为间质腺。

(五) 门细胞

门细胞位于卵巢门近系膜处，细胞结构与睾丸间质细胞相似，为多边形或卵圆形，核圆形，核仁清楚，胞质嗜酸性，脂滴丰富。一般认为门细胞分泌雄激素。

二、输卵管

输卵管管壁由内向外依次为黏膜、肌层和浆膜。黏膜由单层柱状上皮和固有层构成，上皮由纤毛细胞和分泌细胞组成，固有层为薄层细密的结缔组织，内含较多的血管和少量的平滑肌。黏膜形成许多纵行而分支的皱襞，壶腹部的皱襞最发达，高而多分支，故管腔不规则。输卵管肌层为内环、外纵两层平滑肌。浆膜由疏松结缔组织和间皮构成。输卵管壶腹部为受精发生的部位。

三、子宫

子宫为肌性器官，腔小壁厚，子宫壁由内向外分为内膜、肌层和外膜三层。

(一) 子宫壁的结构

1. ★内膜 (endometrium) 由单层柱状上皮和固有层组成。

上皮由纤毛细胞和分泌细胞构成。固有层由结缔组织及子宫腺和血管等组成。结缔组织中含有大量低分化的基质细胞 (stroma cell)。子宫腺为上皮向固有层内凹陷形成的单管或分支管状腺。

子宫底部和体部的内膜按其结构和功能特点可分为功能层 (functional layer) 和基底层 (basal layer) 两层。功能层位于浅部，较厚，自青春期起在卵巢激素的作用下发生周期性剥脱和出血。妊娠时，胚泡植入功能层并在其中生长发育。基底层较薄，位于内膜深部与肌层相邻，此层无周期性脱落变化，有较强的增生和修复能力，可产生新的功能层。

子宫内膜的血管来自子宫动脉的分支，子宫动脉的分支经外膜穿入子宫肌层，在中间层内形成弓形动脉。从弓形动脉发出许多放射状分支，垂直穿入内膜，在内膜与肌层交界处，每条小动脉发出一小而直的分支称基底动脉，分布于内膜基底层，它不受性激素的影响。小动脉主干从内膜基底层一直延伸至功能层浅部，呈螺旋状走行，称螺旋动脉。螺旋动脉在内膜浅部形成毛细血管网，毛细血管汇入小静脉，穿越肌层，汇合成子宫静脉。螺旋动脉对性激素反应敏感而迅速。

2. 肌层 (myometrium) 最厚，由成束或成片的平滑肌组成，肌束间以结缔组织分隔。肌层分层不明显，各层肌纤维互相交织，自内向外大致可分为黏膜下层、中间层和浆膜下层。子宫平滑肌的收缩受激素的调节，其收缩活动有助于精子向输卵管运送、经血排出和胎儿娩出。

3. 外膜 (perimetrium) 大部分为浆膜，子宫颈部为纤维膜。

(二) ★子宫内膜周期性变化

自青春期开始，子宫内膜 (宫颈除外) 在卵巢分泌的激素的作用下，开始出现周期性变化，即每隔 28 天左右发生一次内膜剥脱、出血、修复和增生的过程，称为月经周期 (menstrual cycle)。每个月经周期是从月经第 1 天起至下次月经来潮前一天止。一般可分为三期，即月经期、增生期和分泌期。

1. 增生期 (proliferation phase) 指月经周期的第 5~14 天。此时期的卵巢内有若干卵泡开始生长发育，故又称卵泡期。在卵泡分泌的雌激素作用下，子宫内膜发生增生性变化。增生早期，子宫腺短，直而细，数量较少；增生中期，子宫腺增多、增长并轻度弯曲；增生晚期，子宫腺细胞顶部有分泌颗粒，核下区糖原聚集；增生末期，子宫腺增长弯曲，腺腔增大，开始分泌；螺旋动脉更加伸长和弯曲。卵巢内的成熟卵泡排卵，子宫内膜由增生期转入分泌期。

2. 分泌期（secretory phase） 指月经周期的第15～28天。此时卵巢内黄体形成，故又称黄体期。子宫内膜在黄体分泌的雌激素和孕激素的作用下，继续增厚，可达5～7mm；此期子宫腺进一步变长、弯曲、腺腔扩大，糖原由腺细胞核下区转移到细胞顶部核上区，并以顶浆分泌方式排入腺腔，使腺腔内充满含有糖原等营养物质的黏稠液体。固有层内组织液增多，内膜水肿，螺旋动脉增长并更弯曲，伸至内膜浅层。基质细胞增生并分化形成两种细胞。一种为前蜕膜细胞，细胞体积大而圆，胞质中含有糖原及脂滴；于妊娠期，前蜕膜细胞在妊娠黄体分泌的激素影响下，继续发育增大，成为蜕膜细胞。如未妊娠，内膜功能层脱落又转入月经期。

3. 月经期（menstrual phase） 指月经期周期第1～4天。由于卵巢内的黄体退化，雌激素和孕激素分泌量骤然下降，引起子宫内膜功能层的螺旋动脉发生持续性收缩，内膜缺血，组织坏死。螺旋动脉在收缩之后，又突然短暂地扩张，使血管破裂，血液流出并积聚在内膜浅部，最后与坏死的内膜一起剥脱并经阴道排出，即月经。退变及坏死的内膜呈小块状剥脱，直至功能层深部。在月经期结束之前，内膜基底层子宫腺残端的细胞迅速分裂增生，并铺展在脱落的内膜表面，内膜修复而进入增生期。

（三）子宫颈

子宫颈壁由内向外分为黏膜、肌层和外膜。黏膜由上皮和固有层组成，黏膜上皮为单层柱状，由较多分泌细胞、少量纤毛细胞以及储备细胞构成。形成许多大而分支的皱襞，相邻皱襞之间的裂隙形成腺样的隐窝，在切面上形似分支管状腺，称为子宫颈腺。

储备细胞小，散在分布于上皮深层，细胞分化程度较低，在上皮受损伤时有增殖修复功能，此细胞在宫颈有慢性炎症时，在增生过程中容易发生癌变。在宫颈外口处，单层柱状上皮移行为复层扁平上皮，两种上皮分界清晰，交界处是宫颈癌好发部位。

宫颈黏膜无周期性脱落，但其分泌物的性质却随卵巢活动周期发生变化。排卵时，子宫颈在雌激素的作用下，细胞分泌增多，分泌物为稀薄黏液，有利于精子通过。黄体形成时，孕激素可抑制细胞分泌，分泌物黏稠呈凝胶状，使精子难以通过。妊娠时，其分泌物的黏稠度更高，起到阻止精子和微生物进入子宫的屏障作用。

（四）卵巢和子宫内膜周期性变化的神经内分泌调节

子宫内膜的周期性变化受下丘脑-垂体-性腺轴调控。下丘脑神经内分泌细胞产生的促性腺激素释放激素，使腺垂体远侧部嗜碱性细胞分泌卵泡刺激素和黄体生成素。卵泡刺激素可促进卵巢卵泡生长、发育成熟并分泌大量雌激素。卵巢分泌的雌激素可使子宫内膜从月经期转入增生期。当血中雌激素达到一定浓度时，反馈作用于下丘脑和垂体，抑制卵泡刺激素分泌，但促进黄体生成素分泌。在黄体生成素和卵泡刺激素的协同作用下，卵泡成熟、排卵并形成黄体。黄体产生孕激素和雌激素，可促使子宫内膜进入分泌期。孕激素增加到一定浓度时，反馈作用于下丘脑和垂体，抑制黄体生成素的释放，于是黄体发生退化，血中孕激素和雌激素骤然减少，子宫内膜进入月经期。雌激素和孕激素的减少，又反馈作用于下丘脑和垂体，促使卵泡刺激素的分泌，卵泡又开始生长发育。如此循环周而复始，下丘脑垂体有节律地调节卵巢活动周期和子宫内膜的周期性变化。

四、阴道

阴道壁由黏膜、肌层和外膜组成。阴道黏膜形成许多横形皱襞，黏膜由上皮和固有层组成。上皮为非角化型复层扁平上皮，较厚。阴道上皮的脱落与更新受卵巢激素的影响，可通过阴道上皮脱落细胞的涂片观察，了解卵巢内分泌功能状态。阴道上皮细胞脱落后，细胞内糖原被阴道内的乳酸杆菌分解为乳酸，使阴道保持酸性，有一定的抗菌作用。绝经后阴道黏膜萎缩，上皮变薄，脱落细胞少，阴道液的 pH 值上升，细菌易繁殖而导致阴道感染。黏膜固有层为含有丰富的弹性纤维和血管的结缔组织。

阴道肌层较薄，为平滑肌，肌束呈螺旋状，交错成格子状排列，其间的结缔组织中弹性纤维较丰富。阴道肌层的这种结构特点使阴道壁易于扩大。阴道外口有环形骨骼肌构成的环行括约肌，称尿道阴道括约肌。外膜为富含弹性纤维的致密结缔组织。

五、乳腺

乳腺于青春期开始发育，妊娠期和授乳期的乳腺分泌乳汁，称活动期乳腺。无分泌功能的乳腺，称静止期乳腺。

乳腺主要由分泌乳汁的腺泡、输出乳汁的导管以及其间的结缔组织构成。乳腺的实质被结缔组织分隔为 15～25 个叶，每个叶又分为若干小叶，每个小叶是一个复管泡状腺。小叶间结缔组织内含大量脂肪细胞。腺泡上皮为单层立方或柱状，在上皮细胞和基膜间有肌上皮细胞。导管包括小叶内导管、小叶间导管和总导管。小叶内导管多为单层柱状或立方上皮，小叶间导管为复层柱状上皮，总导管又称输乳管，开口于乳头，管壁为复层扁平上皮，与乳头表皮相连续。

（一）静止期乳腺

静止期乳腺是指绝经前没有分泌功能的乳腺。其结构特点是：导管和腺体均不发达，腺泡小而少，脂肪组织和结缔组织丰富。

（二）活动期乳腺

妊娠期和授乳期的乳腺分泌乳汁，称为活动期乳腺。妊娠期，在雌激素和孕激素的作用下，乳腺的小导管和腺泡迅速增生，腺泡增大，结缔组织和脂肪组织相应减少。至妊娠后期，在垂体分泌的催乳激素的作用下，腺泡开始分泌。乳腺为顶浆分泌腺，分泌物中含有脂滴、乳蛋白、乳糖等，第一次分泌给新生儿的乳汁称为初乳。与规律性的泌乳相比，它含有少量脂肪和多量蛋白质，富含初抗体。此外，初乳内还有吞噬了大量脂滴的巨噬细胞，称初乳小体。

在分娩后的授乳期，乳腺结构与妊娠期乳腺相似，但结缔组织更少，腺体极其发达，腺泡增大，腺泡处于不同的分泌时期。

断乳后，催乳激素水平下降，乳腺停止分泌，腺组织逐渐萎缩，结缔组织和脂肪组织增多，乳腺又转入静止期。绝经后，体内雌激素及黄体酮水平下降，乳腺组织萎缩退化，脂肪也减少。

同步练习

一、填空题

1. 女性生殖系统包括_____、输卵管、_____、阴道和外生殖器。_____产生_____和分泌性激素；输卵管输送生殖细胞，是受精的部位；_____是产生月经和孕育胎儿的器官。
2. 卵巢皮质内的卵泡由_____和_____组成。
3. 卵巢的实质分为外周的_____和中央的_____，两者间无明显分界。_____较厚，含有不同发育阶段的卵泡、黄体和梭形的基质细胞、网状纤维的结缔组织。_____由疏松结缔组织构成，含有许多血管和淋巴管等。近卵巢门处有少量平滑肌及_____。该细胞具有分泌雄激素的功能。
4. 成熟卵泡破裂，次级卵母细胞从卵巢排出的过程称_____。排出物包括_____、_____、_____和_____。
5. 子宫内膜可分为浅层的_____和深层的_____，前者发生周期性的剥落出血，形成_____。

6. 卵泡发育是个连续的生长过程，其结构发生一系列变化，一般可分为原始卵泡、初级卵泡、_____和_____四个阶段。初级卵泡和_____又合称为生长卵泡。
7. 在初级卵母细胞和卵泡细胞之间出现一层均质状、折光性强的嗜酸性膜，称为_____。
8. 增生期为月经周期的第5～14天。此时期的卵巢内有若干卵泡开始生长发育，故又称_____。分泌期为月经周期的第15～28天。此时卵巢内黄体形成，故又称_____。
9. 子宫内膜由单层柱状上皮和固有层组成。上皮由大量_____和少量的_____构成。固有层较厚，含有大量低分化的_____。_____为上皮向固有层内深陷形成许多管状的结构。
10. 卵巢的绝大部分卵泡不能发育成熟，它们在卵泡发育的各阶段逐渐退化，退化的卵泡称为_____。
11. 在排卵前_____h，初级卵母细胞又恢复减数分裂，完成第一次减数分裂，产生1个大的_____和1个很小的_____。
12. 卵泡膜分化为内、外两层。内层含有较多的多边形或梭形的_____及丰富的毛细血管。外层主要由结缔组织构成，含有胶原纤维和环形的平滑肌纤维。
13. 月经期为月经期周期第1～4天。由于卵巢内的黄体退化，雌激素和孕激素分泌量骤然下降，子宫内膜功能层的_____发生持续性收缩，内膜缺血，组织坏死。

二、名词解释
1. 透明带
2. 放射冠
3. 排卵
4. 黄体
5. 月经周期

三、问答题
1. 试述生长卵泡在发育过程中的主要形态结构变化。
2. 试述黄体的形成、演变和功能。
3. 试述子宫内膜的周期性变化及其与卵巢激素的关系。

参考答案

一、填空题
1. 卵巢　子宫　卵巢　卵细胞　子宫
2. 卵母细胞　卵泡细胞
3. 皮质　髓质　皮质　髓质　门细胞
4. 排卵　次级卵母细胞　透明带　放射冠　卵泡液
5. 功能层　基底层　月经
6. 次级卵泡　成熟卵泡　次级卵泡
7. 透明带
8. 卵泡期　黄体期
9. 分泌细胞　纤毛细胞　基质细胞　子宫腺
10. 闭锁卵泡
11. 36～48　次级卵母细胞　第一极体
12. 膜细胞
13. 螺旋动脉

二、名词解释
1. 透明带：在初级卵母细胞和卵泡细胞之间出现一层均质状、折光性强的嗜酸性膜，称为透明带，它是初级卵母细胞和卵泡细胞共同分泌形成的，由透明带蛋白构成，即ZP1，ZP2，ZP3，其中ZP3是第一精子受体，能与顶体完整的精子结合，ZP2是第二精子受体，与精子顶体内膜结合。
2. 放射冠：紧贴透明带的一层柱状卵泡细胞呈放射状排列，称放射冠。
3. 排卵：成熟卵泡破裂，次级卵母细胞连同外周的透明带和放射冠与卵泡液一起从卵巢排出的过程称为排卵。
4. 黄体：成熟卵泡排卵后，残留的卵泡壁连同卵泡膜及其血管一起向卵泡腔内塌陷，在黄体生成素的作用下，逐渐发育为一个体积很大而富含血管的内分泌细胞团，新鲜时呈黄色，称为黄体。
5. 月经周期：自青春期开始，子宫内膜（宫颈除外）在卵巢分泌的激素的作用下，开始出现周期性变化，即每隔28天左右发生一次内膜剥脱、出血、修复和增生的过程，称为月经周期。

三、问答题

1. 答：生长卵泡包括初级卵泡和次级卵泡。

（1）初级卵泡 在卵泡刺激素的影响下，由原始卵泡生长发育而来。

①卵泡细胞由单层扁平变为立方形或柱状，细胞由单层增殖成多层。

②初级卵母细胞体积增大，核也变大，浅层胞质内出现皮质颗粒。

③在初级卵母细胞和卵泡细胞之间出现一层均质状、折光性强的嗜酸性膜，称为透明带，它是初级卵母细胞和卵泡细胞共同分泌形成的，由透明带蛋白构成，即ZP1，ZP2，ZP3，其中ZP3是第一精子受体，能与顶体完整的精子结合，ZP2是第二精子受体，与精子顶体内膜结合。

④随着初级卵泡的体积增大，卵泡周围基质中的梭形细胞增殖分化形成卵泡膜。

（2）次级卵泡 ①卵泡细胞间出现大小不等的液腔，继而汇合成一个大腔，称为卵泡腔，卵泡腔内充满卵泡液。具有卵泡腔的次级卵泡和成熟卵泡又称为囊状卵泡。②初级卵母细胞体积增大，紧贴透明带的一层柱状卵泡细胞呈放射状排列，称放射冠。③由于卵泡腔不断扩大，迫使初级卵母细胞、透明带、放射冠与其周围的卵泡细胞逐渐居于卵泡腔的一侧，突入卵泡腔，形成卵丘。④分布在卵泡腔周边的卵泡细胞较小，排列紧密，构成卵泡壁，称为颗粒层。颗粒层的卵泡细胞称为颗粒细胞。⑤卵泡膜分化为内、外两层。内层含有较多的多边形或梭形的膜细胞及丰富的毛细血管，膜细胞具有类固醇激素分泌细胞的结构特征。外层纤维多，血管少，含有胶原纤维和环形的平滑肌纤维。

2. 答：成熟卵泡排卵后，残留的卵泡壁连同卵泡膜及其血管一起向卵泡腔内塌陷，在黄体生成素的作用下，逐渐发育为一个体积很大并富含血管的内分泌细胞团，新鲜时黄呈黄色，称为黄体。颗粒细胞分化为颗粒黄体细胞，膜细胞分化为膜黄体细胞。颗粒黄体细胞较大，呈多角形，染色较浅，数量多，主要分泌孕酮和松弛素；膜黄体细胞较小，圆形或多角形，染色较深，数量少，分布于黄体的周边部。膜黄体细胞和颗粒黄体细胞协同作用分泌雌激素。黄体的发育取决于排出的卵是否受精。若卵未受精，黄体维持2周左右退化，称月经黄体。若卵受精，黄体可维持6个月，称妊娠黄体。两种黄体最终都退化，渐被结缔组织取代，称为白体。

3. 答：自青春期开始，子宫内膜（宫颈除外）在卵巢分泌的激素的作用下，开始出现周期性变化，即每隔28天左右发生一次内膜剥脱、出血、修复和增生的过程，称为月经周期。每个月经周期是从月经第1天起至下次月经来潮前一天止。一般可分为三期，即月经期、增生期和分泌期。①增生期：指月经周期的第5～14天。此时期的卵巢内有若干卵泡开始生长发育，故又称卵泡期。在卵泡分泌的雌激素作用下，子宫内膜发生增生性变化。增生早期，子宫腺短，直而细，数量较少；增生中期，子宫腺增多、增长并轻度弯曲；增生晚期，子宫腺细胞顶部有分泌颗粒，核下区糖原聚集；增生末期，子宫腺增长弯曲，腺腔增大，开始分泌；螺旋动脉更加伸长和弯曲。卵巢内的成熟卵泡排卵，子宫内膜由增生期转入分泌期。②分泌期：指月经周期的第15～28天。此时卵巢内黄体形成，故又称黄体期。子宫内膜在黄体分泌的雌激素和孕激素的作用下，继续增厚，可达5～7mm；此期子宫腺进一步变长、弯曲、腺腔扩大，糖原由腺细胞核下区转移到细胞顶部核上区，并以顶浆分泌方式排入腺腔，使腺腔内充满含有糖原等营养物质的黏稠液体。固有层内组织液增多，内膜水肿，螺旋动脉增长并更弯曲，伸至内膜浅层。基质细胞增生并分化形成两种细胞。一种为前蜕膜细胞，细胞体积大而圆，胞质中含有糖原及脂滴；于妊娠期，前蜕膜细胞在妊娠黄体分泌的激素影响下，继续发育增大，成为蜕膜细胞。如未妊娠，内膜功能层脱落又转入月经期。③月经期：指月经期周期第1～4天。由于卵巢内的黄体退化，雌激素和孕激素分泌量骤然下降，引起子宫内膜功能层的螺旋动脉发生持续性收缩，内膜缺血，组织坏死。螺旋动脉在收缩之后，又突然短暂地扩张，使血管破裂，血液流出并积聚在内膜浅部，最后与坏死的内膜一起剥脱并经阴道排出，即为月经。退变及坏死的内膜呈小块状剥脱，直至功能层深部。在月经期结束之前，内膜基底层子宫腺残端的细胞迅速分裂增生，并铺展在脱落的内膜表面，内膜修复而进入增生期。

（袁娲）

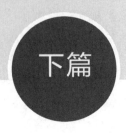

下篇

胚胎学

第 20 章 胚胎学绪论

 教学目的要求

1. **掌握** 胚胎学的研究内容；胚前期、胚期、胎期的概念。
2. **熟悉** 胚胎学的一些常用研究方法。
3. **了解** 胚胎学发展简史；胚胎学的学习意义。

 内容精讲

一、胚胎学的内容

1. 胚胎学定义 胚胎学是研究从受精卵发育为新生个体的过程及其机制的科学。研究内容包括生殖细胞形成、受精、胚胎发育、胚胎与母体的关系、先天畸形等。

2. 人胚胎在母体子宫中的发育阶段

人胚胎在母体子宫中发育经历 38 周，可分为三个时期。

（1）胚前期 从受精卵形成到第 2 周末二胚层胚盘出现。此期，受精卵由单个细胞经过迅速而复杂的增殖分化，形成人体结构发育的原基。

（2）胚期 从第 3 周到第 8 周末。此期，胚的各器官、系统与外形发育初具雏形。

（3）胎期 从第 9 周至出生。此期，胎儿逐渐长大，各器官、系统继续发育，多数器官出现不同程度的功能活动。

3. 胚胎学的分支学科

（1）描述胚胎学（descriptive embryology） 主要应用组织学和解剖学的方法（如光镜和电镜技术）观察胚胎发育的形态演变过程，包括外形的演变、从原始器官到永久性器官的演变、系统的形成、细胞的增殖、迁移和凋亡等，是胚胎学的基础内容。

（2）比较胚胎学（comparative embryology） 以比较不同种动物（包括人类）的胚胎发育为研究内容。为探讨生物演变和进化过程及其内在联系提供依据，并有助于更深地理解人体的发育。

（3）实验胚胎学（experimental embryology） 对胚胎或体外培养的胚胎组织给予化学或物理等因素作用，观察其对胚胎发育的影响，以研究胚胎发育的内在规律与机制。

（4）化学胚胎学（chemical embryology） 应用化学、生物化学和组织学技术研究胚胎发生过程中细胞和组织内某些化学物质的变化和形态发生的化学基础，探讨胚胎发生的机制。

(5) 分子胚胎学（molecular embryology） 用分子生物学方法探索胚胎细胞分化过程中基因表达的时间顺序、空间分布与调控因素，以及细胞间的相互关系，以更深入地阐明胚胎发育的机制。

(6) 生殖工程学（reproductive engineering） 是胚胎学中新兴的研究领域，通过人工介入早期生殖过程、以获得人们期望的新生个体。主要技术有体外受精、早期胚胎培养、胚胎移植、卵质内单精子或细胞核注射、配子和胚胎冻存等。试管婴儿和克隆动物是该领域中最著名的成就。

二、胚胎学发展简史

古希腊学者 Hippocrates 首次观察并描述了鸡蛋在孵化成鸡的全过程中的形态变化。Aristotle 推测人胚胎来源于月经血与精液的混合。1651 年，英国学者 Harvey 提出"一切生命皆来自卵"的假设。显微镜问世后，荷兰学者 Leeuwenhoek 与 Graaf 分别发现精子与卵泡。1855 年德国学者 Remark 提出胚胎发育的三胚层学说。自 19 世纪末，德国学者 Spemann 应用显微操作技术对两栖动物的胚进行了分离、切割、移植、重组等实验，奠定了实验胚胎学，这在胚胎学发展史中具有重要意义。

20 世纪 50 年代，随着 DNA 结构的阐明和中心法则的确立，诞生了分子生物学。人们开始用分子生物学的观点和方法研究胚胎发生过程中遗传基因表达的时空顺序和调控机制，遂形成分子胚胎学。分子胚胎学与实验胚胎学、细胞生物学、分子遗传学等学科互相渗透，发展建立了发育生物学（developmental biology），主要研究胚胎发育的遗传物质基础、胚胎细胞和组织的分子构成和生理生化及形态表型如何以遗传为基础进行演变、来源于亲代的基因库如何在发育过程中按一定时空顺序予以表达、基因型和表型间的因果关系等。发育生物学已成为现代生命科学的重要基础学科。

三、胚胎学的研究方法

胚胎学的研究方法，从简单的肉眼观察、显微镜观察到分子生物学技术的应用，极大地推动了胚胎学研究的进展。

（一）鸡胚实验

将鸡胚孵化至特定的发育阶段，应用鸡胚作为胚胎发育的研究模型，进行显微镜观察和描述，还可以在胚胎早期进行显微操作。随着分子生物学技术的发展，如 RNA 干扰、基因转染、基因组测序等技术应用，以及鸡胚的实验周期短，容易操作，对研究胚胎发育的相关基因的功能奠定了良好的实验基础。

（二）胚胎切片和活体观察

应用切片技术，制作胚胎的连续切片，将每张切片的图像用图像分析技术进行计算机处理，可以获得胚胎立体结构图像。用肉眼和显微镜对活体胚胎的局部和整体发育进行观察，获得活体胚胎的动态活动状态。

（三）转基因动物实验

把改建后的目的基因用显微注射等方法注入实验动物的受精卵，将此受精卵植入受体动物的输卵管或子宫，使转基因动物携带有外源基因。该实验方法被广泛应用在基因功能分析、遗传病研究、疾病模式动物建立等。

（四）示踪技术

把带有绿色荧光蛋白（GFP）报告基因的逆转录病毒导入胚胎细胞，观察胚胎发育过程中表达绿色荧光蛋白细胞的迁移、定居和分化，研究胚胎发育过程中特定细胞的动态分化过程。示踪技术也常用无细胞毒性的活体染料，如台盼蓝、辣根过氧化酶等。

（五）显微操作技术

应用显微手术进行组织移植或组织切除，可以自体组织移植，也可以同种异体组织移植或异种组织移植。在临床上，也常应用显微操作技术分离切割卵裂球，进行植入前遗传学检测。在宫内手术时，应用显微操作技术治疗先天性膈疝、梗阻性脑积水等。

（六）胚胎干细胞技术

1981年，英国科学家 Martin John Evans 爵士建立首株小鼠胚胎干细胞系，并获得2007年诺贝尔生理学或医学奖。胚胎干细胞（embryonic stem cell）是一类未分化的二倍体多能干细胞，具有无限增殖、自我更新和多向分化潜能，可以分化出神经细胞、心肌细胞、血细胞等，为细胞治疗奠定了基础。

（七）基因编辑技术

基因编辑（gene editing）指根据科研或临床实际需要对目的基因进行插入、移除或替换等遗传操作。

（八）体细胞克隆技术

体细胞克隆技术（somatic cell clone technology）又称为体细胞核移植技术，是指把动物体细胞经过抑制培养，使细胞处于休眠状态。采用核移植的方法，利用细胞拆合或细胞重组技术，将卵母细胞去核作为核受体，以体细胞或含少量细胞质的细胞核即核质体作为核供体，将后者移入前者中，构建重组胚，核供体在去核卵母细胞的胞质中重新编程，并启动卵裂，开始胚胎发育过程，妊娠产仔。

四、学习胚胎学的意义

胚胎学是研究生命个体发生和发育的科学。在医学科学中，人体胚胎学与多门基础学科联系密切。为妇产科学、男科学、生殖工程学、儿科学、矫形外科学、肿瘤科学等临床学科提供了必要的基础知识。

从一个细胞（受精卵）发育为 $(5\sim7)\times10^{12}$ 个细胞构成的足月胎儿的过程中，胚胎的每一部分都在发生复杂的动态变化，这种变化于前8周尤为急剧。因此，学习者既要了解某一时期胚胎的立体形态（三维结构），也要掌握在不同时期这些结构的来源与演变过程，即胚胎的时间与空间的结构变化。这不仅对学好胚胎学十分必要，而且对建立科学的思维方法也很有裨益。

同步练习

一、填空题

人胚胎在母体子宫中发育经历的时间为_____，可分为三个时期即_____、_____和_____。

二、名词解释

1. 胚胎学
2. 胚期
3. 描述胚胎学
4. 体细胞克隆技术

三、问答题

简述生殖工程学及其最著名的成就。

参考答案

一、填空题

38周　胚前期　胚期　胎期

二、名词解释

1. 胚胎学：是研究从受精卵发育为新个体的过程及其机制的学科。研究内容包括生殖细胞发生、受精、胚胎发育、胚胎与母体关系、先天性畸形等。

2. 胚期：从受精后第3周到第8周末。此期，胚的各器官、系统与外形发育初具雏形。

3. 描述胚胎学：主要应用组织学和解剖学的方法观察胚胎发育的形态演变过程，是胚胎学的基础内容。包括外形的演变、从原始器官到永久性器官的演变、系统形成、细胞增殖、迁移和凋亡等，是胚胎学的基础内容。

4. 体细胞克隆技术：是指把动物体细胞经过抑制培养，使细胞处于休眠状态。采用核移植的方法，利用细胞拆合或细胞重组技术，将卵母细胞去核作为核受体，以体细胞或含少量细胞质的细胞核即核质体作为核供体，将后者移入前者中，构建重组胚，供体核在去核卵母细胞的胞质中重新编程，并启动卵裂，开始胚胎发育过程，妊娠产仔，克隆出动物的技术，又可称之为体细胞核移植技术。

三、问答题

答：通过人工介入早期生殖过程，以获得人们期望的新生个体的科学称为生殖工程学。主要技术有体外受精、早期胚胎培养、胚胎移植、卵质内单精子或细胞核注射、配子和胚胎冻存等。这是胚胎学中新兴的研究领域，是把某些实验胚胎学技术向应用方面发展而形成的。例如把体外受精、胚胎移植等技术用于治疗女性不孕症，于1978年在英国诞生了第一例试管婴儿；把研究两栖类动物体细胞核的再分化能力所用的核移植技术用于哺乳动物，克隆羊多莉便于1997年轰动世界。试管婴儿和克隆动物是该领域中最著名的成就。

（邓婷）

第 21 章 胚胎发生总论

教学目的要求

1. 掌握 受精的概念、时间、部位、条件、过程和意义;胚泡的形成和结构;植入的时间、部位、过程与条件;胚盘的概念与组成;二胚层胚盘及相关结构的形成;三胚层胚盘及相关结构的形成;三胚层的分化;胎盘的结构和功能;胎盘屏障的组成。

2. 熟悉 绒毛膜、羊膜、卵黄囊、尿囊、脐带的形成、演变及其在胚胎发生中的作用。

3. 了解 精子的发生、成熟和获能;卵子的发生;蜕膜的形成及分部;胚外中胚层、胚外体腔的概念;胚胎龄的推算;双胎、多胎、联胎的发生。

内容精讲

一、生殖细胞和受精

(一) 生殖细胞

(1) 生殖细胞(germ cell)又称配子(gamete),包括精子和卵子。

(2) 生殖细胞是单倍体细胞,只含有 23 条染色体,其中一条为性染色体。

(3) 精子是男性生殖细胞,核型为 23,X 或 23,Y。精子在男性生殖腺中发育、成熟,具有定向运动能力和受精的潜力。

(4) 精子头部外表面覆盖了一层来自精囊腺的糖蛋白,它可阻止顶体中顶体酶的释放。但在精子从子宫到达输卵管的过程中,这层糖蛋白被女性生殖管道分泌的酶降解,顶体酶有可能释放,使精子具备穿越卵子放射冠和透明带的能力,此现象称为"获能"(capacitation)。精子在女性生殖管道中受精能力一般可维持 24h 左右。

(5) 卵子是女性生殖细胞。初级卵母细胞在卵巢中发育,最终形成两个第二极体和一个成熟的卵子(处于第二次减数分裂的中期),排卵后,卵子进入输卵管在精子穿入的刺激下完成第二次减数分裂。卵子若未受精,在 12~24h 之内即退化。

(二) ★受精

1. 受精的定义 受精(fertilization)是指精子与卵子结合形成受精卵的过程。

2. 受精的部位 一般发生在输卵管壶腹部。

3. 受精的时间 大多发生在排卵 12h 内。

4. 受精的条件

(1) 形态和功能正常的精子数目不少于每毫升精液中 200 万个。

(2) 生殖管道通畅。

(3) 生殖管道内环境正常。

(4) 卵子在从卵巢排出 12h 内在输卵管遇到精子。

5. 受精的过程 分三个阶段。

(1) 当大量获能的精子接触到卵子周围的放射冠时,即释放顶体酶,解离放射冠的卵泡细胞,这样部分精子可直接接触到透明带。

(2) 接触到透明带的精子与 ZP3, 即精子受体结合, 然后释放顶体酶, 在透明带中溶蚀出一条孔道, 使精子头部接触到卵子表面。

(3) 精子头侧面的细胞膜与卵子细胞膜融合, 随即精子的细胞核及细胞质进入卵子内, 精子与卵子的细胞膜融合为一体。精子和卵子的细胞核膨大, 并逐渐在细胞中部靠拢, 核膜消失, 染色体混合, 形成二倍体的受精卵。

前两个阶段中, 精子释放顶体酶, 溶蚀放射冠和透明带的过程称顶体反应。在第三个阶段中, 精卵结合后, 卵子浅层胞质内的皮质颗粒立即释放溶酶体酶, 使透明带结构发生变化, 特别是使 ZP3 分子变性, 不能再与精子结合, 从而阻止了其他精子穿越透明带, 这一过程称透明带反应。透明带反应保证了正常的单精受精。

6. 受精的意义

(1) 促使卵子完成第二次减数分裂。

(2) 形成二倍体的受精卵, 恢复正常染色体数目, 保证物种延续。

(3) 决定性别。带 Y 染色体的精子与卵子结合, 形成的受精卵将发育成男性; 带 X 染色体的精子与卵子结合, 形成的受精卵将发育成女性。

(4) 分别来自父亲和母亲的遗传物质发生了重新组合, 受精卵获得了不同于母亲和父亲的新的遗传性状。

二、胚泡形成和植入

(一) 卵裂和胚泡形成

1. 卵裂 受精卵形成后, 不断进行有丝分裂的过程称为卵裂 (cleavage)。卵裂产生的子细胞称卵裂球 (blastomere)。当卵裂球数达到 12~16 个时 (约第三天), 形似桑葚, 称为桑葚胚 (morula), 外周有透明带包围。

2. 胚泡的形成 约受精后第 4 天, 桑葚胚进入子宫腔, 细胞继续分裂, 当卵裂球数达到 100 个左右时, 细胞间的小腔隙逐渐汇合形成一个大腔, 桑葚胚变成中空的囊泡, 称胚泡 (blastocyst)。胚泡由滋养层 (trophoblast)、胚泡腔 (blastocoele) 和内细胞群 (inner cell mass) 三部分构成。滋养层是单层扁平细胞, 构成胚泡壁, 滋养层细胞将主要分化成为胎儿的附属结构。内细胞群是位于胚泡一侧滋养层内面的一群细胞, 具有多种分化潜能。胚泡腔里面充满胚泡液。随着胚泡的增大, 透明带逐渐变薄, 最后溶解消失, 胚泡与子宫内膜接触, 植入过程开始。

(二) ★植入

1. 植入的定义 植入 (implantation) 是胚泡进入子宫内膜的过程, 又称着床。

2. 植入的时间 于受精后第 5~6 天开始, 于第 11~12 天完成。

3. 植入的部位 胚泡正常植入部位应是子宫体部或底部, 子宫的后壁。如果植入子宫颈处, 最终在此形成胎盘, 称前置胎盘 (placenta previa); 在分娩时, 胎盘可堵塞产道, 导致胎儿娩出困难。若胚泡植入在子宫以外的部位, 称异位妊娠 (ectopic pregnancy)。异位妊娠常发生在输卵管, 偶见于子宫阔韧带、肠系膜, 甚至卵巢等处。

4. 植入过程胚泡的结构变化

(1) 胚泡到达子宫腔。内细胞群一侧的极端滋养层首先与子宫内膜上皮接触, 分泌蛋白水解酶, 在内膜溶蚀出一个缺口, 然后胚泡陷入缺口, 逐渐被包埋其中。

(2) 植入过程中, 与内膜接触的滋养层细胞迅速增殖, 滋养层增厚, 分化为内外两层。

(3) 外层细胞互相融合, 细胞间界限消失, 称合体滋养层; 内层细胞界限清楚, 称细胞滋养层。

(4) 细胞滋养层的细胞通过分裂使细胞数目不断增多, 并补充、融入合体滋养层。

5. 植入时子宫内膜的结构变化 胚泡植入时, 子宫内膜正处于分泌期, 植入后子宫内膜血供更加丰富, 腺体分泌更加旺盛, 内膜进一步增厚, 基质细胞变肥大并富含糖原与脂滴, 子宫内膜的这一系列变化称蜕膜反应，此时整个子宫内膜改称蜕膜，其中的基质细胞改称为蜕膜细胞。根据蜕膜与胚胎的位置关系，可将蜕膜分为三部分：①基蜕膜（decidua basalis），位于胚深面；②包蜕膜（decidua capsularis），覆盖在胚的子宫腔侧；③壁蜕膜（decidua parietalis），是子宫其余部分的蜕膜。

6. 植入的必备条件
（1）透明带准时消失。
（2）胚泡及时进入宫腔。
（3）胚泡与子宫内膜同步发育。
（4）母体内的雌激素和孕激素水平正常。

三、★胚层的形成

（一）★二胚层胚盘及其结构的形成

（1）在第2周胚泡植入过程中，内细胞群增殖分化，逐渐形成一圆盘形的由上胚层（epiblast）和下胚层（hypoblast）组成的二胚层胚盘（bilaminar germ disc）。胚盘是人体发育的原基。

（2）上胚层是一层邻近滋养层的柱状细胞，下胚层为靠近胚泡腔侧的一层立方细胞。两个胚层之间隔以基膜。上胚层与滋养层之间出现一个腔隙，为羊膜腔，腔内液体为羊水。由羊膜包绕羊膜腔形成的囊称羊膜囊。上胚层构成羊膜囊的底。下胚层的周缘细胞向腹侧生长延伸，形成由单层扁平上皮细胞围成的另一个囊，即卵黄囊。下胚层为卵黄囊的顶。羊膜囊和卵黄囊对胚盘起保护和营养作用。

（3）胚泡腔内出现松散分布的星状细胞和细胞外基质，充填于细胞滋养层和卵黄囊、羊膜囊之间，形成胚外中胚层。继而，胚外中胚层细胞间出现腔隙，腔隙逐渐汇合增大，在胚外中胚层内形成胚外体腔。

（4）随着胚外体腔的扩大，二胚层胚盘和其背腹两侧的羊膜袋、卵黄囊仅由少部分胚外中胚层与滋养层直接相连，这部分胚外中胚层称体蒂（body stalk）。体蒂将发育为脐带的主要成分。

（二）★三胚层胚盘及其结构的形成

（1）第3周初，上胚层部分细胞增殖较快，并向胚盘一端中线迁移，在中轴线上聚集形成一条纵行的细胞柱，称原条（primitive streak）。原条的头端略膨大，为原结（primitive node）。原条的出现使胚盘能区分出头尾端，出现原条的一端即为胚体的尾端。继而在原条的中线出现浅沟，原结的中心出现浅凹，分别称原沟（primitive groove）和原凹（primitive pit）。

（2）原沟深部的细胞在上、下胚层之间向四周扩展迁移。一部分细胞在上、下两胚层之间形成一个夹层，称胚内中胚层，即中胚层（mesoderm）。中胚层在胚盘的周缘与胚外中胚层连接，部分细胞进入下胚层，逐渐替换原下胚层的细胞，形成一新的细胞层，即内胚层（endoderm），此时，上胚层改称外胚层（ectoderm）。在第3周末，三胚层胚盘形成，三个胚层均起源于上胚层。

（3）从原凹向头端增生迁移的细胞，在内、外胚层之间形成一条单独的细胞索，称脊索，它在早期胚胎起一定支架作用。在脊索的头侧端和原条的尾端，各有一个无中胚层的小区，此处的内外胚层直接相贴，呈薄膜状，分别称口咽膜和泄殖腔膜。

（4）随着胚体的发育，脊索向头端生长，原条相对缩短，最终消失。若原条细胞残留，在未来人体骶尾部可增殖分化，形成由多种组织构成的畸胎瘤。

四、三胚层的分化和胚体形成

（一）★三胚层的分化

在第4～8周，三个胚层逐渐分化形成各种器官的原基。

1. 外胚层的分化

（1）脊索形成后，诱导其背侧中线的外胚层增厚呈板状，称神经板（neural plate）。构成神经板的这部分外胚层，称神经外胚层，而其余部分称表面外胚层。

（2）神经板随脊索的生长而增长，且头侧宽于尾侧。继而神经板中央沿长轴向脊索方向凹陷，形成神经沟（neural groove），沟两侧边缘隆起称神经褶（neural fold）。

（3）两侧神经褶在神经沟中段靠拢并愈合，愈合向两端延伸，最后在头尾两端各有一开口，分别称前神经孔和后神经孔，它们在第 4 周愈合，使神经沟完全封闭为神经管（neural tube）。如果前、后神经孔未愈合，将会分别导致无脑畸形和脊髓裂。

（4）神经管两侧的表面外胚层在管的背侧靠拢并愈合，使神经管位居于表面外胚层的深面。

（5）在神经沟闭合过程中，神经板外侧缘的一些细胞迁移到神经管背侧成一条纵行细胞索，继而分裂为两条分别位于神经管背外侧的神经嵴（neural crest），它将分化为周围神经系统及肾上腺髓质等结构。

（6）表面外胚层将分化为皮肤的表皮及其附属器，以及牙釉质、角膜上皮、晶状体、内耳膜迷路、腺垂体、口腔和鼻腔与肛门的上皮等。

2. 中胚层的分化

（1）轴旁中胚层（paraxial mesoderm）　①紧邻脊索两侧的中胚层细胞迅速增殖，形成一对纵行的细胞索，即轴旁中胚层。它随即分裂为块状细胞团，称体节（somite）。②体节左右成对，从颈部向尾依次形成，随胚龄的增长而增多。第 5 周时，体节全部形成，共 42～44 对。③体节将分化为背侧的皮肤真皮、骨骼肌和中轴骨骼；脊索的大部分将退化消失，仅在脊柱的椎间盘内残留为髓核。

（2）间介中胚层（intermediate mesoderm）　位于轴旁中胚层与侧中胚层之间，分化为泌尿生殖系统的主要器官。

（3）侧中胚层（lateral mesoderm）　①是中胚层最外侧的部分。②其内部先出现一些小的腔隙，然后融合为一个大的胚内体腔，并与胚外体腔相通。侧中胚层分为背腹两层。背侧与外胚层相贴，称体壁中胚层（parietal mesoderm）；腹侧与内胚层相贴，称脏壁中胚层（visceral mesoderm）。③体壁中胚层将主要分化为胸腹部和四肢的皮肤真皮、骨骼肌、骨骼和血管等；脏壁中胚层将分化为消化、呼吸系统的肌组织、血管、结缔组织和间皮等。胚内体腔将分化为心包腔、胸膜腔和腹膜腔。

3. 内胚层的分化

（1）内胚层被包入胚体形成原始消化管。

（2）将分化为消化管、消化腺、呼吸道与肺的上皮，以及中耳、甲状腺、甲状旁腺、胸腺、膀胱等器官的上皮组织。

（二）胚体的形成

（1）在第 4～8 周，由于胚胎各部分生长速度不均衡引起胚胎的卷折，形成头褶、尾褶和左右侧褶，最终形成圆柱形胚体。

（2）圆柱形胚体形成的结果　①胚体凸入羊膜腔，浸泡于羊水内；②体蒂和卵黄囊于胚体腹侧中心合并，外包羊膜，形成原始脐带；③口咽膜、泄殖腔膜分别转到胚体头和尾的腹侧；④外胚层包于胚体外表；⑤内胚层卷到胚体内形成原始消化管，管的中段腹侧借缩窄的卵黄蒂与卵黄囊通连，头端以口咽膜封闭，尾端以泄殖腔膜封闭；⑥第 8 周末，胚体外表已可见眼、耳和鼻及四肢，初具人形。

五、★胎膜和胎盘

胎膜和胎盘是对胚胎起保护、营养、呼吸、排泄等作用的附属结构。

(一) 胎膜

胎膜 (fetal membrane) 包括绒毛膜、羊膜、卵黄囊、尿囊和脐带。

1. 绒毛膜 (chorion)

(1) 绒毛膜板 由滋养层和衬于其内面的胚外中胚层组成。

(2) 各级绒毛干 ①初级绒毛干的形成：植入完成后，滋养层已分化为合体滋养层和细胞滋养层两层，继之细胞滋养层的细胞局部增殖，形成许多绒毛状突起伸入合体滋养层内。这样，外表的合体滋养层和内部的细胞滋养层构成了初级绒毛干。②次级绒毛干的形成：第 3 周时，胚外中胚层伸入初级绒毛干内，改称次级绒毛干。③三级绒毛干的形成：绒毛干胚外中胚层的间充质分化为结缔组织和血管，并与胚体内的血管相通，此时改称三级绒毛干。

(3) 绒毛 由各级绒毛干的表面发出分支形成。

绒毛干末端的细胞滋养层细胞增殖，穿出合体滋养层，伸抵子宫蜕膜组织，并沿蜕膜表面扩展，形成一层细胞滋养层壳，使绒毛膜与子宫蜕膜牢固连接。原滋养层陷窝演变为绒毛干之间的绒毛间隙，间隙内充满来自子宫螺旋动脉的动脉血，绒毛浸浴其中，通过绒毛，胚胎汲取母血中的营养物质并排出代谢产物。

2. 羊膜 (amnion)

(1) 羊膜为半透明薄膜，分泌羊水 (amniotic fluid)，充满在羊膜腔内，胚胎即在羊水中生长发育。

(2) 羊膜最初附着于胚盘的边缘，随着圆柱形胚体的形成长大，羊膜腔不断扩大，胚体凸入羊膜腔内，羊膜在胚胎的腹侧包裹体蒂，形成脐带。

(3) 羊膜和羊水在胚胎发育中对胚胎起着重要的保护作用，如胚胎在羊水中可以较自由地活动，有利于骨骼和肌肉发育，并防止胚胎局部粘连或受外力的压迫与震荡。

3. 卵黄囊 (yolk sac) 卵黄囊最初是在发育第 2 周出现在下胚层下方的囊，下胚层形成卵黄囊的顶。随胚胎的发育长大，卵黄囊退化，被包入脐带，其与原始消化管相连的部分相对狭窄，称卵黄蒂。卵黄蒂于第 6 周闭锁，卵黄囊逐渐退化。

4. 尿囊 (allantois)

(1) 尿囊是从卵黄囊尾侧向体蒂内伸出的一个盲管，随着胚体尾端的卷折而开口于原始消化管尾端的腹侧。

(2) 当从消化管腹侧演化出膀胱时，尿囊成为从膀胱顶部至脐内的一条脐尿管。脐尿管将闭锁形成脐中韧带。

(3) 尿囊壁的胚外中胚层中形成的尿囊动脉和尿囊静脉，以后演变为脐带内的脐动脉和脐静脉。

5. 脐带 (umbilical cord)

(1) 是连于胚胎脐部与胎盘间，由羊膜包裹脐动脉、脐静脉、闭锁的卵黄蒂与脐尿管形成的索状结构。

(2) 脐血管连接胚胎血管和胎盘绒毛血管。脐动脉有两条，将胚胎的血液（含代谢产物和二氧化碳）送至胎盘绒毛血管，与绒毛间隙内的母体血液进行物质交换；脐静脉仅有一条，将吸纳了丰富营养物质和氧的血液送回胚胎。

(3) 胎儿出生时，脐带长 40~60cm。脐带太短，胎儿娩出时易引起胎盘早剥而大出血；脐带过长，易缠绕胎儿的肢体或颈部，可致局部发育不良，甚至胎儿窒息死亡。

(二) 胎盘

1. 胎盘的结构

(1) 胎盘 (placenta) 是由胎儿的丛密绒毛膜和母体的基蜕膜共同组成的圆盘形结构。

(2) 胎盘的母体面粗糙，为剥离后的基蜕膜，被浅沟分隔为 15~30 个胎盘小叶。
(3) 胎盘的胎儿面光滑，覆有羊膜，脐带附于中央。
(4) 脐血管的分支沿绒毛干进入绒毛内，形成毛细血管。
(5) 绒毛干之间为绒毛间隙，有基蜕膜构成的短隔伸入其内，称胎盘隔。

2. 胎盘的血液循环和胎盘膜

(1) ★胎盘的血液循环特点　①胎盘内有母体和胎儿两套血液循环系统。②母体动脉血从子宫螺旋动脉流入绒毛间隙，在此与绒毛内毛细血管的胎儿血进行物质交换后，再经子宫静脉，流回母体。③胎儿静脉性质的血经脐动脉及其分支，流入绒毛内毛细血管，与绒毛间隙内的母体血进行物质交换后，成为动脉血经脐静脉回流至胎儿。④母体和胎儿血液在各自的封闭管道内循环，互不相混，但可进行物质交换。

(2) ★胎盘膜（又称胎盘屏障）　①是胎儿血与母体血在胎盘内进行物质交换所通过的结构。②早期胎盘膜：由合体滋养层、细胞滋养层和基膜、薄层绒毛结缔组织及毛细血管基膜和内皮组成。③后期胎盘膜：变薄，胎血与母血间仅隔以绒毛毛细血管内皮和薄层合体滋养层及两者的基膜，更有利于物质交换。

3. 胎盘的功能

(1) 物质交换功能　是胎盘的主要功能，胎儿通过胎盘从母血中获得营养和 O_2，排出代谢产物和 CO_2。

(2) 内分泌功能　胎盘的合体滋养层能分泌数种激素，对维持妊娠起重要作用。分泌激素主要为：①人绒毛膜促性腺激素（human chorionic gonadotropin, hCG），能促进黄体生长发育，以维持妊娠；②人胎盘催乳素（human placental lactogen），既能促进母体乳腺生长发育，又可促进胎儿的生长发育；③孕激素和雌激素，起维持妊娠的作用。

六、胚胎龄的推算

(1) 胚胎龄的推算有两种方式。一是通过月经龄，二是通过受精龄。

(2) 临床上常以月经龄计算胚胎龄，即从孕妇末次月经的第 1 天算起，至胎儿娩出共约 40 周。但妇女月经周期易受环境影响，故胚胎龄的推算难免有误差。

(3) 胚胎学者常用受精龄，即从受精之日为起点推算胚胎龄。即从孕妇末次月经第 1 天之后的 2 周左右，至胎儿娩出约经 38 周。

(4) 胚胎长度的测量标准有三种：①最长值（greatest length, GL），适用于测量第 1~3 周的胚；②顶臀长（crown rump length, CRL），又称坐高，用于测量第 4 周以后的胚；③顶跟长（crown-heal length, CHL），又称立高，常用于测量胎儿。

七、双胎、多胎和联胎

1. 双胎（twins）　双胎又称孪生，发生率约占新生儿的 1‰。双胎有两种。

(1) 双卵孪生（dizygotic twins）　约占孪生的 2/3。双卵孪生成因：一次排出两个卵子，分别受精后发育而成，它们有各自的胎膜和胎盘，性别可相同或不同，相貌和生理特性的差异如同一般兄弟姐妹。双卵孪生的发生受排卵时内分泌的影响。

(2) 单卵孪生（monozygotic twins）　约占孪生的 1/3，是由一个受精卵发育为两个胚胎，故此种孪生儿的遗传基因完全一样，它们的性别一致，而且相貌和生理特征也极相似。单卵孪生成因有如下情况：①多数单卵孪生的发生是由于一个胚泡内产生了两个内细胞群，各发育为一个胚胎，这类孪生儿有各自的羊膜腔，但共享一个胎盘；②一个胚盘上分化时，出现两个原条和脊索，诱导形成两个神经管，发育成两个胚胎，这类孪生儿位于一个羊膜腔内，也共享一个胎盘；③从一个受精卵发育出两个胚泡，它们分别植入，发育为两个胚胎，这类孪生儿有各自的羊膜腔和胎盘。

2. 多胎（multiple birth） 一次娩出两个以上新生儿为多胎。其原因可以是单卵性、多卵性或混合性，以混合性为多。

3. 联体双胎（conjoined twins） 是指两个未完全分离的单卵双胎。联体双胎的成因：在单卵孪生中，当一个胎盘出现两个原条并分别发育为两个胚胎时，若两个原条靠得较近，胚体形成时发生局部连接所导致。联体双胎有对称型和不对称型两类。根据连接的部位分为头联体、臀联体和胸腹联体等。

同步练习

一、填空题

1. 精子释放_____，溶蚀放射冠和透明带的过程称_____。
2. 植入时的子宫内膜正处于_____期。
3. 在第_____周末，三胚层胚盘形成，三个胚层均来源于_____。
4. 在脊索的头侧端和原条的尾端，各有一个薄膜状小区，分别称_____和_____，它们是由_____和_____直接相贴而成。
5. 神经沟在第_____周闭合成神经管。如前神经孔未愈合将形成_____；后神经孔未愈合将形成_____。
6. 受精卵的有丝分裂，称_____，所产生的子细胞称_____，后者构成的实心胚称_____，该实心胚进入子宫腔后，细胞间出现裂隙，融合形成囊泡状的结构，称_____。
7. 内细胞群增殖分化形成一个圆盘状的_____，该结构是_____的原基。
8. 胚泡埋入子宫内膜的过程称_____，又称_____。其部位通常是在_____或_____。
9. 根据蜕膜与胚的位置关系，可将蜕膜分为三部分：_____、_____、_____。
10. 二胚层胚盘是由_____的底和_____的顶两层细胞构成。胚盘上层为柱状细胞，称_____，其下层为立方细胞，称_____。
11. 脊索形成后，诱导其背侧中线的外胚层增厚呈板状，称_____，其中央沿长轴凹陷形成_____，凹陷两侧的隆起称_____。两侧隆起在其中段愈合并向头尾延伸，形成_____。
12. 紧邻脊索两侧的中胚层细胞迅速增殖，形成一对纵行的细胞索，即_____。它随即裂为块状细胞团，称_____。它将主要分化为背侧的_____、_____和中轴骨骼。
13. 胎膜包括_____、_____、_____和脐带。
14. 中胚层在脊索两旁从内侧向外侧依次分化为_____、_____、_____，分散存在的中胚层细胞，称为_____。
15. 胚泡的结构包括_____、_____和_____。胚泡逐渐长大，_____变薄而消失，胚泡开始植入。
16. 绒毛膜的绒毛浸泡在_____的母血中，在此与绒毛的毛细血管内物质通过_____进行交换，因此母体血与胎儿血是不混合的。
17. 早期胎盘膜胎儿血液与母体血液进行物质交换必须通过_____、_____、_____及毛细血管基膜和内皮。
18. 包蜕膜侧的绒毛膜称_____，基蜕膜侧的绒毛膜称_____，它与基蜕膜共同组成胎盘。

二、名词解释

1. 顶体反应
2. 透明带反应

3. 胚泡
4. 植入
5. 原条
6. 胎盘屏障
7. 受精

三、问答题

1. 何谓受精？简述受精的过程和意义。
2. 简述二胚层胚盘及相关结构的发生。
3. 简述原条形成、结构、意义。
4. 简述神经管的形成及其意义。
5. 简述中胚层的分化。
6. 简述胎盘的血液循环和胎盘膜的结构组成及功能。
7. 简述绒毛膜的组成、形成过程及胚胎各时期的结构特点。

参考答案

一、填空题

1. 顶体酶　顶体反应
2. 分泌
3. 3　上胚层
4. 口咽膜　泄殖腔膜　外胚层　内胚层
5. 4　无脑畸形　脊髓裂
6. 卵裂　卵裂球　桑葚胚　胚泡
7. 胚盘　人体发育
8. 植入　着床　子宫体　子宫底
9. 基蜕膜　包蜕膜　壁蜕膜
10. 羊膜腔　卵黄囊　上胚层　下胚层
11. 神经板　神经沟　神经褶　神经管
12. 轴旁中胚层　体节　皮肤真皮　骨骼肌
13. 绒毛膜　羊膜　卵黄囊　尿囊
14. 轴旁中胚层　间介中胚层　侧中胚层　间充质
15. 滋养层　胚泡腔　内细胞群　透明带
16. 绒毛间隙　胎盘屏障
17. 合体滋养层　细胞滋养层及基膜　薄层绒毛结缔组织
18. 平滑绒毛膜　丛密绒毛膜

二、名词解释

1. 顶体反应：精子释放顶体酶，溶蚀放射冠和透明带的过程称为顶体反应。

2. 透明带反应：精卵结合后，卵子浅层胞质内的皮质颗粒释放溶酶体酶，使透明带结构发生变化，特别是使ZP3分子变性，不能再与精子结合，从而阻止了其他精子穿越透明带，这一过程称透明带反应。透明带反应保证了正常的单精受精。

3. 胚泡：桑葚胚的细胞继续分裂增殖，当卵裂球的数目增至100个左右时，细胞间出现若干小的间隙，并逐渐融合成一个大腔，腔内充满液体，整个胚呈囊泡状，称为胚泡。胚泡中央的腔称胚泡腔；胚泡壁为单层扁平细胞，称滋养层；胚泡腔内面一端有一群大的细胞，称内细胞群。

4. 植入：胚泡进入子宫内膜的过程称植入。植入始于受精后第5～6天开始，于第11～12天完成。植入的部位是子宫前壁或后壁的子宫内膜，植入后的子宫内膜称蜕膜。

5. 原条：胚胎发育至第3周初，二胚层胚盘尾端中线处的上胚层细胞增生，形成一条纵行的细胞索，称原条。原条的出现使胚盘有了明显的头、尾端之别。

6. 胎盘屏障：又称胎盘膜，是胎儿血与母体血在胎盘内进行物质交换所通过的结构。早期胎盘屏障由合体滋养层、细胞滋养层和基膜、薄层绒毛结缔组织及毛细血管基膜和内皮组成。晚期胎盘屏障变薄，仅由绒毛毛细血管内皮和薄层合体滋养层及两者间的基膜组成。

7. 受精：指精子与卵子结合形成受精卵的过程，一般发生在输卵管壶腹部。

三、问答题

1. 答：（1）精子与卵子结合成为受精卵的过程称为受精。

（2）受精的过程　①当大量获能的精子接触到卵子周围的放射冠时，即释放顶体酶，解离放射冠的卵泡细胞，这样部分精子可直接接触到透明带。②接触到透明带的精子与ZP3，即精子受体结合，然后释放顶体酶,在透明带中溶蚀出一条孔道,使精子头部接触到卵子表面。③精子头侧面的细胞膜与卵子细胞膜融合,随即精子的细胞核及细胞质进入卵子内,精子与卵子的细胞膜融合为一体。精子和卵子的细胞核膨大,并逐渐在细胞中部靠拢,核膜消失,染色体混合,形成二倍体的受精卵。

(3) 受精的意义 ①促使卵子完成第二次减数分裂。②形成二倍体的受精卵,恢复正常染色体数目,保证物种延续。③决定性别。带 Y 染色体的精子与卵子结合,形成的受精卵将发育成男性;带 X 染色体的精子与卵子结合,形成的受精卵将发育成女性。④分别来自父亲和母亲的遗传物质发生了重新组合,受精卵获得了不同于母亲和父亲的新的遗传性状。

2. 答:①在第 2 周胚泡植入过程中,内细胞群增殖分化,逐渐形成一圆盘形的由上胚层和下胚层组成的二胚层胚盘。胚盘是人体发育的原基。②上胚层是一层邻近滋养层的柱状细胞,下胚层是靠近胚泡腔侧的一层立方细胞。两个胚层之间隔以基膜。上胚层与滋养层之间出现一个腔隙,为羊膜腔,腔内液体为羊水。由羊膜包绕羊膜腔形成的囊称羊膜囊。上胚层构成羊膜囊的底。下胚层的周缘细胞向腹侧生长延伸,形成由单层扁平上皮细胞围成的另一个囊,即卵黄囊。下胚层为卵黄囊的顶。羊膜囊和卵黄囊对胚盘起保护和营养作用。③胚泡腔内出现松散分布的星状细胞和细胞外基质,充填于细胞滋养层和卵黄囊、羊膜囊之间,形成胚外中胚层。继而,胚外中胚层细胞间出现腔隙,腔隙逐渐汇合增大,在胚外中胚层内形成胚外体腔。④随着胚外体腔的扩大,二胚层胚盘和其背腹两侧的羊膜袋、卵黄囊仅由少部分胚外中胚层与滋养层直接相连,这部分胚外中胚层称体蒂。体蒂将发育为脐带的主要成分。

3. 答:原条形成:第 3 周初,上胚层正中线的一侧,部分上胚层的细胞增殖较快,形成一条增厚区,称原条。

结构:原条头端略膨大,形成原结。继而,原条的中线出现一浅沟称原沟,原结中心出现一浅凹,称原凹。

形成意义:①决定胚的头尾方向,原条所在的一端为尾端。②原沟深部的细胞不断增殖,并参与形成中胚层和内胚层。③原凹处细胞向头端增生和迁移,在内外胚层间形成脊索。

4. 答:在脊索的诱导下,沿着脊索背侧的外胚层细胞形成一增厚的细胞板,称神经板。神经板随脊索的生长而增长,且头侧宽于尾侧。继而神经板中央沿长轴向脊索方向凹陷,形成神经沟,沟两侧边缘隆起称神经褶。两侧神经褶向中间靠拢,逐渐向头、尾两端愈合,头端留有前神经孔,尾端留有后神经孔。第 4 周,前、后神经孔闭合,使神经沟完全闭合为神经管。

意义:神经管是中枢神经系统发育的原基,将分化为脑、脊髓以及松果体、神经垂体和视网膜等。如果前、后神经孔未愈合,将会分别导致无脑畸形和脊髓裂。

5. 答:中胚层由内向外依次分化为轴旁中胚层、间介中胚层和侧中胚层三部分。具体分化如下。

(1) 轴旁中胚层 分裂为块状细胞团,称体节。第 5 周时,体节全部形成,共 42~44 对。体节将分化为背侧的皮肤真皮、骨骼肌和中轴骨骼;脊索的大部分将退化消失,仅在脊柱的椎间盘内残留为髓核。

(2) 间介中胚层 位于轴旁中胚层与侧中胚层之间,分化为泌尿生殖系统的主要器官。

(3) 侧中胚层 是中胚层最外侧的部分。其内部先出现一些小的腔隙,然后融合为一个大的胚内体腔。侧中胚层分为背腹两层。背侧与外胚层相贴,称体壁中胚层;腹侧与内胚层相贴,称脏壁中胚层。体壁中胚层将主要分化为胸腹部和四肢的皮肤真皮、骨骼肌、骨骼和血管等;脏壁中胚层将分化为消化、呼吸系统的肌组织、血管、结缔组织和间皮等。胚内体腔将分化为心包腔、胸膜腔和腹膜腔。

6. 答:(1) 胎盘的血液循环 ①胎盘内有母体和胎儿两套血液循环系统。②母体动脉血从子宫螺旋动脉流入绒毛间隙,在此与绒毛内毛细血管的胎儿血进行物质交换后,再经子宫静脉,流回母体。③胎儿静脉性质的血经脐动脉及其分支,流入绒毛内毛细血管,与绒毛间隙内的母体血进行物质交换后,成为动脉血经脐静脉回流至胎儿。④母体和胎儿血液在各自的封闭管道内循环,互不相混,但可进行物质交换。

(2) 胎盘膜(又称胎盘屏障) ①是胎儿血与母体血在胎盘内进行物质交换所通过的结构。②早期胎盘膜:由合体滋养层、细胞滋养层和基膜、薄层绒毛结缔组织及毛细血管基膜和内皮组成。③后期胎盘膜:变薄,胎血与母血间仅隔以绒毛毛细血管内皮和薄层合体滋养层及两者的基膜,更有利于物质交换。

7. 答:绒毛膜由绒毛膜板、各级绒毛干和绒毛组成。

(1) 绒毛膜板 由滋养层和衬于其内面的胚外中胚层组成。

(2) 各级绒毛干 ①初级绒毛干的形成:植入

完成后，滋养层已分化为合体滋养层和细胞滋养层两层，继之细胞滋养层的细胞局部增殖，形成许多绒毛状突起伸入合体滋养层内。这样，外表的合体滋养层和内部的细胞滋养层构成了初级绒毛干。②次级绒毛干的形成：第3周时，胚外中胚层伸入初级绒毛干内，改称次级绒毛干。③三级绒毛干的形成：绒毛干胚外中胚层的间充质分化为结缔组织和血管，并与胚体内的血管相通，此时改称三级绒毛干。

（3）绒毛　由各级绒毛干的表面发出分支形成。

胚胎早期，整个绒毛膜表面的绒毛均匀分布。之后由于包蜕膜的血供匮乏，绒毛逐渐退化、消失，形成表面无绒毛的平滑绒毛膜。基蜕膜侧的血供充足，该处绒毛反复分支，生长茂密，称丛密绒毛膜。

（邓婷）

第 22 章 颜面及四肢的发生

教学目的要求

1. **掌握** 颜面形成的基本过程及常见畸形；腭的发生和常见畸形。
2. **熟悉** 四肢的发生及常见先天性畸形。
3. **了解** 鳃器的发生；舌、牙的发生及颈的形成。

内容精讲

人胚第 4 周时，胚盘已向腹侧卷折成为柱状胚体。前神经孔逐渐闭合，神经管头端迅速膨大形成脑泡（脑的原基）。脑泡腹侧的间充质局部增生，使胚体部外观呈较大的圆形突，称额鼻突。同时，口咽膜尾侧的原始心脏发育增大并突起，称心隆起。

一、鳃器的发生

人胚第 4 周和第 5 周，伴随额鼻突与心隆起的出现，头部两侧的间充质增生，渐次形成左右对称、背腹走向的 6 对柱状弓形突起，称鳃弓（branchial arch）。相邻鳃弓之间的 5 对条形凹陷为鳃沟（branchial groove）。人的前 4 对鳃弓明显，第 5 对出现不久即消失，第 6 对很小，不甚明显。在鳃弓发生的同时，原始消化管头段（原始咽）侧壁内胚层向外膨出，形成左右 5 对囊状结构，称咽囊（pharyngeal pouch），它们分别与 5 对鳃沟相对应，二者之间隔以薄层的鳃膜（branchial membrane）。鳃弓、鳃沟、鳃膜与咽囊统称鳃器（branchial apparatus）。人胚的鳃器存在时间短暂，鳃弓将参与颜面与颈的形成，其间充质分化为肌组织、软骨与骨；咽囊内胚层则是多种重要器官的发生原基。

二、★ 颜面的形成

第 1 鳃弓出现后，其腹侧部分迅速分叉为两支，分别称为上颌突（maxillary prominence）与下颌突（mandibular prominence）。左、右下颌突很快在胚腹侧中线愈合，将口咽膜与心隆起隔开。此时正面观察胚体部，其颜面是由额鼻突、左右上颌突、已愈合的左右下颌突及这 5 个突包围的一宽大凹陷——口凹（stomodeum）构成的。口凹即原始口腔，它的底是口咽膜。口咽膜于第 24 天左右破裂，原始口腔便与原始咽相通。

颜面形成与鼻的发生密切相关。在额鼻突的下缘两侧，局部外胚层组织增生变厚，形成左右一对鼻板（nasal placode）。鼻板中央凹陷为鼻窝（nasal pit），其下缘以一条细沟与口凹相通。鼻窝周缘部的间充质增生而突起。鼻窝内侧的突起称内侧鼻突（median nasal prominence），外侧的称外侧鼻突（lateral nasal prominence），早期两个突起的上部相连续。

颜面的演化是从两侧向正中方向发展的。继左右下颌突的愈合之后，左右上颌突也向中线生长，先后与同侧的外侧鼻突及内侧鼻突融合；与此同时，两侧的鼻窝亦彼此靠拢，左右内侧鼻突渐愈合，并向下方迁移而与上颌突愈合。这样，鼻窝与口凹被分隔开。内侧鼻突将发育形成包括人中在内的上唇正中部分，上颌突发育形成上唇的外侧部分以及上颌。当内侧鼻突向下迁移时，额鼻突的下部正中组织呈峰状增生，形成鼻梁和鼻尖，其上部则发育为前额。外侧鼻突参与组成鼻外侧壁与鼻翼。随着鼻梁、鼻尖等鼻外部结构的形成，原来向前方开口的鼻窝逐渐转向下方，即为外鼻孔。鼻窝向深部扩大形成原始鼻腔。起初，原始鼻腔与原始口腔之间隔以口鼻膜（oro-nasal membrane），该膜破裂后，原始鼻腔与原始口相通。

原始口腔的开口起初很宽大，随着两侧上、下颌突向中线会拢和上、下唇的形成，同侧上、下颌突从分叉处向中线方向生长，形成颊，口裂因此变小。眼最初发生于额鼻突的外侧，两眼相距较远。以后随着颅脑的迅速增大以及上颌与鼻的形成，两眼逐渐向中线靠近，并处于同一平面。外耳道由第1鳃沟演变而成，鳃沟周围的间充质增生形成耳郭。外耳的位置原本很低，后来随着下颌与颈的发育而被推向后上方。至第2个月末，胚胎颜面初具人貌。

三、★腭的发生与口腔、鼻腔的分隔

腭起源于正中腭突与外侧腭突两部分，从第5周开始发生，至第12周完成。

1. 正中腭突　左右内侧鼻突愈合后，向原始口腔内长出一个短小的突起，即为正中腭突（median palatine process）。它演化为腭前部的一小部分。

2. 外侧腭突　上颌突向原始口腔内长出的左右一对扁平突起，即为外侧腭突（lateral palatine process）。外侧腭突起初是在舌的两侧斜向下方，以后随着口腔的扩大及舌变扁和位置下降，左右外侧腭突逐渐在舌的上方呈水平方向生长，并在中线愈合，形成腭的大部。其前缘与正中腭突会拢愈合，两者正中交会处残留一小孔即切齿孔。腭前部间充质骨化为硬腭，后部则为软腭。软腭后缘正中部组织增生，即为腭垂。

腭将原始口腔与原始鼻腔再次分隔，成为永久口腔与鼻腔。鼻腔在腭的后缘与咽相通，该部位即为后鼻孔。伴随腭的形成，额鼻突的下部在形成鼻梁与鼻尖的同时，还向原始鼻腔内长出板状的鼻中隔，它向下垂直生长，最终与腭在中线愈合，鼻腔即被一分为二。鼻腔外侧壁还发生三个嵴状皱襞，分别形成上、中、下三个鼻甲。

四、舌的发生

鳃弓的腹侧形成原始咽的咽底。舌是由原始咽底部及原始口腔底部间充质增生，向腔面隆起而形成。相当于第1鳃弓下颌隆起的口凹底部处发生三个隆起，正中为奇结节，两边侧舌隆起，三者愈合形成舌体；原始咽底部（相当于第2、3、4鳃弓处）长出一个凸向咽腔的隆起称联合突，前部发育为舌根，后部发育为会厌。舌根与舌体的愈合线即为V形界沟，沟顶点即舌盲孔。

五、牙的发生

牙的釉质来源于外胚层，其他部分成自中胚层。人胚第6周时，口凹边缘的外胚层组织增生，沿上、下颌形成U形的牙板（dental lamina）。牙板向深部中胚层内生长，在上、下颌内先后各形成10个圆形突起，称牙蕾（tooth bud）。牙蕾发育增大，底部内陷为帽状的造釉器（enamel organ），造釉器和造釉器周围的间充质形成牙囊。造釉器、牙囊和牙乳头构成乳牙原基。

1. 釉质的形成　造釉器分化为三部分：①外层为单层立方或扁平细胞组成的外釉上皮；②内层为单层柱状细胞组成的内釉上皮，该柱状细胞称为成釉质细胞（ameloblast）；③内、外釉上皮之间为星状细胞组成的釉网（enamel reticulum）。成釉质细胞具有造釉质作用，细胞不断分泌基质，基质钙化后形成釉柱。釉质的形成是从牙冠尖部开始，逐渐向牙颈部扩展。随着釉质增厚，成釉质细胞渐向浅部迁移，最后与外釉上皮相贴，共同组成牙小皮（dental cuticle），覆于牙釉质表面，釉网则退化消失。

2. 牙本质的形成　靠近内釉上皮的间充质细胞分化为一层柱状的成牙本质细胞。该细胞在其与内釉上皮相邻面有突起，并在此不断分泌基质，基质钙化后即为牙本质。随着牙本质的增厚，成牙质细胞胞体渐向深部迁移。其突起则增长，存留于牙本质小管内，称为牙本质纤维。牙乳头的其余部分分化为牙髓。

3. 牙骨质的形成　牙囊的内侧份分化为牙骨质，外侧份分化为牙周膜。

在乳牙原基发生的同时，牙板还形成恒牙原基，其体积小，分化发育晚。恒牙的形成过程与

乳牙相同。

六、颈的形成

颈是由第2、3、4、6鳃弓与心上嵴发育而成。第2鳃弓生长迅速，它们向中线生长而愈合；向尾侧延伸而越过第3、4、6鳃弓，覆盖在它们表面。心上嵴（epicardial ridge）是心隆起上缘的间充质增生而向胚体头端长出的嵴状突。当第2鳃弓与心上嵴愈合后，在它们与下方3个较小鳃弓之间的间隙称颈窦（cervical sinus）。颈窦不久闭锁消失。由于鳃弓与心上嵴的生长、食管和气管的伸长以及心脏位置下降，颈逐渐延长成形。

七、四肢的发生

人胚第4周末，胚体左右外侧体壁上先后出现两对小突，即上肢芽与下肢芽（anterior and posterior limb bud），它们由深部增殖的中胚层组织和表面的外胚层组成。肢芽逐渐增长变粗，先后出现近端和远端两个收缩环，将每一肢芽分为三段。上肢芽被分为臂、前臂和手，下肢芽被分为大腿、小腿和足。肢体中轴的间充质先形成软骨，继而以软骨内成骨方式形成骨，周围的间充质分化形成肢体的肌群，脊神经向肢体内长入。肢体的手和足起初为扁平的桨板状，而后其远端各出现四条纵行凹沟，手板与足板遂呈蹼状；至第7～8周，蹼膜消失，手指和足趾形成。

八、相关畸形

1. 唇裂 唇裂（cleft lip）是最常见的一种颜面畸形，多因上颌突与同侧的内侧鼻突未愈合所致，故裂沟位于人中外侧。唇裂多为单侧，也可见双侧者。如左、右内侧鼻突未愈合或两侧下颌突未愈合，可分别导致上唇或下唇的正中唇裂，但均少见。如内侧鼻突发育不良导致人中缺损，则出现正中宽大唇裂。唇裂可伴有牙槽突裂和腭裂。

2. 面斜裂 面斜裂（oblique facial cleft）位于眼内眦与口角之间，是因上颌突与同侧外侧鼻突未愈合所致。

3. 腭裂 腭裂（cleft palate）也较常见，呈现多种类型。有因正中腭突与外侧腭突未愈合而致的前腭裂（单侧或双侧，常伴发唇裂）；有因左、右外侧腭突未愈合而致正中腭裂；还有两者复合的完全腭裂。

4. 四肢畸形 有多种类型：①无肢畸形，表现为一个或若干个肢体完全缺如或局部缺如（如无前臂、无手、无指，下肢亦然）；②短肢畸形，表现为四肢短小或海豹样手或足畸形（手或足长在短小的肢体上，或直接长在躯干上）；③四肢分化障碍，如某块肌或肌群缺口、关节发育不良、骨畸形、骨融合、马蹄内翻足（即足底内翻）、多指（趾）、并指（趾）等。

同步练习

一、填空题

1. 颜面发生的早期，原始口腔是由一个_____、_____和一对_____围成，其底是_____。
2. 前腭裂是由于_____和_____未愈合，正中腭裂是由于_____与_____未愈合所致。
3. 口凹内牙板的外胚层上皮向深部中胚层内生长，在上、下颌内各形成_____个圆形突起，称_____，继而分化成为帽状的_____，是_____的原基。
4. 鼻板中央向深部凹陷为_____，其内、外侧的突起分别称_____和_____，前者发育形成_____和_____，后者参与组成_____和_____。
5. 造釉器的内、外釉上皮之间的细胞组成_____；造釉器深部凹陷内的组织称_____，它们周围的间充质形成，后者继而分化为_____和_____。

6. 肢芽是由_____和_____组成，肢体中轴的间充质先形成_____，继以_____方式形成骨。

二、名词解释

1. 口凹
2. 额鼻突
3. 鳃弓
4. 肢芽
5. 腭裂
6. 四肢畸形
7. 鳃器

三、问答题

1. 试述颜面发生的基本过程。
2. 试述腭的形成。
3. 试述鼻腔的形成。
4. 试述舌的形成。

参考答案

一、填空题

1. 额鼻突　上颌突　下颌突　口咽膜
2. 正中腭突　外侧腭突　左外侧腭突　右外侧腭突
3. 10　牙蕾　造釉器　乳牙
4. 鼻窝　内侧鼻突　外侧鼻突　人中　上唇正中部　鼻外侧壁　鼻翼
5. 釉网　牙囊　牙骨质　牙周膜
6. 深部的中胚层　表面的外胚层　软骨　软骨内成骨

二、名词解释

1. 口凹：又称原始口腔，是额鼻突和左、右两侧的上、下颌突之间形成宽大凹陷，以后发育为口腔。口凹的底为口咽膜，于第24天左右破裂，口凹与原始咽相通。

2. 额鼻突：脑泡腹侧的间充质局部增生，使胚体头部形成一个较大的圆形突，称额鼻突。额鼻突参与面部的发生，其上部形成前额，下部形成鼻、上唇和上颌的正中部分。

3. 鳃弓：第4~5周，伴随额鼻突与心隆起的出现，胚体头部两侧的间充质增生，渐次形成左右对称、背腹走向的6对柱状弓形隆起，称鳃弓。

4. 肢芽：是四肢发生的原基，是早期胚体左右外侧体壁出现的上下两对小突起，分别称上肢芽与下肢芽，它们由深部中胚层组织和表面外胚层组成。肢芽增长变粗，出现近端和远端两个收缩环，将每一肢芽分为三段。上肢芽演化为臂、前臂和手，下肢芽演化为大腿、小腿和足。

5. 腭裂：有因正中腭突与外侧腭突未愈合而致的前腭裂（单侧或双侧，常伴唇裂）；有因左、右外侧腭突未愈合而致的正中腭裂；还有两者复合的完全腭裂。

6. 四肢畸形：有多种类型：①无肢畸形，表现为一个或若干个肢体完全缺如或局部缺如（如无前臂、无手、无指，下肢亦然）；②短肢畸形，表现为四肢短小或海豹样手或足畸形（手或足长在短小的肢体上，或直接长在躯干上）；③四肢分化障碍，如某块肌或肌群缺如、关节发育不良、骨畸形、骨融合、马蹄内翻足（即足底内翻）、多指（趾）、并指（趾）等。

7. 鳃器：由鳃弓、鳃沟、鳃膜与咽囊组成，统称鳃器。鳃器的出现是个体发生重演种系的现象，也是生物进化和人类起源的佐证。

三、问答题

1. 答：①颜面主要由胚体头端5个突融合演变形成，即1个额鼻突、左右上颌突和左右下颌突；它们围成一个宽大的凹陷，称口凹，即原始口腔。②额鼻突下缘两侧外胚层增生形成鼻板，鼻板中央凹陷形成鼻窝，鼻窝两侧高起，分别称内侧鼻突和外侧鼻突。③左、右下颌突向中线生长愈合，形成下颌和下唇。④左、右内侧鼻突向中线生长并愈合，下延，形成鼻梁、鼻尖和上唇正中部分。⑤左右上颌突也向中线生长，与同侧内侧鼻突愈合形成上颌、上唇的外侧部；上颌突也与同侧外侧鼻突愈合，封闭鼻泪管，外侧鼻突形成鼻的外侧壁及鼻翼。⑥额鼻突形成前额。⑦同侧上、下颌突外侧部逐渐愈合，形成颊部，使口裂变小。⑧鼻窝向深部扩大形成原始鼻腔，口凹加深使原始口腔变大。

2. 答：腭由正中腭突与外侧腭突愈合形成。正中腭突是左右内侧鼻突愈合后，向原始口腔内长出一个短小的突起，它演化为腭前部的一小部分。外侧腭突是上颌突向原始口腔内长出的左右一对扁平突起。外侧腭突起初是在舌的两侧斜向下方，以后随着口腔的扩大及舌变扁和位置下降，左右外侧腭突逐渐在舌的上方呈水平方向生长，并在中线愈合，形成腭的大部，其前缘与正中腭突会拢愈合，两者正中交会处残留一小孔即切齿孔。腭前部间充质骨化为硬腭，后部则为软腭。软腭后缘正中部组织增生，即为腭垂。

3. 答：腭形成后将原始口腔分隔成上部（腭以上的部分与原始鼻腔共同形成次级鼻腔，一起发育为永久性鼻腔）和下部（固有口腔）。继而，额鼻突和内侧鼻突的外胚层和中胚层组织增生，向原始鼻腔内长出板状隔膜，即鼻中隔。鼻中隔向下生长，最终与腭在中线上融合，将鼻腔一分为二，即鼻腔。鼻腔的两外侧壁各发生三个皱襞，分别形成上、中、下三个鼻甲。

4. 答：胚胎第4周时，左右下颌突腹侧端间充质增生，向原始口腔内突出形成三个隆起，前面的一对称侧舌膨大，后方正中一个为奇结节，三者愈合形成舌体。原始咽底部（相当于第2、3、4鳃弓处）腹侧端间充质也增生，在咽底正中形成一个凸向咽腔的隆起称联合突，前部发育为舌根，后部发育为会厌。舌根与舌体的愈合线即为V形界沟，沟顶点为舌盲孔。

（况花荣）

第23章 消化系统和呼吸系统的发生

> **教学目的要求**
> 1. **掌握** 原始消化管的形成和分化；咽囊的结构及其演化；消化系统与呼吸系统的相关畸形。
> 2. **熟悉** 肝憩室的形成及发生；中肠袢的发生；泄殖腔的分隔；气管食管隔的形成。
> 3. **了解** 甲状腺的发生；肺芽的分化。

内容精讲

消化系统和呼吸系统有着相同的胚层来源，其大多数器官都由原始消化管分化而成。

人胚第3~4周时，人胚发育经历了由扁平的胚盘逐渐形成圆柱状胚体，在这过程中，内胚层与脏壁中胚层向胚体内卷折，形成头尾走向，卵黄囊顶部的内胚层被包卷入胚体内，形成原始消化管（primitive gut），其头段称前肠（foregut），尾段称后肠（hindgut），与卵黄囊相连的中段称中肠（midgut）。前肠主要分化为咽、食管、胃、十二指肠的上段、肝、胆、胰以及喉以下的呼吸系统；中肠将分化为从十二指肠中段至横结肠右2/3部的肠管；后肠主要分化为从横结肠左1/3部至肛管上段的肠管。这些器官中的黏膜上皮、腺上皮和肺泡上皮均来自内胚层，结缔组织、肌组织、血管内皮和外表面的间皮均来自中胚层。

一、消化系统的发生

（一）原始咽的发生及咽囊的演变

原始咽为消化管头端的膨大部，呈左右较宽、背腹扁、头宽尾细的漏斗状，其头端有口咽膜封闭，第4周口咽膜破裂，咽与原始口腔和原始鼻腔相通。在原始咽的侧壁有5对囊状突起称咽囊，分别与其外侧的鳃沟相对。随着胚胎的发育，咽囊演化出一些重要的器官。

第1对咽囊：伸长演化为咽鼓管，末端膨大演化为中耳鼓室，第1鳃膜分化为鼓膜，第1鳃沟形成外耳道。

第2对咽囊：演化为腭扁桃体。其内胚层上皮分化为扁桃体的表面上皮；上皮下的间充质分化为网状组织，淋巴细胞迁来并大量增殖。

第3对咽囊：背侧份上皮增生，下移至甲状腺原基背侧，分化为下一对甲状旁腺。腹侧份上皮增生，形成左右两条细胞索，向胚体尾侧延伸，在未来的胸骨柄后方，左右细胞索汇拢，形成胸腺原基，细胞索根部退化而与咽脱离。胸腺原基的内胚层细胞分化为胸腺上皮细胞，由造血器官迁来的淋巴性造血干细胞增殖分化为胸腺细胞。

第4对咽囊：细胞增生迁移至甲状腺原基的背侧，分化为主细胞，形成上一对甲状旁腺。

第5对咽囊：很小，形成一细胞团，称后鳃体。后鳃体的部分细胞迁入甲状腺内，分化为滤泡旁细胞。也有学者认为，滤泡旁细胞来自神经嵴。原始咽的其余部分形成咽，尾端与食管相通。

（二）甲状腺的发生

（1）胚胎第4周初，在原始咽底部内胚层细胞增生向间充质内凹陷形成盲管，即甲状舌管（thyroglossal duct）。

(2) 甲状舌管沿颈部正中向尾端方向生长、延伸，末端向两侧膨大，形成甲状腺的侧叶。

(3) 甲状舌管的上段退化消失，其起始段的开口仍残留一浅凹，称盲孔。如果甲状舌管的上段退化不全，残留部分可形成囊肿。

(4) 胚胎第 11 周时，甲状腺原基中出现滤泡，内含胶质，不久即开始分泌甲状腺素。

★（三）食管和胃的发生

1. 食管的发生 食管由原始咽尾侧的一段原始消化管分化而来。胚胎第 4 周时，食管发生以下变化：①短→延长；②单层上皮→复层上皮；③管腔闭锁→管腔重现。

上皮周围的间充质分化为食管壁的结缔组织和肌组织。

2. 胃的发生 胚胎发育至第 4~5 周，在前肠尾端出现一前后略凸、左右稍扁的梭形膨大，这就是胃的原基。胃的发生有以下特点。

① 背侧生长迅速，形成胃大弯，由背侧转向左侧。

② 腹侧生长缓慢，形成胃小弯，由腹侧转向右侧。使胃沿胚体纵轴向右旋转 90°。

③ 胃大弯头端膨起，形成胃底，并被推向左侧。

④ 胃由原来的垂直方位变成了由左上至右下的斜行方位。

★（四）肠的发生

肠是由胃以下的原始消化管分化而成。肠的发生过程主要出现以下几个方面的变化。

1. 中肠袢形成 胚胎第 4 周，由于肠的生长速度快，致使肠管形成一凸向腹侧的弯曲而形成 U 形中肠袢（midgut loop）。中肠袢顶连卵黄蒂，肠系膜上动脉走行于肠袢系膜的中轴部位。并以卵黄蒂为界，中肠袢分头支和尾支。头支——演变为空肠、回肠大部分；尾支——演变为回肠尾段、横结肠右 2/3。尾支出现盲肠突（cecal bud）——盲肠和阑尾的原基，为大肠和小肠的分界线。

2. 生理性脐疝 胚胎第 6 周，由于肠袢生长速度快，致使肠袢突入脐带内的胚外体腔，即脐腔，形成生理性脐疝。

3. 肠袢的旋转 肠袢在生长分化的过程中，发生了以肠系膜上动脉为轴心逆时针方向的 270°旋转。

(1) 在脐腔，以肠系膜上动脉为轴做逆时针 90°旋转。头支从胚体头侧转至右侧，尾支从尾侧转至左侧。

(2) 胚胎第 10 周，由于腹腔容积增大，肠袢开始从脐腔退回腹腔，头支在先，尾支在后，并且逆时针方向再旋转 180°，使头支转至左侧，尾支转至右侧。

4. 肠袢的演化

(1) 头支先退回腹腔，主要演化为空肠和回肠大部分，居腹腔中部。

(2) 尾支后退回，主要演化为结肠。

(3) 盲肠初位于肝下，后降至右髂窝。盲肠始基的远侧份萎缩退化，形成阑尾。

(4) 脐腔闭锁，第 6 周以后，卵黄蒂退化闭锁，脱离肠袢，最终消失。

（五）直肠的发生与泄殖腔的分隔

后肠末段的膨大部分为泄殖腔（cloaca），其腹侧与尿囊相连，腹侧尾端以泄殖腔膜封闭。第 6~7 周时，尿囊与后肠之间的间充质增生，形成尿直肠隔（urorectal septum）。它向尾端生长，形成一镰状隔膜突入泄殖腔内，最后与泄殖腔膜愈合，将泄殖腔分隔为腹侧的尿生殖窦（urogenital sinus）与背侧的原始直肠。

尿生殖窦将参与泌尿生殖管道的形成（见第 24 章），原始直肠分化为直肠和肛管上段。泄殖腔膜也被分为腹侧的尿生殖窦膜（urogenital membrane）和背侧的肛膜（anal membrane）。肛膜的外方为外胚层向内凹陷形成的肛凹（anal pit）。

第 8 周末，肛膜破裂，肛管相通。肛管的上段上皮来源于内胚层，下段上皮来源于外胚层，二者之间以齿状线分界。

1. 泄殖腔分隔　腹侧——尿生殖窦→膀胱和尿道；背侧——原始直肠→直肠和肛管上段。

2. 泄殖腔膜分隔　腹侧——尿生殖窦膜；背侧——肛膜→破裂后肛管上下段相通（肛凹→肛管下段）。

（六）**肝和胆的发生**

（1）第 4 周时，前肠腹侧内胚层上皮增生形成一囊状突起，称肝憩室（hepatic diverticulum），是肝与胆的始基。

（2）肝憩室迅速增大，很快长入原始横隔，其末端膨大，并分为头、尾两支。

（3）头支较大且生长迅速，其近端分化为肝管及小叶间胆管，末端分支旺盛，形成肝细胞索，肝索上下叠加形成肝板。肝板互相连接成网，网间隙形成肝血窦。肝板与肝血窦围绕中央静脉，共同形成肝小叶。第 2 个月，肝细胞之间形成胆小管。

（4）胚胎肝的功能十分活跃。胚胎第 3 个月合成胆汁。

（5）肝憩室尾支的近端伸长形成胆囊管，远端扩大形成胆囊。肝憩室的基部发育为胆总管，并与胰腺导管合并开口于十二指肠。

（七）**胰腺的发生**

（1）胰腺来源于两个原基，即背胰芽和腹胰芽。胚胎第 4 周末，在前肠末端靠近肝憩室尾缘的背侧和腹侧，内胚层上皮增生而分别形成背胰芽和腹胰芽。

（2）背、腹两个胰芽的上皮细胞不断增生并反复分支，其末端形成腺泡，其余形成各级导管，于是分别分化成了背胰和腹胰。

（3）由于胃和十二指肠方位的变化和肠壁的不均等生长，致使腹胰转向右侧，背胰转向左侧，进而腹胰转至背胰的下方并与之融合，形成单一的胰腺。

（4）在发育过程中，胰芽反复分支，形成各级导管及其末端的腺泡；一些上皮细胞游离进入间充质，分化为胰岛，并于第 5 个月开始分泌胰岛素等。

（八）**相关畸形**

1. 甲状舌管囊肿　甲状舌管在发育过程中没有闭锁，局部残留小的腔隙，或全部残留细长的管道，当上皮细胞分化为黏液性细胞，黏液聚集在里面便形成囊肿，位于舌与甲状腺之间。

2. 消化管狭窄或闭锁　主要见于食管和十二指肠，在其发生过程中，曾一度出现上皮细胞过度增生而使管腔狭窄或闭锁。后来过度增生的细胞凋亡，上皮变薄，管腔恢复正常。如后一过程没有发生，则引起消化管狭窄或闭锁。

3. 先天性脐疝　是由于脐腔未闭锁导致，脐部残留一孔与腹腔相通。腹内压增高时，肠管可从脐部膨出。

4. 麦克尔憩室（Meckel's diverticulum）　又称回肠憩室，是由于卵黄蒂近端未退化所致。表现为回肠壁上距回盲部 40～50cm 处的囊状突起，其顶端可有纤维索与脐相连。

5. 脐粪瘘　又称脐瘘（umbilical fistula）是由于卵黄蒂未退化，以致在肠与脐之间残存一瘘管。当腹压增高时，粪便可通过瘘管从脐部溢出。

6. 先天性巨结肠　多见于乙状结肠。由于神经嵴细胞未能迁至该处肠壁中，致使壁内副交感神经节细胞缺如，肠壁收缩乏力，肠腔内容物淤积而致肠管扩张。

7. 肛门闭锁（imperforate anus）　又称不通肛。有时是由于肛膜未破所致，有时因肛凹未能与直肠末端相通引起，并常因尿直肠隔发育不全伴有直肠尿道瘘。

8. 肠袢转位异常　当由于肠袢在发育过程中反向转位所致，可表现为左位阑尾和肝、右位胃和乙状结肠等，并可影响胸腔器官，形成右位心。这类异常又统称内脏反位。

二、呼吸系统的发生

(一) 喉、气管和肺的发生

除鼻腔上皮来自表面外胚层外,呼吸系统其他部分的上皮均由原始消化管内胚层分化而来。

(1) 喉气管沟及喉气管憩室的出现 胚胎第 4 周时,原始咽的尾端底壁正中出现一纵行沟,称喉气管沟。此沟逐渐加深,并从其尾端开始愈合,愈合过程向头端推移,最后形成一个长形盲囊,称喉气管憩室 (laryngotracheal diverticulum),是喉、气管、支气管和肺的原基。

(2) 喉气管憩室位于食管的腹侧,两者之间的间充质隔称气管食管隔。

(3) 喉气管憩室的上端开口于咽的部分发育为喉,中段部分发育为气管。

(4) 憩室的末端膨大并分成左右两支,称肺芽 (lung bud),是支气管和肺的原基。

(5) 肺芽迅速生长并形成树状分支。第 6 个月时达 17 级左右,分别形成了肺叶支气管、段支气管,直至呼吸性细支气管、肺泡管和肺泡囊。

(6) 胚胎第 7 个月,肺泡数量增多,肺泡上皮除 Ⅰ 型细胞外,还出现了有分泌功能的 Ⅱ 型肺泡细胞,并开始分泌表面活性物质。此时肺内血液循环完善,早产的胎儿可进行正常的呼吸,能够存活。

(7) 喉气管憩室和肺芽周围的间充质分化为喉、气管和各级支气管壁的结缔组织、软骨和平滑肌,并分化为肺内间质中的结缔组织。

(8) 从新生儿至幼儿期,肺仍继续发育,肺泡的数量仍不断增多。

(二) 呼吸系统的常见畸形

1. 气管食管瘘 由喉气管沟发育为喉气管憩室的过程中,如果气管食管隔发育不良,气管与食管的分隔不完全,两者间有瘘管相连,即称气管食管瘘 (tracheoesophageal fistula)。在瘘管开口的上方或下方,常伴有不同形式的食管闭锁。

2. 透明膜病 由于肺泡 Ⅱ 型细胞分化不良,不能分泌表面活性物质,致使肺泡表面张力增大,胎儿出生后肺泡不能随呼吸运动而扩张,出现呼吸困难,故又称新生儿呼吸窘迫综合征。显微镜检查显示肺泡萎陷、间质水肿、肺泡上皮表面覆盖一层血浆蛋白膜。

同步练习

一、填空题

1. 原始消化管的中段与_____通连,称_____;其头段和尾段的原始消化管分别称_____和_____。
2. 消化管从_____到_____是由中肠分化而来,从_____至_____是由后肠分化而来。
3. 第 4 对咽囊的腹侧份退化,背侧份细胞增生分化为_____,第 3 对咽囊背侧份分化为_____。
4. 泄殖腔被_____分隔为两部分,腹侧称_____,主要分化为_____和_____;背侧份称_____,分化为_____和_____。
5. 肝憩室的尾支分化为_____和_____,肝憩室的基部分化为_____。
6. 呼吸道发生中最早的始基称_____,继而形成一个盲囊称为_____,位于_____的腹侧,两者之间的间充质隔称为_____。

二、名词解释

1. 先天性脐疝
2. 生理性脐疝
3. 麦克尔憩室 (回肠憩室)

4. 脐粪瘘
5. 透明膜病

三、问答题

1. 简述中肠袢的形成。
2. 胃的发生过程有哪些形态和位置变化？

参考答案

一、填空题

1. 卵黄囊 中肠 前肠 后肠
2. 十二指肠中段 横结肠右 2/3 部 横结肠的左 1/3 肛管上段
3. 上一对甲状旁腺 下一对甲状旁腺
4. 尿直肠隔 尿生殖窦 膀胱 尿道 原始直肠 直肠 肛管上段
5. 胆囊 胆囊管 胆总管
6. 喉气管沟 喉气管憩室 食管 气管食管隔

二、名词解释

1. 先天性脐疝：胎儿出生时，肠管从脐部膨出，称为先天性脐疝，是由于脐腔未闭锁导致，脐部残留一孔与腹腔相通。腹内压增高时，肠管可从脐部膨出。

2. 生理性脐疝：胚胎第 6 周，肠袢生长迅速，突入脐带内的胚外体腔，即脐腔，形成生理性脐疝。

3. 麦克尔憩室：又称回肠憩室，是由于卵黄蒂近端未退化所致。表现为回肠壁上距回盲部 40~50cm 处的囊状突起，其顶端可有纤维索与脐相连。

4. 脐粪瘘：又称脐瘘，是由于卵黄蒂未退化，以致在肠与脐之间残存一瘘管。当腹压增高时，粪便可通过瘘管从脐部溢出。

5. 透明膜病：常见于妊娠 28 周前的早产儿。由于肺泡 II 型细胞分化不良，不能分泌表面活性物质，致使肺泡表面张力增大，胎儿出生后肺泡不能随呼吸运动而扩张，出现呼吸困难，故又称新生儿呼吸窘迫综合征。显微镜检查显示肺泡萎陷、间质水肿、肺泡上皮表面覆盖一层血浆蛋白膜，称为透明膜病。

三、问答题

1. 答：胚胎第 4 周，由于肠的生长速度快，致使肠管形成一凸向腹侧的弯曲而形成 U 形中肠袢。中肠袢顶连卵黄蒂，肠系膜上动脉走行于肠袢系膜的中轴部位。并以卵黄蒂为界，中肠袢分头支和尾支。头支——演变为空肠、回肠大部分；尾支——演变为回肠尾段、横结肠右 2/3。尾支出现盲肠突——盲肠和阑尾的原基，为大肠和小肠的分界线。

2. 答：胚胎发育第 4~5 周时，位于食管尾侧的前肠形成一梭形膨大，为胃的原基。因管壁不等速生长，背侧缘生长快，形成胃大弯；腹侧缘生长缓慢，形成胃小弯，胃大弯头端膨起形成胃底。胃背系膜发育为突向左侧的网膜囊，这样胃沿胚体纵轴旋转了 90°，致使胃大弯转向左侧，胃小弯转向右侧。最后胃由垂直方位变成由左上向右下的斜行方位。

（刘波兰）

第 24 章 泌尿系统和生殖系统的发生

教学目的要求

1. 掌握　后肾的发生；睾丸和卵巢的发生。泌尿和生殖系统相关畸形。
2. 熟悉　前肾和中肾的发生。
3. 了解　膀胱和尿道的发生；生殖管道和外生殖器的发生。

 内容精讲

泌尿系统和生殖系统的主要器官均起源于间介中胚层。

胚胎第4周初，间介中胚层头段呈阶段性生长，称生肾节（nephrotome），尾段呈索状增生，称生肾索（nephrogenic cord）。

第4周末，生肾索形成左右对称的一对纵行隆起，称尿生殖嵴（urogenital ridge），是泌尿系统和生殖系统发生的原基。随后，尿生殖嵴上出现一条纵沟，将其分成内、外两部分。外侧部分较粗而长，为中肾嵴（mesonephric ridge）；内侧部分较细而短，为生殖腺嵴（genital ridge）。

一、泌尿系统的发生

（一）肾和输尿管的发生

肾的发生可分为三个阶段，即从胚体颈部至腰骶部相继出现的前肾、中肾和后肾。

1. 前肾（pronephros）　第4周初，生肾节的头端至尾端形成7～10对横行细胞索，之后成为小管，称前肾小管，其内侧端开口于胚内体腔，外侧端通入前肾管（pronephric duct）。前肾小管于第4周末即退化，但前肾管的大部分保留，向尾部继续延伸，开口于泄殖腔。

2. 中肾（mesonephros）　第4周末，在生肾索及其后形成的中肾嵴内，先后出现约80对横行小管，称中肾小管（mesonephric tubule）。中肾小管迅速延长，演变为S形小管。其内侧端膨大并凹陷为双层囊，包绕来自背主动脉的毛细血管球，构成肾小体。中肾小管外侧端与向尾延伸的前肾管相吻合，于是前肾管改称为中肾管（mesonephric duct）。中肾管尾端通入泄殖腔。在人类，中肾可能有短暂的功能活动，直至后肾形成。至第2个月末，中肾大部分退化，仅留下中肾管及尾端小部分中肾小管。

3. ★后肾（metanephros）　后肾发育为人体的永久肾。第5周初，当中肾仍在发育中，后肾即开始形成。第11～12周，后肾开始产生尿液，其功能持续于整个胎儿期。后肾起源于输尿管芽和生后肾组织两个不同的部分。

（1）输尿管芽（ureteric bud）　第5周初，中肾管末端近泄殖腔处向胚体背外侧头端发出的一盲管，称输尿管芽。输尿管芽反复分支达12级以上，逐渐演变为输尿管、肾盂、肾盏和集合管。输尿管芽的起始两级分支扩大合并为肾盂，第3～4级分支扩大为肾盏，其余的分支为集合管。集合管的末端呈T形分支，末端由帽状生后肾组织覆盖。集合管末端陆续诱导邻近的生后肾组织内部的细胞团先形成小泡，再演化为S形肾小管。肾小管的一端膨大凹陷成双层囊，包绕毛细血管球形成肾小体，另一端与集合管接通，其余部分弯曲延长，逐渐分化成近端小管、细段和远端小管。集合管末端不断向生后肾组织浅部呈T形生长，诱导形成大量肾单位，构成肾皮质。

(2) 生后肾组织（metanephrogenic blastema） 生后肾组织是输尿管芽伸入中肾嵴尾端，诱导周围的中胚层细胞向其末端聚集、包绕形成的。生后肾组织的外周部分形成肾的被膜，内侧部分形成肾小管，一端与弓形集合小管的盲端相连，另一端膨大凹陷形成肾小囊，并与伸入囊内的毛细血管球组成肾小体。肾小管与肾小体共同组成肾单位。

第3个月时，后肾开始产生尿液。由于后肾发生于中肾嵴尾侧，故最初位于盆腔，后逐渐上升至腰部。

（二）膀胱和尿道的发生

人胚第4～7周时，尿直肠隔将泄殖腔分隔为背侧的原始直肠和腹侧的尿生殖窦两个部分。尿生殖窦又分为三段：①上段较大，发育为膀胱，它的顶部与脐尿管相接，后者在胎儿出生前演化为脐中韧带；②尿生殖窦的中段颇为狭窄，保持管状，在男性成为尿道的前列腺部和膜部，在女性形成尿道的大部分；③下段在男性形成尿道海绵体部，在女性则扩大成阴道前庭。

（三）★相关畸形

泌尿系统的畸形较为多见。

1. 多囊肾（polycystic kidney） 在后肾发生过程中，因远曲小管与集合小管未接通，使尿液积聚在肾小管内，肾内出现许多大小不等的囊泡，囊泡可压迫周围正常的肾单位，使其萎缩，造成肾功能障碍。

2. 肾缺如（agenesis of kidney） 因输尿管芽未形成或早期退化，不能诱导后肾发生，导致肾缺如。

3. 异位肾（ectopic kidney） 肾在上升过程中受阻，使肾的位置异常。多停留在盆腔。

4. 马蹄肾（horseshoe kidney） 肾在上升过程中受阻于肠系膜下动脉根部，两肾的下端融合而形成一个马蹄形。

5. 双输尿管（double ureter） 输尿管芽过早分支或同侧发生两个输尿管芽，形成双输尿管。

6. 脐尿瘘（urachal fistula） 因脐尿管未闭锁，出生后尿液可从脐部溢出，形成脐尿瘘。

7. 膀胱外翻（exstrophy of bladder） 在尿生殖窦与表面外胚层之间未出现间充质，因此膀胱腹侧壁与脐下腹侧壁之间无肌肉发生，致使表皮和膀胱前壁破裂，膀胱黏膜外翻，称为膀胱外翻。

二、生殖系统的发生

生殖系统的发生可分为早期的性未分化和后期的性分化两个阶段。

（一）★睾丸和卵巢的发生

生殖腺由生殖腺嵴表面的体腔上皮、上皮下方的间充质和迁入的原始生殖细胞共同发育而成。

1. 未分化期 胚胎发育第5周时，生殖腺嵴的表面上皮细胞增生，伸入下方的间充质，形成许多不规则的细胞索条，称初级性索（primary sex cord）。胚胎发育第4周初，靠近尿囊根部的卵黄囊壁内胚层出现大而圆形的一类细胞，称为原始生殖细胞（primordial germ cell）。胚胎发育第4周时，原始生殖细胞开始沿着后肠背系膜向生殖腺嵴迁移。胚胎发育第6周时，原始生殖细胞迁入初级性索。此时的生殖腺无性别特征，称未分化性腺。

2. 睾丸的发生 男性Y染色体短臂上有性别决定区（sex determining region of the Y, SRY），可编码睾丸决定因子（testis-determining factor，TDF），该因子能使未分化性腺向睾丸方向分化。第7～8周时，在TDF影响下，初级性索增殖，并与表面上皮分离，向生殖腺嵴深部生长，形成许多细长弯曲的睾丸索（青春期时演化为生精小管）。睾丸索的末端吻合成睾丸网。初级性索上皮细胞演变成支持细胞，原始生殖细胞分化为精原细胞。第8周时，表面上皮下方的间充质形成一层白膜，睾丸索之间的间充质细胞分化为睾丸间质细胞，可分泌雄激素。

3. 卵巢的发生 第10周时，初级性索退化，未分化性腺的表面上皮增生，再次向间充质伸入，又形成新的细胞索，称次级性索（secondary sex cord）或皮质索（cortical cord）。皮质索与上皮分离后构成卵巢皮质。上皮下的间充质分化为白膜。第3~4个月时，皮质索断裂成许多的细胞团，即为原始卵泡。原始卵泡的中央是一个由原始生殖细胞分化来的卵原细胞，周围是一层由皮质索细胞分化来的小而扁平的卵泡细胞。

4. 睾丸和卵巢的下降 生殖腺最初位于腹后壁，后突入腹膜腔，在其尾端有一条引带与阴唇阴囊隆起相连，随着胚体生长、腰部直立、引带相对缩短而牵拉生殖腺下降。第3个月时，卵巢停留在盆腔，睾丸则继续下降。第7~8个月时，睾丸进入阴囊。出生前后，鞘膜腔与腹膜腔之间的通道逐渐闭合。

（二）生殖管道的发生与演化

1. 未分化期 第6周时，胚体内有两套生殖管道，即中肾管和中肾旁管（paramesonephric duct，又称米勒管）。中肾旁管由体腔上皮凹陷闭合而成，起始部呈漏斗形开口于体腔。中肾旁管上段位于中肾管的外侧，两者相互平行。中肾旁管中段经过中肾管的腹侧向内弯曲横行，到达中肾管的内侧。左、右两侧的中肾旁管的下段在中线合并，下端突入尿生殖窦的背侧壁，在窦腔内形成一隆起，称窦结节（sinus tubercle）。中肾管开口于窦结节的两侧。

2. 男性生殖管道的分化 生殖腺分化为睾丸，支持细胞产生的抗中肾旁管激素，使中肾旁管退化。间质细胞分泌的雄激素促进中肾管发育。雄激素促使中肾小管发育为附睾的输出小管、中肾管形成附睾管、输精管和射精管。

3. 女性生殖管道的分化 生殖腺分化为卵巢，因缺乏雄激素，中肾管退化。因缺乏抗中肾旁管激素，中肾旁管发育。中肾旁管上段和中段分化形成输卵管；两侧的下段在中央合并形成子宫及阴道穹窿部。窦结节增生形成阴道板。在胚胎第5个月时，阴道板演变成管道，内端与子宫相通，外端有处女膜与阴道前庭相隔。

（三）外生殖器的发生

1. 未分化期 第3周末，间充质细胞在泄殖腔膜周围形成头尾走向的两条弧形泄殖腔褶。第6周时，泄殖腔褶被分隔为腹侧较大的尿生殖褶和背侧较小的肛褶。尿生殖褶之间的凹陷为尿生殖沟，沟底覆有尿生殖窦膜，约第9周时破裂。尿生殖褶的头端靠拢，增殖隆起为生殖结节。尿生殖褶外侧的间充质增殖隆起，为阴唇阴囊隆起。

2. 男性外生殖器分化 在雄激素的作用下，促使外生殖器向男性发育。生殖结节伸长、增粗，形成阴茎，左右的尿生殖褶沿阴茎的腹侧面，从后向前合并成管，形成尿道海绵体部。左右阴唇阴囊隆起移向尾侧，并相互靠拢，在中线处愈合成阴囊。

3. 女性外生殖器分化 因无雄激素的作用，外生殖器自然向女性分化。生殖结节略增大，形成阴蒂。左右的尿生殖褶不合并，形成小阴唇。左右阴唇阴囊隆起形成大阴唇，其头端合并形成阴阜，尾端合并形成阴囊后联合，与会阴相连。尿生殖沟扩展，并与尿生殖窦下段共同形成阴道前庭。

（四）★相关畸形

1. 隐睾（cryptorchidism） 睾丸未完全下降至阴囊而停留在腹膜腔或腹股沟处，称隐睾。

2. 先天性腹股沟疝（congenital inguinal hernia） 若鞘膜腔与腹膜腔之间的通路不闭合或闭合不全，当腹内压增高时，部分肠管可突入鞘膜腔，导致先天性腹股沟疝。

3. 尿道下裂（hypospadias） 因左、右尿生殖褶闭合不全，造成阴茎腹侧面另有尿道开口，称尿道下裂。

4. 双子宫（double uterus）与双角子宫（bicornuate uterus） 因左、右中肾旁管的下段未融合所致。若同时伴有阴道纵隔，则为双子宫双阴道。如果中肾旁管的下段的上半部分未融合，形成双角子宫。

5. 阴道闭锁（vaginal atresia） 因窦结节未形成阴道板，或形成阴道板后未形成管道，则导致阴道闭锁。

6. 两性畸形（hermaphroditism） 又称半阴阳，是因性分化异常导致不同程度的性别畸形，患者的外生殖器介于男女两性之间，常男女分辨不清。按生殖腺的性别，两性畸形可分为三种。

① 真两性畸形：患者体内同时有睾丸及卵巢，核型为46，XX和46，XY嵌合型，第二性征可呈男性或女性，但外生殖器男女分辨不清。

② 男性假两性畸形：生殖腺为睾丸，核型为46，XY，主要由于雄激素分泌不足导致外生殖器向女性方向不完全分化。

③ 女性假两性畸形：生殖腺为卵巢，核型为46，XX，由于肾上腺皮质分泌过多雄激素所致，使外生殖器向男性方向不完全分化。

7. 雄激素不敏感综合征 又称睾丸女性化综合征。患者虽有睾丸，也能分泌雄激素，核型为46，XY，但因体细胞和中肾管细胞缺乏雄激素受体，使中肾管未能发育为男性生殖管道，外生殖器也未向男性方向分化，而睾丸支持细胞产生的抗中肾旁管激素仍能抑制中肾旁管的发育，故输卵管与子宫也未能发育。外生殖器及青春期后的第二性征均呈女性表型。

同步练习

一、填空题

1. 泌尿系统和生殖系统的主要器官均起源于_____。胚胎第4周初，间介中胚层头段呈阶段性生长，称_____，尾段呈索状增生，称_____。
2. 肾的发生可分为三个阶段，即从胚体颈部至腰骶部相继出现_____、_____和_____。
3. 胚胎4周末，生肾索形成左右对称的一对纵行隆起，称尿生殖嵴，尿生殖嵴上出现一条纵沟，将其分成内、外两部分。外侧部分较粗而长，为_____；内侧部分较细而短，为_____。
4. 后肾是由_____和_____两部分发育分化而成的。
5. 多囊肾是因_____与_____未接通，使肾小管内尿液积聚，肾内出现许多大小不等的囊泡，致使正常的肾单位受压而萎缩，造成肾功能障碍。
6. 因_____未闭锁，出生后尿液可从脐部漏出，形成脐尿瘘。
7. 生殖系统的发生可分为_____和_____两个阶段。
8. 男性Y染色体短臂上有_____，可编码_____，该因子能使未分化性腺向睾丸方向分化。
9. 双子宫因左、右_____的下段未融合所致。若同时伴有阴道纵隔，则为双子宫双阴道。
10. 生殖腺由生殖腺嵴表面的_____、上皮下方的_____和迁入的_____共同发育而成。

二、名词解释

1. 多囊肾
2. 肾缺如
3. 异位肾
4. 脐尿瘘
5. 隐睾
6. 先天性腹股沟疝

7. 窦结节

三、问答题

1. 试述后肾的发生过程。
2. 解释先天性畸形膀胱外翻。
3. 简述睾丸的发生。
4. 简述卵巢的发生。

参考答案

一、填空题

1. 间介中胚层　生肾节　生肾索
2. 前肾　中肾　后肾
3. 中肾嵴　生殖腺嵴
4. 输尿管芽　生后肾组织
5. 远曲小管　集合管
6. 脐尿管
7. 性未分化　性分化
8. 性别决定区　睾丸决定因子
9. 中肾旁管
10. 体腔上皮　间充质　原始生殖细胞

二、名词解释

1. 多囊肾：在后肾发生过程中，因远曲小管与集合小管未接通，使尿液积聚在肾小管内，肾内出现许多大小不等的囊泡，囊泡可压迫周围正常的肾单位，使其萎缩，造成肾功能障碍。

2. 肾缺如：因输尿管芽未形成或早期退化，不能诱导后肾发生，导致肾缺如。

3. 异位肾：肾在上升过程中受阻，使肾的位置异常。多停留在盆腔。

4. 脐尿瘘：因脐尿管未闭锁，出生后尿液可从脐部溢出，形成脐尿瘘。

5. 隐睾：睾丸未完全下降至阴囊而停留在腹膜腔或腹股沟处，称隐睾。

6. 先天性腹股沟疝：若鞘膜腔与腹膜腔之间的通路不闭合或闭合不全，当腹内压增高时，部分肠管可突入鞘膜腔，导致先天性腹股沟疝。

7. 窦结节：左、右两侧中肾旁管的下段在中线合并，下端突入尿生殖窦的背侧壁，在窦腔内形成一隆起，称窦结节。

三、问答题

1. 答：①后肾是人体的永久肾，起源于输尿管芽和生后肾组织。②输尿管芽是中肾管末端近泄殖腔处向胚体背外侧发出的盲管，它沿胚体背侧体壁向头侧生长，长入中肾嵴的尾端部分；输尿管芽的主干延伸形成输尿管，其头端膨大并反复分支，演变为肾盂、肾盏和集合管。③集合管的末端呈T形分支，此部能诱导邻近的中肾嵴细胞聚集，形成生后肾组织。④生后肾组织的细胞团进一步分化成小泡，小泡再演化为S形小管；此管的一端膨大凹陷，形成肾小囊，包绕毛细血管球形成肾小体；小管的其余部分弯曲延长形成肾小管各段，与肾小体组成肾单位。⑤肾单位的远曲小管末端与集合管接通，形成泌尿小管。⑥生后肾组织的外周部分形成肾被膜。⑦第3个月时，后肾开始产生尿液。后肾最初位于盆腔，后因腹部器官的生长和输尿管的伸展，肾逐渐移至腰部。

2. 答：在尿生殖窦与表面外胚层之间未出现间充质，因此膀胱腹侧壁与脐下腹侧壁之间无肌肉发生，致使表皮和膀胱前壁破裂，膀胱黏膜外翻，称为膀胱外翻。

3. 答：男性Y染色体短臂上有性别决定区，可编码睾丸决定因子（TDF），该因子能使未分化性腺向睾丸方向分化。第7～8周时，在TDF影响下，初级性索增殖，并与表面上皮分离，向生殖腺嵴深部生长，形成许多细长弯曲的睾丸索（青春期时演化为生精小管）。睾丸索的末端吻合成睾丸网。初级性索上皮细胞演变成支持细胞，原始生殖细胞分化为精原细胞。第8周时，表面上皮下方的间充质形成一层白膜，睾丸索之间的间充质细胞分化为睾丸间质细胞，可分泌雄激素。

4. 答：无Y染色体，性腺向女性方向分化。第10周时，初级性索退化，未分化性腺的表面上皮增生，再次向间充质伸入，又形成新的细胞索，称次级性索或皮质索。皮质索与上皮分离后构成卵巢皮质。上皮下的间充质分化为白膜。第3～4个月时，皮质索断裂成许多的细胞团，即为原始卵泡。原始卵泡的中央是一个由原始生殖细胞分化来的卵原细胞，周围是一层由皮质索细胞分化来的小而扁平的卵泡细胞。

（袁娲）

第 25 章　心血管系统的发生

教学目的要求

1. **掌握**　心脏内部分隔以及心脏的先天性畸形；胎儿血液循环的途径、特点及出生后的改变。
2. **熟悉**　原始心脏的形成和心脏外形的建立。
3. **了解**　血岛及原始心血管系统的建立。

内容精讲

心血管系统在胚胎第 3 周初发生，第 3 周末开始血液循环，是胚胎发生中功能活动最早的系统。

一、原始心血管系统的建立

1. 发生

（1）15 天左右　①卵黄囊壁、体蒂和绒毛膜处的胚外中胚层的间充质细胞增殖形成细胞团，称血岛（blood island）；②血岛中央的细胞分化为原始血细胞，即造血干细胞；③血岛周边的细胞变扁，分化为内皮细胞，并围成内皮管，形成原始血管；④内皮管以出芽方式向外延伸，与相邻血岛形成的内皮管互相通连，逐渐形成胚外的毛细血管网。

（2）18～20 天　胚体脏壁中胚层的间充质细胞出现许多裂隙，裂隙周围的间充质变扁，分化为内皮细胞，形成胚内毛细血管，它们相互通连，构成胚内的原始血管网。

（3）3 周末　胚外和胚内的毛细血管网在体蒂处会合，造血干细胞进入胚胎内，有的内皮管因血液汇流、相互融合而增粗，有的因血流过少而萎缩消失，形成原始心血管系统（包括卵黄循环、脐循环和胚体循环）并开始血液循环。

2. 组成

（1）心管　1 对，前肠腹侧，第 4 周合并成 1 条。

（2）动脉　原始主动脉按所处位置分为腹主动脉、弓动脉和背主动脉。腹主动脉位于前肠腹侧，近心端与心管合并时融合成动脉囊。弓动脉有 6 对，位于相应的鳃弓内。背主动脉位于原始消化管背侧，左右合并后沿途发出分支：①数对卵黄动脉（vitelline artery），从腹侧发出，分布于卵黄囊；②一对脐动脉（umbilical artery），从尾端发出，经体蒂分布于绒毛膜；③数对节间动脉，从背侧发出，穿行与体节之间；④从两侧还发出一些其他分支。

（3）静脉　人胚第 5 周时的静脉主要包括：①前主静脉（anterior cardinal vein）1 对，收集上半身的血液；②后主静脉（posterior cardinal vein）1 对，收集下半身的血液；③总主静脉（common cardinal vein）1 对，由两侧的前、后主静脉汇合而成，开口于心管尾端静脉窦；④卵黄静脉（vitelline vein）和脐静脉（umbilical vein）各 1 对，均与静脉窦通连。

二、★心脏的发生

发生位置：生心区（胚盘头端、口咽膜头侧的中胚层内，其头侧为原始横膈）。

（一）原始心脏的形成

1. 围心腔（pericardiac coelom）　第 18～19 天时，生心区的中胚层内出现的腔隙。

2. 生心索 (cardiogenic cord) 围心腔腹侧的中胚层细胞密集，形成头尾方向纵行、左右并列的两条细胞索，称生心索。

3. 心管 (cardiac tube) 生心索中央逐渐出现空腔，分别形成左、右心管。

4. 头褶发育 胚体头端向腹侧卷褶→围心腔、心管旋转180°。

5. 侧褶发育 ①左、右并列心管向中线靠拢，从头向尾逐渐融合为一；②围心腔扩大并向心管背侧扩展→心管背侧与前肠腹侧之间的间充质由宽变窄，形成心背系膜→系膜中部退化消失→心管游离于围心腔内，两端由心背系膜固定。

6. 结果 ①围心腔→心包腔；②心管内皮→心内膜的内皮；③心管周围间充质→心肌外套层→内皮下层、心肌膜和心外膜。

(二) 心脏外形的建立

1. 心管膨大

(1) 心管各段因生长速度不同，由头端向尾端依次出现四个膨大：心球 (bulbus cordis)、心室、心房和静脉窦 (sinus venosus)。

(2) 心房和静脉窦早期位于原始横膈内。

(3) 静脉窦分为左、右两角，左、右总主静脉，脐静脉和卵黄静脉分别通入两角。

(4) 心球的头端与动脉干 (truncus arteriosus) 相连，动脉干与动脉囊 (弓动脉起始部) 相连。

2. 球室襻 由于心管两端固定在心包上，游离部 (即心球和心室) 的生长速度快于心包腔扩展速度，因而心球和心室形成 U 形弯曲，凸向右、前和尾侧，称球室襻 (bulboventricular loop)。

3. 房室管

(1) 心房逐渐离开原始横膈，移至心室头端背侧，并稍偏左。

(2) 静脉窦也从原始横膈内游离出来，位于心房的背面尾侧，以窦房孔与心房通连。

(3) 心脏外形呈 S 形，心房 (受腹侧的心球和背侧的食管限制而向左、右方向扩展) 膨出于动脉干的两侧。

(4) 心房扩大，房室沟加深，房室之间形成狭窄的房室管 (atrioventricular canal)。

(5) 心球的尾段膨大，融入心室，演变为原始右心室。原来的心室成为原始左心室，左、右心室之间的表面出现室间沟，心脏初具成体心脏的外形。

(三) 心脏内部的分隔

1. 房室管的分隔 背、腹心内膜垫 (endocardial cushion) 彼此对向生长、互相融合→房室管分隔成左、右房室孔→围绕左、右房室孔的间充质增生并向腔内隆起→分别形成左、右房室瓣 (左侧为二尖瓣，右侧为三尖瓣)。

2. 心房的分隔 第一房间隔 (人胚第 4 周末，原始心房顶部背侧壁中央出现的半月形矢状隔)→沿心房背侧及腹侧壁渐向心内膜垫方向生长→第一房间孔 (第一房间隔游离缘和心内膜垫之间暂留的孔)→第二房间孔出现 (第一房间隔上部中央形成的若干小孔融合成的一个大孔)；第一房间孔封闭 (心内膜垫组织向上凸起并与第一房间隔游离缘融合)→原始心房被分成左、右心房 (以第二房间孔相通)→第二房间隔 (人胚 5 周末，第一房间隔的右侧从心房顶端腹侧壁再长出一个较厚新月形的隔)→向心内膜垫生长 (遮盖第二房间孔)→形成卵圆孔 (foramen ovale，第二房间隔前、后缘与心内膜垫接触时，下方游离缘与心内膜之间的卵圆形孔)。

结果：①卵圆孔的左侧被第一房间隔遮盖，这部分第一房间隔组织称卵圆孔瓣；②出生前右心房的压力高于左心房 (肺循环不行使功能)，右心房的血液冲开卵圆孔瓣，经第二房间孔进入左心房；③出生后左心房压力升高 (肺循环发挥功能)，卵圆孔瓣紧贴第二房间隔并逐渐融合而使卵圆孔关闭，左、右心房完全分隔。

3. 心室的分隔

（1）室间隔肌部和室间孔　人胚第4周末，心尖部组织的心室底壁向上凸起，形成一个较厚的半月形肌性嵴（称室间隔肌部）→此隔不断向心内膜垫方向生长（上缘凹陷，与心内膜垫之间留有一孔，称室间孔）。

（2）室间隔膜部　第7周末，心球内部形成一对心球嵴→对向生长、融合，同时向下延伸与室间隔肌部前、后缘融合→关闭室间孔上部的大部分区域（余部由心内膜垫的组织增生封闭）→这样便形成了室间隔膜部（将左、右心室完全分隔）。

4. 心球与动脉干的分隔

（1）第5周时，动脉干和心球的内膜组织局部增生，形成一对相互对生螺旋状纵嵴，上段称动脉干嵴（truncal ridge），下段称心球嵴（bulbar ridge）。

（2）纵嵴在中线融合，形成螺旋状走行的主动脉肺动脉隔（aortico pulmonary septum），将动脉干和心球分隔成相互缠绕的肺动脉干和升主动脉。

（3）主动脉和肺动脉起始处的内膜组织增厚，各形成三个薄片状隆起，逐渐演变为半月瓣。

5. 静脉窦的演变和永久性左、右心房的形成

（1）静脉窦（于原始心房尾端的背面，其左、右两个角分别与同侧的总主静脉、卵黄静脉和脐静脉相连）→大量血液流入静脉窦右角→静脉窦右角逐渐变大，窦房孔向右侧扩展；静脉窦左角萎缩变小（远端成为左房斜静脉根部，近端成为冠状窦）。

（2）人胚第7~8周，原始右心房扩展，静脉窦右角被吸收并入右心房成为永久性右心房的光滑部，原始右心房则成为右心耳。

（3）原始肺静脉（一条→分左、右属支→各属支再分为两支）。原始左心房扩展→肺静脉根部及其左右属支被吸收并入左心房成为永久性左心房的光滑部（至此4条肺静脉直接开口于左心房），原始左心房则成为左心耳。

三、主要血管的演变

（一）弓动脉的发生和演变

第1、2对弓动脉：基本退化消失。

第3对弓动脉：近侧段→颈总动脉；远侧段+背侧的背主动脉→颈内动脉；分支→颈外动脉。

第4对弓动脉：左侧的+左半动脉囊→主动脉弓；左第7节间动脉→左锁骨下动脉；右侧的+尾侧的背主动脉+右第7节间动脉→右锁骨下动脉。

第5对弓动脉：消失。

第6对弓动脉：分支入肺芽，分支与近侧段→左右肺动脉；左侧远侧段→动脉导管，右侧的消失。

（二）卵黄静脉的演变

与肝相邻的一段，并入肝内形成肝血窦；出肝后的近心段，左侧支消失，右侧支形成肝静脉和下腔静脉的近心段；入肝前的远心段，形成了一条S形的血管，发育形成门静脉。

（三）脐静脉的演变

右脐静脉全部退化；左脐静脉在脐至肝的一段一直保留至出生，穿行于肝内的小血管渐合并扩大成一条静脉导管。

四、★胎儿血液循环及出生后血液循环的变化

（一）胎儿血液循环

脐静脉（1条，富含氧和营养物质）→肝脏（大部分→1条静脉导管；少部分→肝血窦→肝

静脉)→下腔静脉(同时收集下肢、盆腔和腹腔的静脉血)→右心房→卵圆孔(因其正对下腔静脉入口,故只有少量血液与上腔静脉的血液混合后→右心室)→左心房(与肺静脉少量血液混合)→左心室→主动脉弓(少部分血液到降主动脉)→大部分供应头、颈和上肢(成为静脉血)→上腔静脉→右心房(与下腔静脉少量血液混合)→右心室→肺动脉(少部分入肺)→动脉导管→降主动脉(一部分分布到盆腔、腹腔器官和下肢)→脐动脉(2条)→胎盘→脐静脉。

(二)胎儿出生后血液循环的变化

(1)胎盘血液循环中断→下腔静脉和右心房的血压下降。

(2)肺开始呼吸→大量血液从肺静脉流入左心房→左心房压力增高→卵圆孔瓣紧贴第二房间隔,使卵圆孔关闭。

(3)脐动脉　大部分→脐侧韧带,膀胱段→膀胱上动脉。

(4)脐静脉→肝圆韧带。

(5)静脉导管→静脉韧带。

(6)动脉导管→动脉韧带。

(7)卵圆孔→卵圆窝(出生后1年左右)。

五、★相关畸形

1. 房间隔缺损(atrial septal defect)

(1)卵圆孔未闭　①卵圆孔瓣发育不良,出现许多穿孔;②第一房间隔在形成第二房间孔时过度吸收→卵圆孔瓣太小;③第二房间隔异常发育,形成过大的卵圆孔;④第二房间孔和卵圆孔均过大。

(2)心内膜垫发育不良,第一房间隔不能与其融合,也可造成房间隔不同程度的缺损。

2. 室间隔缺损(ventricular septal defect)

(1)室间隔膜部缺损　多见,是由于心内膜垫组织延伸不良,不能与心球嵴和肌部融合所致。

(2)室间隔肌部缺损　少见,是由于心肌膜组织过度吸收,造成室间隔肌部一个或多个孔道,使左、右心室相通。

3. 动脉干与心球分隔异常

(1)主动脉和肺动错位　主动脉肺动脉隔不按螺旋式生长,形成平直的隔板。结果:肺动脉与左心室相连,主动脉与右心室相连。

(2)主动脉或肺动脉狭窄　主动脉肺动脉隔偏向一侧,分隔不均。结果:一侧动脉粗大,另一侧动脉狭小,即肺动脉或主动脉狭窄。

(3)法洛四联症(tetralogy of Fallot)　包括4个缺陷:①肺动脉狭窄(或右心室出口处狭窄);②室间隔缺损;③主动脉骑跨;④右心室肥大。原因:动脉干与心球分隔不均→肺动脉狭窄和室间隔膜部缺损→右心室排血受阻,造成右心室代偿性肥大(粗大的主动脉向右侧偏移而骑跨在室间隔缺损处)。

4. 动脉导管未闭　最常见的血管畸形。原因可能是出生后动脉导管的平滑肌未能收缩,致使肺动脉和主动脉相通。

同步练习

一、填空题

1. 胎儿血液循环与出生后血液循环的不同点在于:胎儿有通向胎盘的2条_____和1条_____;肝内有1条_____;房间隔上有_____,血液可以由_____直接流向

_____；肺动脉和主动脉之间有1条_____相连。
2. 当下腔静脉血进入右心房后，由脐静脉来的血大部分经_____进入左心房。
3. 来自胎盘富含氧和营养物质的血液，经_____流入肝脏，大部经_____注入下腔静脉。
4. 主动脉肺动脉隔偏位常形成_____或_____狭窄。主动脉肺动脉隔不呈螺旋状延伸，则造成_____。
5. 人胚第5周时，动脉干和心球的内膜局部增生，形成一对纵嵴，并呈螺旋状走行，上段称_____，下段称_____，它们在中线融合，形成螺旋状走行的隔，称_____。
6. 人胚第4周末，心尖部组织的心室腔底壁向内凸起，形成一个较厚的半月形肌性嵴，称_____，此隔不断向心内膜垫方向生长，与心内膜垫之间留有一孔，称_____。于第7周末，心球内部形成一对_____对向生长，融合并向下延伸与室间隔肌部融合，关闭室间孔上部的大部分区域；室间孔其余部分由_____的组织增生封闭。于是便形成_____。
7. 胎儿出生后，肺循环建立，这时_____内压力大于_____，使第一房间隔和第二房间隔紧密相贴，左右心房完全分隔。出生后约1年，_____完全封闭。
8. 在心房分隔时，首先在原始心房顶部背侧壁中央出现一个较薄的半月形矢状隔，称_____。此隔向心内膜垫延伸，其尾缘与心内膜垫之间暂时留一孔，称_____。此后在其上方又出现一个孔，称_____。第5周末，在该隔的右侧，从心房顶端腹侧壁又发生一新月形较厚的隔，称_____。下面留有一孔，称_____。
9. 胎儿出生后，如主动脉和肺动脉的血液仍有沟通，造成动静脉血相混合的畸形是_____。
10. 法洛四联症包括四种缺陷：_____、_____、_____和_____。
11. 室间隔缺损最常见的部位是_____部，多由于心内膜垫发育异常所致。

二、名词解释
1. 主动脉肺动脉隔
2. 室间隔膜部
3. 球室袢
4. 心管
5. 法洛四联症
6. 室间隔缺损
7. 卵圆孔
8. 血岛

三、问答题
1. 简述心脏外形的建立。
2. 试述胎儿血液循环特点及出生后的变化。
3. 试述心球和动脉干的分隔过程及常见先天性畸形的原因。
4. 试述心室内部分隔过程及常见先天性畸形的原因。
5. 试述心房内部分隔过程，其心内分流作用及常见先天性畸形的原因。

参考答案

一、填空题

1. 脐动脉　脐静脉　静脉导管　卵圆孔　右心房　左心房　动脉导管
2. 卵圆孔
3. 脐静脉　静脉导管
4. 主动脉　肺动脉　主动脉和肺动脉错位
5. 动脉干嵴　心球嵴　主动脉肺动脉隔
6. 室间隔肌部　室间孔　心球嵴　心内膜垫　室间隔膜部

7. 左心房　右心房　卵圆孔
8. 第一房间隔　第一房间孔　第二房间孔　第二房间隔　卵圆孔
9. 动脉导管未闭
10. 肺动脉狭窄　室间隔缺损　主动脉骑跨　右心室肥大
11. 膜

二、名词解释

1. 主动脉肺动脉隔：动脉干和心球的内膜组织增生形成的一对纵嵴，下段称为心球嵴，上段称为动脉干嵴。它们向中线生长、融合，形成螺旋状行走的隔，称主动脉肺动脉隔，将动脉干与心球分为肺动脉干和升主动脉。若此隔异常发生，可致肺动脉和主动脉错位、肺动脉或主动脉狭窄，以及法洛四联症等畸形。

2. 室间隔膜部：室间隔肌部上缘与心内膜垫之间有室间孔，左右心室借此孔相通。心内膜垫、室间隔肌部上缘和心球嵴等三个部分的组织增生，形成一个薄膜，即室间隔膜部，封闭了室间孔。三个部分不能密切对应生长，是形成室间隔缺损的主要原因。

3. 球室袢：在心管发生过程中，由于心管头、尾端分别固定在心包上，而游离部（即心球和心室）的生长速度又较心包扩大速度快，致使心球与心室形成 U 形弯曲，称球室袢，凸向右、前和尾侧。如果球室袢凸向左侧，则形成右位心。

4. 心管：人胚第 18～19 天，生心区出现腔隙，称围心腔，其腹侧的间充质细胞聚集成一对长条细胞索，称生心索，生心索中央逐渐出现腔隙，形成并列的左、右两条纵管，称心管。心管最后发育为心脏。

5. 法洛四联症：是一种典型而常见的心脏畸形，包括四种缺陷：即肺动脉狭窄、室间隔缺损、主动脉骑跨和右心室肥大。这种畸形多由于主动脉肺动脉隔偏向肺动脉侧造成，引起肺动脉狭窄，右心室排血受阻，压力增高，导致其代偿性肥大。

6. 室间隔缺损：有室间隔膜部缺损和室间隔肌部缺损两种情况。多因心内膜垫的心内膜下组织增生和伸延不良，不能与心球嵴及室间隔肌部融合而致。肌部缺损较少见，是由于其形成过程中心肌膜组织过度吸收，造成室间隔肌部出现一个或多个孔道，使左、右心室相通。

7. 卵圆孔：第 5 周末，在第一房间隔右侧又出现一个较厚的新月形隔，称第二房间隔，该隔也向心内膜垫方向延伸，当其前、后缘与心内膜垫接触时，下方保留的卵圆形孔，称卵圆孔。

8. 血岛：人胚发育第 15 天，卵黄囊壁、体蒂和绒毛膜的胚外中胚层细胞中，间充质细胞增殖形成细胞团，称为血岛。血岛中央的细胞分化为原始血细胞（即造血干细胞），周边的细胞变扁，分化为内皮细胞，并围成内皮管，形成原始血管。

三、问答题

1. 答：随着胚胎的发育，心管出现几个膨大，从头端至尾端依次为心球、心室和心房，心房尾端连接静脉窦。由于心管的生长特别是心球和心室的生长比心包腔快，心球和心室向右、腹、尾侧弯曲，形成一个 U 形的球室袢，而心房和静脉窦则逐渐脱离横隔，向左、背、头侧弯曲，此时，心脏外形呈 S 形。由于心房腹侧有心球，背侧有食管，因此，心房向左右扩展而膨出心球两侧。第 5 周时，心房已位于心室的背上方，房室之间形成一条狭窄的通道称房室管。至此，初具心脏外形。

2. 答：在人体胚胎时期，胎儿血液循环特点：①来自胎盘富含氧和营养物质的血液经脐静脉进入胚体，大部分血液在肝内经静脉导管进入下腔静脉，少部分经肝血窦注入下腔静脉。②下腔静脉在右心房的入口正对卵圆孔，大部分下腔静脉血直接通过卵圆孔进入左心房，进入左心室。③左心室的血液大部分经主动脉弓的三大分支供应头颈和上肢，以适应其发育，少部分进入降主动脉。④右心房收集自上腔静脉和少量下腔静脉血液混合后进入右心室，进入肺动脉干，绝大部分经动脉导管注入降主动脉，大部分经脐动脉流入胎盘，与母体血液进行气体和物质交换后由脐静脉返回。

胎儿出生后，其血液循环的变化：①脐静脉闭锁形成肝圆韧带。②静脉导管闭锁形成静脉韧带。③由于肺开始工作，大量血液由肺静脉回流进入左心房，左心房压力增高；胎盘血循环中断，下腔静脉血流量骤减，右心房的血压下降，于是卵圆孔瓣紧贴卵圆孔，卵圆孔关闭（胎儿出生后约 1 年，卵圆孔完全封闭形成卵圆孔窝）。④肺呼吸开始后，肺循环量增大，肺动脉血不再向主动脉分流，使动脉导管闭锁，形成动脉韧带。⑤脐动脉的大部分退化形成脐侧韧带，近侧段保留形成膀胱上动脉。

3. 答：人体胚胎发育第 5 周时，心球和动脉干的心内膜下组织增生，形成两条相对的嵴，分别称之为心球嵴和动脉干嵴，两条嵴在中线融合成一条螺旋形的隔膜，称主动脉肺动脉隔，将动脉干和心球分隔成肺动脉干和升主动脉。以后心球并入心室，故肺动脉和右心室相通，主动脉和左心室相通。主动脉、肺动脉开口处的内膜下组织增厚形成半月瓣。

常见的先天性畸形是法洛四联症。它包括四种缺陷：即肺动脉狭窄、室间隔缺损、主动脉骑跨和右心室肥大。这种畸形多由于主动脉肺动脉隔偏向肺动脉侧，引起肺动脉狭窄、肥大的主动脉骑跨在室间隔膜部缺损处。由于肺动脉狭窄，右心室排血受阻，导致其代偿性肥大。

4. 人胚第4周末，于心尖处心室底壁组织向上凸起形成一个较厚的半月形的肌性隔膜，称室间隔肌部。此隔向心内膜垫方向生长，游离缘凹陷与心内膜垫之间留有一半月状孔，称室间孔。第7周末，由于心球内部形成左、右心球嵴，彼此对向生长、融合，并向下延伸，分别与肌性隔的前缘和后缘融合，关闭了室间孔上部的大部分；同时，心内膜垫的间充质增生、室间隔肌部上缘向上生长，与心球嵴愈合形成室间隔膜部。至此，室间孔封闭，左、右心室完全分隔。常见的先天性畸形是室间隔缺损，多由于心内膜垫或心球嵴发育不良所致。

5. 答：在人胚第4周末，心房分隔时，在其顶部背侧壁的正中线处发生一个半月形矢状隔，称第一房间隔，它向心内膜垫方向生长，游离缘与心内膜垫之间暂留一孔，称第一房间孔；该孔封闭之前，在第一房间隔的上部中央变薄出现若干小孔并融合成一个大孔，称第二房间孔。第5周末，在第一房间隔右侧又发生一个较厚的新月形隔膜，称第二房间隔，该隔也向心内膜垫延伸，在其下方保留的卵圆形孔称卵圆孔。在心房分隔中，第二房间隔上部正好遮盖第二房间孔，而第一房间隔下部恰好遮盖卵圆孔，成为卵圆孔瓣。

出生前，由于右心房内压力高于左心房，故下腔静脉进入右心房的血液大部分经卵圆孔进入左心房，而左心房的血液却不能倒流入右心房。胎儿出生后，肺循环建立，这时左心房内压力大于右心房，使第一房间隔和第二房间隔紧密相贴，左右心房完全分隔，卵圆孔约在出生后1年左右完全封闭。

心房分隔中最常见的心脏畸形是由于卵圆孔未闭而导致的房间隔缺损，它是由于卵圆孔瓣过小或卵圆孔过大，致使第一房间隔不能完全遮盖卵圆孔所致。

（陈同强）

第 26 章 神经系统的发生

 教学目的要求

1. **掌握** 神经系统的相关畸形及其成因。
2. **熟悉** 神经组织、脑和脊髓的发生过程。
3. **了解** 神经节、周围神经和垂体发生的过程。

 内容精讲

神经系统起源于神经外胚层。神经外胚层形成神经管和神经嵴。

一、神经组织的发生

胚胎第 3 周末，胚盘背正中部外胚层增厚为神经板，构成神经板的外胚层，也称为神经外胚层。神经板中间凹陷形成神经沟。第 4 周初，形成神经管。在神经管形成的过程中，位于神经板与表面外胚层之间的神经上皮移向神经管背外侧，成为两条纵行的细胞索，称神经嵴。神经管是中枢神经系统的原基。神经嵴是周围神经系统的原基。

（一）神经上皮的早期分化

1. 神经上皮（neuroepithelium） 开始由单层柱状上皮构成，以后演变为假复层柱状上皮。神经上皮外有外界膜，管壁内有内界膜。神经上皮细胞不断分裂增殖，部分迁至神经上皮的外周，形成一层新细胞层，称套层（mantle layer），将分化出成神经细胞（neuroblast）和成神经胶质细胞（glioblast）。余下的神经上皮停止分化，变为单层立方或矮柱状，称室管膜层。

2. 边缘层（marginal layer） 套层的成神经细胞起初为圆球形，很快长出突起，突起逐渐增长并伸至套层外周，形成一层新的结构，称边缘层。

（二）神经元的发生和成熟

（1）中枢神经系统中的神经元来源于神经上皮。成神经细胞一般不再分裂增殖，以后分化形成双极成神经细胞、单极成神经细胞、多极成神经细胞，最终分化为神经细胞或称神经元。

（2）周围神经系统的神经元主要来源于神经嵴。脑、脊神经节中，神经嵴细胞首先分化为成神经细胞。交感神经节中，神经嵴细胞分化为交感成神经细胞。副交感神经节中神经细胞起源尚有争议。

（3）在神经细胞的发生过程中，最初产生的神经细胞的数目远比以后存留的数目多，那些未能与靶细胞或靶组织建立连接的神经细胞都在一定时间凋亡。

（三）神经胶质细胞的发生

（1）中枢神经系统中，来自神经管的成胶质细胞首先分化为各类胶质细胞的前体细胞，即成星形胶质细胞和成少突胶质细胞。成星形胶质细胞分化为原浆性和纤维性星形胶质细胞，成少突胶质细胞分化为少突胶质细胞。

（2）周围神经系统中，所有神经胶质细胞均由神经嵴细胞分化而成。

二、★脑的发生

脑起源于神经管的头段。

（一）脑泡的形成及其演变

1. 脑泡的形成和演变　胚胎第 4 周末，神经管头段膨大形成三个脑泡（brain vesicle），从头至尾分别为前脑泡、中脑泡和菱脑泡。至第 5 周时，前脑泡的头端向两侧膨大，形成左右两个端脑（telencephalon），以后演变为大脑两半球，而前脑泡的尾端则形成间脑。中脑泡演变为中脑。菱脑泡的头段演变为后脑（metencephalon），尾段演变为末脑（myelencephalon），后脑演变为脑桥和小脑，末脑演变为延髓。

2. 脑室的形成　在脑泡的演变过程中，神经管的管腔也演变为各部位的脑室。前脑泡的腔演变为左右两个侧脑室和间脑中的第三脑室；中脑泡的腔形成狭窄的中脑导水管；菱脑泡的腔演变为宽大的第四脑室。

3. 在脑泡的形成和演变过程中，出现几个不同方向的弯曲　首先出现的是凸向背侧的头曲（cephalic flexure）和颈曲（cervical flexure）。前者位于中脑部，故又称中脑曲。后者位于末脑与脊髓之间。之后，在端脑和脑桥之间又出现了两个凸向腹侧的弯曲，分别称端脑曲和脑桥曲。

4. 脑壁的演化　神经管管壁套层迅速增厚，腹侧部增厚形成左右两个基板（basal plate），背侧部增厚形成左右两个翼板（alar plate）。由于基板与翼板增厚，在神经管的内表面出现了左右相对的两条纵沟，称界沟（sulcus limitans）。

（二）大脑皮质的组织发生

大脑皮质的发生分三个阶段，依次为古皮质、旧皮质和新皮质。大脑皮质由端脑套层的成神经细胞迁移和分化而成。

1. 古皮质　最早出现的是古皮质（archicortex），包括海马和齿状回。

2. 旧皮质　胚胎第 7 周时，出现旧皮质（paleocortex），即在纹状体的外侧，大量成神经细胞聚集并分化，形成梨状皮质。

3. 新皮质　最晚出现的是新皮质（neocortex）。旧皮质出现不久，神经上皮细胞分裂增殖、分期分批地迁至表层并分化为神经细胞，形成了新皮质，这是大脑皮质中出现最晚、面积最大的部分。胎儿出生时，新皮质已形成 6 层结构。

（三）小脑皮质的组织发生

小脑起源于后脑翼板背侧部的菱唇。

（1）左右两侧菱唇在中线融合，形成小脑板（cerebellar plate），这就是小脑的原基。胚胎第 12 周时，小脑板的两外侧部膨大，形成小脑半球；板的中部变细，形成小脑蚓。

（2）起初，小脑板由室管膜层、套层和边缘层组成。之后，小脑板增厚，神经上皮细胞增生并通过套层迁移到边缘层的外表面，形成了外颗粒层（external granular layer）。这层细胞仍然保持分裂增殖的能力，在小脑表面形成一个细胞增殖区，使小脑表面迅速扩大并产生皱褶，形成小脑叶片。

（3）至第 6 个月，套层的外层成神经细胞逐渐分化为浦肯野细胞和高尔基细胞，构成浦肯野细胞层。

（4）外颗粒层大部分细胞向内迁移，分化为颗粒细胞，位居浦肯野细胞层深面，构成内颗粒层。外颗粒层因大量细胞迁出变得较少，存留的细胞分化为篮状细胞和星形细胞，同时，浦肯野细胞的树突和内颗粒层细胞的轴突也伸入其间，共同形成分子层。原内颗粒层则改称颗粒层。

三、★脊髓的发生

（1）神经管的尾段分化为脊髓，其管腔演化为脊髓中央管，套层分化为脊髓的灰质，边缘层分化为白质。

（2）神经管的两侧壁由于套层中成神经细胞和成胶质细胞的增生而迅速增厚，腹侧部增厚形成左右两个基板，背侧部增厚形成左右两个翼板。神经管的顶壁和底壁分别形成顶板和底板。在神经管内表面的基板和翼板之间出现界沟。

（3）由于成神经细胞和成胶质细胞的增多，左右两基板向腹侧突出，在两者之间形成了一条纵行的深沟，位居脊髓的腹侧正中，称前正中裂。同时，左右两翼板也增大，向内侧推移并在中线愈合，形成后正中隔。

（4）基板形成脊髓灰质的前角，翼板形成脊髓灰质后角。若干成神经细胞聚集于基板和翼板之间，形成脊髓侧角。至此，神经管的尾端分化成脊髓，神经管周围的间充质分化成脊膜。

（5）胚胎第3个月之前，脊髓与脊柱等长，其下端可达脊柱的尾骨。第3个月后，由于脊柱增长比脊髓快，脊柱逐渐超越脊髓向尾端延伸，脊髓的位置相对上移。至出生前，脊髓下端与第3腰椎平齐，脊髓颈段以下的脊神经根越来越斜向尾侧，至腰、骶和尾段的脊神经根则在椎管内垂直下行，与终丝共同组成马尾。

四、神经节和周围神经的发生

（一）神经节的发生

神经节起源于神经嵴。

（1）神经嵴细胞向两侧迁移，分列于神经管的背外侧并聚集成细胞团，分化为脑神经节和脊神经节。

（2）神经嵴细胞首先分化为成神经细胞和卫星细胞，再由成神经细胞分化为感觉神经细胞。成神经细胞先形成双极神经元，以后由于细胞体各面的不均等生长，使两个突起的起始部逐渐靠拢，最后合二为一，于是双极神经元变成假单极神经元。卫星细胞是一种神经胶质细胞，包绕在神经元胞体的周围。

（3）神经节周围的间充质分化为结缔组织的被膜，包绕整个神经节。

（4）位于胸段的神经嵴，有部分细胞迁至背主动脉的背外侧，形成两列节段性排列的神经节，即交感神经节。节内的部分细胞迁至主动脉腹侧，形成主动脉前交感神经节。

（5）交感神经节中的神经嵴细胞首先分化为交感成神经细胞（sympathetic neuroblast），再由此分化为多极的交感神经节细胞。节中的另一部分神经嵴细胞分化为卫星细胞。交感神经节的外周也有由间充质分化来的结缔组织被膜。

（二）周围神经的发生

周围神经由感觉神经纤维和运动神经纤维构成，神经纤维由神经细胞的突起和施万细胞构成。

（1）感觉神经纤维中的突起是感觉神经节细胞的周围突；躯体运动神经纤维中的突起是脑干及脊髓灰质前角运动神经元的轴突；内脏运动神经的节前纤维中的突起是脊髓灰质侧角和脑干内脏运动核中神经元的轴突，节后纤维则是自主神经节节细胞的轴突。

（2）施万细胞由神经嵴细胞分化而成，并与发生中的轴突或周围突同步增殖和迁移。

五、神经系统相关内分泌腺的发生

（一）垂体的发生

垂体包括腺垂体和神经垂体，分别来源于胚胎时期口凹的表面外胚层和脑泡的神经外胚层。

1. 腺垂体的发生　胚胎发育至第4周，口凹背侧顶部的外胚层上皮向深部下陷，形成一囊状突起，称拉特克囊（Rathke pouch）。拉特克囊和神经垂体芽逐渐增长并相互接近。至第2月末，拉特克囊的根部退化消失，其远端长大并与神经垂体芽相贴。之后，囊的前壁迅速增大，形成垂体远侧部。从垂体前叶向上长出一结节状突起并包绕漏斗柄，形成垂体的结节部。囊的后壁生长缓慢，形成垂体的中间部。囊腔大部消失，只残留一小的裂隙。腺垂体中分化出多种腺细胞。

2. 神经垂体的发生　在拉特克囊形成后不久，间脑的底部神经外胚层向腹侧突出，形成一漏斗状突起，称神经垂体芽（neurohypophyseal bud）。神经垂体芽的远端膨大，形成神经垂体；其起始部变细，形成漏斗柄。神经垂体主要由神经纤维和神经胶质细胞构成。

（二）松果体的发生

第 5 周间脑顶板的室管膜上皮增厚，形成松果体板。第 7 周松果体板发生外突，构成松果体囊。第 8 周松果体囊壁细胞增生，囊腔消失，形成一实质性松果样器官，即松果体。

（三）肾上腺的发生

肾上腺实质包括皮质和髓质，皮质来源于脏壁中胚层，而髓质来源于神经嵴。

六、相关畸形

（一）神经管缺陷

神经管在第 4 周末完全闭合则发生神经管缺陷。是失去了脊索的诱导或受到环境致畸因子的影响所致。前神经孔未闭，会形成无脑畸形，后神经孔未闭，会形成脊髓裂。

（二）脑积水

脑积水是一种颅内脑脊液异常增多的先天畸形，多由脑室系统发育障碍、脑脊液生成和吸收平衡失调所致，最常见的是中脑水管和室间孔狭窄或闭锁。

（三）神经系统相关内分泌腺的畸形

前脑泡不闭合造成前脑缺损往往伴有垂体发育不良或缺如。多与遗传有关，有家族史。

同步练习

一、填空题

1. 胚胎第 3 周末，胚盘背正中部外胚层增厚为神经板，构成神经板的外胚层，也称为_____。神经板中间凹陷形成神经沟。第 4 周初，形成神经管。在神经管形成的过程中，位于神经板与表面外胚层之间的神经上皮移向神经管背外侧，成为两条纵行的细胞索，称为_____。神经管是_____的原基。_____是周围神经系统的原基。
2. 神经嵴是位于神经管背外侧的两条纵行细胞索，来自_____胚层，主要分化为_____。
3. 在脑泡的演变过程中，神经管的管腔也演变为各部位的脑室。前脑泡的腔演变为_____和间脑中的_____；中脑泡的腔很小，形成狭窄的_____；菱脑泡的腔演变为宽大的_____。

二、名词解释

1. 套层
2. 边缘层
3. 神经上皮
4. 脑积水

三、问答题

试述脑的来源和大脑皮质的组织发生。

参考答案

一、填空题

1. 神经外胚层　神经嵴　中枢神经系统　神经嵴
2. 外　周围神经系统

3. 左右两个侧脑室　第三脑室　中脑导水管　第四脑室

二、名词解释

1. 套层：神经管形成后，神经上皮细胞不断分裂增殖，部分迁至神经上皮的外周，形成一层新细胞层，称套层。

2. 边缘层：套层的成神经细胞起初为圆球形，很快长出突起，突起逐渐增长并伸至套层外周，形成一层新的结构，称边缘层。

3. 神经上皮：为神经管的上皮，呈假复层柱状，可不断分裂增殖，部分细胞迁至其外周，分化为成神经细胞和成神经胶质细胞，进一步分化为脑和脊髓的神经细胞和星形胶质细胞以及少突胶质细胞。

4. 脑积水：是一种颅内脑脊液异常增多的先天畸形，多由脑室系统发育障碍、脑脊液生成和吸收平衡失调所致，最常见的是中脑水管和室间孔狭窄或闭锁。

三、问答题

答：脑起源于神经管的头段。大脑皮质由端脑套层的成神经细胞迁移和分化而成。其演化分3个阶段。

① 最早出现的是古皮质，包括海马和齿状回。

② 胚胎第7周时，出现旧皮质，即在纹状体的外侧，大量成神经细胞聚集并分化，形成梨状皮质。

③ 最晚出现的是新皮质。旧皮质出现不久，神经上皮细胞分裂增殖、分期分批地迁至表层并分化为神经细胞，形成了新皮质，这是大脑皮质中出现最晚、面积最大的部分。胎儿出生时，新皮质已形成6层结构。

（袁娲）

第27章 眼和耳的发生

 教学目的要求

1. **掌握** 眼球和内耳的发生。
2. **熟悉** 眼和耳的相关畸形及其成因。
3. **了解** 眼睑和泪腺的发生；外耳、中耳的发生。

 内容精讲

眼和耳的发生均始于胚胎第4周，其原基分别为视泡和听泡，前者来源于神经外胚层，后者来源于表面外胚层。眼的发生除神经外胚层外，还有表面外胚层和间充质的参与。耳的发生除表面外胚层外，还有内胚层和间充质的参与。

一、眼的发生

（一）眼球的发生

胚胎第4周，当神经管前端闭合成前脑时，两侧向外膨出一对泡状结构，称为视泡（optic vesicle）。视泡腔与脑室相通，视泡远端膨大，与脑逐渐远离，而近脑端变窄，形成视柄（optic stalk），视柄为视神经原基。视泡继续突出膨大，与覆盖在它上面的表面外胚层逐渐接近，同时视泡的远端偏下方也渐向内凹陷，形成双层细胞壁的杯状结构，即视杯（optic cup）。在视泡的诱导作用下，与视泡接触的表面外胚层增厚，形成一圆形结构，称晶状体板（lens placode），晶状体板的中央部分向视杯方向凹陷并逐渐加深，最后与表面外胚层完全脱离而位于表面外胚层的深面成为晶状体泡（lens vesicle）。随后视杯逐渐深凹并包围晶状体泡。眼的各部分就是由视杯、视柄、晶状体泡和它们周围的间充质分化形成的。

1. 视网膜的发生 视网膜由视杯发育而来。

（1）色素上皮层的形成 视杯外层形成视网膜的色素上皮层。

（2）视网膜神经部的形成 从胚胎第5周起，视杯内层增厚，以后高度分化，形成节细胞、视锥细胞、无长突细胞、水平细胞、视杆细胞和双极细胞等。

（3）视网膜的视部和盲部 视杯分为内、外两层。随着视杯的进一步发育，视杯壁双层之间的视泡腔逐渐消失，两层直接相叠，构成视网膜视部。视杯内、外层前缘附近的部分上皮相贴，并在晶状体泡与角膜之间的间充质内延伸，形成视网膜盲部，即睫状体与虹膜的上皮。

2. 视神经的发生 视神经是由视网膜节细胞的神经纤维从脉络膜裂进入视柄而形成。

（1）胚胎第5周，视杯及视柄下方向内凹陷，形成一条纵沟，称脉络膜裂（choroid fissure）。脉络膜裂内含间充质和玻璃体动、静脉。玻璃体动脉还发出分支营养视网膜。脉络膜裂于胚胎第7周封闭。玻璃体动、静脉在玻璃体内的一段退化成一残迹，称玻璃体管。近段成为视网膜中央动、静脉。

（2）视柄与视杯相连，也分内、外两层。随着视网膜的分化发育，节细胞的轴突向视柄内层聚集，视柄内层逐渐增厚，并与外层融合。视柄内、外层细胞演变为星形胶质细胞和少突胶质细胞，并围绕在节细胞轴突周围，视柄演变为视神经。

3. 晶状体的发生　晶状体由晶状体泡演变而成。

（1）最初晶状体泡由单层上皮组成。前壁细胞呈立方形，分化为晶状体上皮；后壁细胞呈高柱状，并逐渐向前壁方向伸长，形成初级晶状体纤维（primary lens fibers），泡腔逐渐缩小，直至消失，晶状体变为实体的结构。

（2）晶状体赤道区的上皮细胞不断增生、变长，形成次级晶状体纤维（secondary lens fibers）。

（3）初级晶状体纤维及其胞核逐渐退化形成晶状体核。次级晶状体纤维逐层添加到晶状体核的周围，晶状体及晶状体核逐渐增大。此过程持续终身，但随年龄的增长速度减慢，故晶状体核可区分成胚胎核、胎儿核、婴儿核及成人核等。

4. 角膜、虹膜和眼房的发生

（1）在晶状体泡的诱导下，晶状体泡前方的表面外胚层分化为角膜上皮。角膜上皮后面的间充质分化为角膜其余各层。

（2）晶状体前面的间充质形成一层膜，周边部厚，以后形成虹膜的基质；中央部薄，封闭视杯口，称为瞳孔膜（pupillary membrane）。

（3）胚胎3个月时视杯边缘继续向前生长，并转向晶状体前，形成视网膜的虹膜部。视网膜虹膜部也由内外两层细胞组成，两层一起形成色素上皮。在晶状体泡与角膜上皮之间充填的间充质内出现一个腔，即前房。虹膜与睫状体形成后，虹膜、睫状体与晶状体之间形成后房。出生前瞳孔膜被吸收而消失即为瞳孔。前、后房经瞳孔相连通。

5. 血管膜和巩膜的发生　第6～7周时，视杯周围的间充质分为内、外两层。内层富含血管和色素细胞，分化成眼球壁的血管膜。血管膜的大部分贴在视网膜外面，即为脉络膜；贴在视杯口边缘部的间充质则分化为虹膜基质和睫状体的主体。视杯周围间充质的外层较致密，分化为巩膜。

（二）眼睑和泪腺的发生

（1）第7周时，眼球前方与角膜上皮毗邻的表面外胚层形成上、下两个皱褶，分别发育成上、下眼睑。反折到眼睑内表面的外胚层分化为复层柱状的结膜上皮，与角膜上皮相延续。眼睑外面的表面外胚层分化为表皮。皱褶内的间充质分化为眼睑的其他结构。第10周时，上、下眼睑的边缘互相融合，至第7个月或第8个月时重新分开。

（2）泪腺由表面外胚层上皮长入间充质内，分化为泪腺的腺泡和导管。泪腺于出生后6周分泌泪液；出生后3～4岁基本完成发育。

（三）相关畸形

1. 先天性白内障（congenital cataract）　为晶状体的透明度发生异常。多为遗传性，也可由于妊娠早期感染风疹病毒、母体甲状腺功能低下、营养不良、维生素缺乏等引起。

2. 先天性无虹膜　是常染色体显性遗传性异常，多为双侧性。可能是视杯前缘生长和分化障碍，虹膜不能发育所致。由于无虹膜，瞳孔特别大。

3. 先天性青光眼（congenital glaucoma）　属常染色体隐性遗传性疾病。有人认为是巩膜静脉窦或小梁网发育障碍，致使房水回流受阻，眼压增高，眼球胀大，角膜突出。因眼球增大，故又称牛眼。

4. 瞳孔膜残留　因瞳孔膜未能全部退化消失所致，在瞳孔处有薄膜或蛛网状细丝遮盖在晶状体前面。轻度残留通常不影响视力和瞳孔活动。

二、耳的发生

耳的发生由头部表面外胚层形成的耳板、内胚层来源的第1咽囊和外胚层来源的第1鳃沟及围绕鳃沟的6个结节演变而来。

(一) 内耳的发生

1. 听泡的形成　胚胎第 4 周初，菱脑两侧的表面外胚层在菱脑的诱导下增厚，形成听板（otic placode），继之向下方间充质内陷，形成听窝（otic pit），最后听窝闭合，并与表面外胚层分离，形成囊状的听泡（otic vesicle）。

2. 内耳膜迷路的形成　听泡初为梨形，以后向背腹方向延伸增大，形成背侧的前庭囊和腹侧的耳蜗囊，并在背端内侧长出一小囊管，为内淋巴管。前庭囊形成三个半规管和椭圆囊的上皮；耳蜗囊形成球囊和耳蜗管的上皮。这样听泡演变为内耳膜迷路。

3. 骨迷路的形成　胚胎第 3 个月时，膜迷路周围的间充质分化成一个软骨囊，包绕膜迷路。约在胚胎第 5 个月时，软骨性囊骨化成骨迷路。于是膜迷路就完全被套在骨迷路内，两者间仅隔以狭窄的外淋巴间隙。

(二) 中耳的发生

1. 鼓室的形成　胚胎第 9 周时，第 1 咽囊向背外侧扩伸，远侧盲端膨大成管鼓隐窝，近端细窄形成咽鼓管。管鼓隐窝上方的间充质形成三块听小骨原基，先后骨化成为 3 块听小骨。管鼓隐窝远侧段扩大形成原始鼓室，听小骨周围的结缔组织被吸收而形成腔隙，与原始鼓室共同形成鼓室。

2. 鼓膜的形成　管鼓隐窝顶部的内胚层与第 1 鳃沟底部的外胚层相对，分别形成鼓膜内、外上皮，两者之间的间充质形成鼓膜内的结缔组织。

(三) 外耳的发生

1. 外耳道　由第 1 鳃沟演变形成。胚胎第 2 个月末，第 1 鳃沟向内深陷，形成外耳道外侧段。管道的底部外胚层细胞增生形成一上皮细胞板，称为外耳道栓。第 7 个月时，外耳道栓内部细胞退化吸收，形成管腔，成为外耳道的内侧段。

2. 耳郭的形成　胚胎第 6 周时，第 1 鳃沟周围的间充质增生，形成 6 个结节状隆起，称耳丘。后来这些耳丘围绕外耳道口合并，演变成耳郭。

(四) 相关畸形

1. 先天性耳聋（congenital deafness）　有遗传性和非遗传性两类。遗传性耳聋属常染色体隐性遗传，主要由于不同类型和不同程度的内耳发育不全、耳蜗神经发育不良、听小骨发育缺陷与外耳道闭锁所致。非遗传性耳聋与药物中毒、感染、新生儿溶血性黄疸等因素有关。

2. 副耳郭（accessory auricle）　又称耳郭附件，多由于耳丘发生过多所致。常见于耳屏前方。

3. 耳瘘（auricular fistula）　常见于耳屏前方，可能因第 1 鳃沟的背部闭合不全，或第 1、2 鳃弓发生的耳丘融合不良所致，形成皮肤性盲管继续向下延伸，并与鼓室相通，可挤压出白色乳酪状液体，易感染发炎。

同步练习

一、填空题

1. 晶状体泡的后壁细胞呈_____，并逐渐向前壁方向伸长，形成_____，其前壁细胞呈_____形，分化为_____。
2. 先天性白内障是指晶状体的_____发生异常。
3. 听泡的发生是_____在_____的诱导下增厚，继而向下方_____内陷形成的。
4. 先天性耳聋的发生原因有_____和_____两类，前者属常染色体的_____；后者与_____、_____和_____等因素有关。

二、名词解释

1. 视杯
2. 脉络膜裂
3. 听泡

三、问答题

1. 简述先天性青光眼。
2. 简述先天性耳聋。

参考答案

一、填空题

1. 高柱状　初级晶状体纤维　立方　晶状体上皮
2. 透明度
3. 表面外胚层　菱脑　间充质
4. 遗传性　非遗传性　隐性遗传　药物中毒　感染　新生儿溶血性黄疸

二、名词解释

1. 视杯：胚胎第4周，前脑两侧突出左、右两个视泡。视泡远端膨大，贴近表面外胚层，并凹陷形成双层杯状结构，称视杯。
2. 脉络膜裂：胚胎第5周，视杯及视柄下方向内凹陷，形成一条纵沟，称脉络膜裂。
3. 听泡：胚胎第4周初，菱脑两侧的表面外胚层在菱脑的诱导下增厚形成听板，继之向下方间充质内陷，形成听窝，最后听窝闭合，并与表面外胚层分离，形成囊状的听泡。

三、问答题

1. 答：先天性青光眼属常染色体隐性遗传性疾病，发病机制尚不十分明确，有人认为是由于巩膜静脉窦或小梁网发育障碍所致。患儿房水排出受阻，眼内压增高，眼球胀大，角膜突出。

2. 答：先天性耳聋有遗传性和非遗传性两类。遗传性耳聋属常染色体隐性遗传，主要由不同程度的内耳发育不全、耳蜗神经发育不良、听小骨发育缺陷与外耳道闭锁所致。非遗传性耳聋与致畸因素的影响有关，如药物中毒、感染、新生儿溶血性黄疸等。

（袁娲）

第 28 章　先天性畸形概述

教学目的要求

1. **熟悉**　先天性畸形的概念；胚胎的致畸敏感期。
2. **了解**　先天性畸形发生的原因；先天性畸形的预防。

内容精讲

先天性畸形（congenital malformation）是指由于胚胎发育紊乱所致的出生时就存在的各种形态结构异常。

一、先天性畸形的分类

1. 整体胚胎发育畸形　多数是由严重遗传缺陷引起，一般不能形成完整的胚胎，大多早期死亡。

2. 胚胎局部发育畸形　是由胚体局部发育紊乱所引起的，常涉及多个器官，如头面发育不全、并肢畸形等。

3. 器官或器官局部畸形　由某一器官不发生或发育不全所致，如单侧或双侧肺不发生、室间隔膜部缺损、腭裂等。

4. 组织分化不良性畸形　由组织分化紊乱所引起，发生时间较晚且肉眼不易识别，如骨发育不全、克汀病、先天性巨结肠等。

5. 发育过度性畸形　由器官或器官的一部分增生过度所致，如多指（趾）畸形等。

6. 吸收不全性畸形　由胚胎发育过程中某些应全部或部分吸收的结构吸收不全所致，如肛门闭锁、食管闭锁等。

7. 超数或异位发生性畸形　由器官原基超数发生或发生于异常部位所致，如多乳腺、异位乳腺、双肾盂、双输尿管等。

8. 发育滞留性畸形　由器官发育中途停止所致，如双角子宫、隐睾、骨盆肾、气管食管瘘等。

9. 重复畸形　由单卵双胎未能完全分离所致，胎儿整体或部分结构出现不同程度的重复，如联体胎儿等。

10. 寄生畸形　由单卵双胎的两个胎儿发育速度相差甚大所致，小胎或不完整的小胎附着在大胎的某一结构或部位上。

二、先天性畸形的发生原因

先天性畸形的发生原因包括遗传因素、环境因素以及两者的相互作用。在人类的各种先天性畸形中，约 25％ 为遗传因素导致，10％ 为环境因素，65％ 为环境和遗传相互作用或原因不明。

（一）遗传因素

可分为染色体畸变、基因突变和发育信号通路异常。

1. 染色体畸变　包括染色体数目的异常和染色体结构的异常。

（1）染色体数目的异常　细胞分裂过程中，染色体分离障碍所致，在精子发生、卵子发生以及受精卵发生卵裂过程中均可出现，包括整倍体和非整倍体。

(2) 染色体结构的异常　由于染色体断裂后发生染色体缺失或异常的结构重组而引起的染色体结构畸变，如5号染色体短臂末端断裂缺失可引起猫叫综合征。电离辐射、化学物质、病毒等都可能导致染色体结构的畸变而引起畸形。

2. 基因突变　指DNA分子碱基组成或排列顺序的改变，但染色体外形无异常。其发生次数较染色体畸变多，但引起的畸形少，主要引起微细结构和功能方面的遗传性疾病，如镰状细胞贫血、苯丙酮酸尿症等。

3. 信号转导通路异常　胚胎发育是指受精卵经历细胞增殖、分化、迁移等，沿背腹轴线、头尾轴线和左右轴线形成基本的躯体轮廓和器官原基的发育过程，并在此基础上完成了器官的发育及成熟过程，从而形成具有完整结构和生命活性的生物个体。这一过程的顺利进行是在多种复杂的信号转导通路的共同调节下完成的。任何一个信号通路发生改变都将导致畸形的发生。

(二) 环境因素

引起先天性畸形的环境因素统称致畸因子（teratogen），主要有以下五类。

1. 生物性致畸因子　主要是指致畸微生物，目前已确定的生物性致畸因子有风疹病毒、巨细胞病毒等。

2. 物理性致畸因子　目前已确认各种射线尤其是离子电磁辐射、机械性压迫和损伤等对人类有致畸作用。

3. 致畸性药物　主要有抗肿瘤类、抗惊厥类等药物。如抗肿瘤药物氨基蝶呤可引起无脑、小头及四肢畸形；抗惊厥药物如三甲双酮会导致胎儿智力低下、发育缓慢、面部发育不良等畸形等。

4. 致畸性化学因子　目前确认的有某些多环芳香碳氢化合物、某些亚硝基化合物、某些烷基和苯类化合物、某些含磷的农药、重金属（如铅、镉、汞）等。

5. 其他致畸因子　酗酒、大量吸烟、咖啡因、维生素缺乏、缺氧、严重营养不良等均有致畸作用。流行病学调查显示，女性吸烟者可导致胎儿平均体重明显低于不吸烟者，且出现畸形的危险性增加，主要原因是尼古丁使胎盘血管收缩，胎儿缺血、缺氧所致。

(三) 环境因素与遗传因素的相互作用

多数畸形是环境因素与遗传因素相互作用的结果，主要表现在两个方面：一是环境致畸因子通过引起染色体畸变和基因突变而导致先天性畸形；另一方面是胚胎的遗传特性决定和影响胚胎对致畸因子的易感程度。在环境因素与遗传因素相互作用引起的先天性畸形中，用来衡量遗传因素所起作用大小的指标称为遗传度。遗传度越高，说明遗传因素在畸形发生中的作用越大。如先天性心脏畸形的遗传度为35%，无脑儿为60%。

三、胚胎的致畸敏感期

胚胎的发育是个连续过程，但也有其阶段性。处于不同发育阶段的胚胎对致畸因子作用的敏感程度不同。受到致畸因子作用后，最易发生畸形的发育时期称为致畸敏感期（susceptible period），这一时期的孕期保健尤为重要。

受精后前两周为胚前期，这一时期胚胎若受到强致畸因子作用，则胚胎死亡，若致畸作用弱，多数细胞可代偿调整少数受损死亡的细胞，故很少发生畸形。受精后第3~8周为胚期，也是致畸敏感期，该时期胚胎细胞增生、分化活跃，器官原基正在发生，因而最易受到致畸因子的干扰而发生畸形。由于胚胎各器官的发生与分化时间不同，故各器官的致畸敏感期也不同。第9周以后直至分娩为胎儿期，此期各器官进行组织分化和功能分化，受到致畸因子作用后也会发生畸形，但多属组织结构异常和功能缺陷，一般不出现器官形态畸形，不属于致畸敏感期。

不同致畸因子对胚胎作用的致畸敏感期也不同。如风疹病毒的致畸敏感期为受精后第一个月，畸形发生率为50%，第二个月降为22%，第三个月仅为6%~8%。药物沙利度胺（反应停）的致畸敏感期为受精后第21~40天。

四、先天性畸形的预防和诊疗

（一）先天性畸形的预防

防止出生缺陷儿的发生，又称一级预防或病因预防，包括婚前检查、遗传咨询和孕期保健。婚前检查可用于判断婚配双方可否结婚或是否适宜生育。遗传咨询是防止遗传性畸形的重要措施，可通过家系调查、家谱分析、临床资料等确定婚配双方是否患遗传性疾病，确定遗传方式，评估遗传风险，并进一步提出医学婚育建议，如对不适宜生育的夫妇可建议采取人工授精等生殖工程学措施；对有遗传性疾病家族史的夫妇可进行妊娠监护和产前检查，尽早发现畸形胚胎，以便采取相应对策。孕期保健是防止环境致畸的根本措施。妊娠期间，特别是在妊娠前8周，要避免接触上述各种环境致畸因素，如要尽量预防感染，不滥用药物，戒烟戒酒，避免和减少射线的照射等。

（二）先天性畸形的宫内诊断

先天性畸形的二级预防是指减少缺陷儿的出生，主要是在孕期通过早发现、早诊断和早采取措施，以预防缺陷儿的出生。包括产前筛查和产前诊断。

产前筛查（prenatal screen）是采用简便、经济、微创的方法，对母儿危害严重的遗传病、胎儿先天性畸形、胎儿染色体病或妊娠期并发症等进行筛查，目前产前筛查的疾病主要有唐氏综合征、胎儿神经管畸形、珠蛋白生成障碍性贫血（地中海贫血）以及妊娠期糖尿病等。

产前诊断（prenatal diagnosis）又称宫内诊断（intrauterine diagnosis），是指在胎儿出生前利用各种方法对胎儿的发育状态、是否患有某种遗传病或先天性疾病等进行诊断。产前诊断的方法主要分有创性和无创性两种。有创性产前诊断包括羊膜腔穿刺、绒毛膜活检、胎儿镜等。无创性产前诊断包括利用超声、X线、磁共振成像（MRI）等观察胎儿结构；利用细胞学和分子遗传学方法对孕妇外周血中胎儿游离DNA进行分析。超声检查不仅能诊断胎儿外部畸形，还可检查出某些内脏畸形，在临床中应用最为普遍。目前，早期、快速、准确、无创伤是产前诊断的发展方向。

（三）先天性畸形的治疗

先天性畸形的三级预防是指对出生缺陷的治疗，非致死、致残性出生缺陷的出生后治疗，宫内介入性治疗及手术矫治。

总的来说，对于先天性畸形，一级预防是最关键、最重要的，二级预防和出生后的三级预防是一级预防的有效补充。

同步练习

一、填空题

1. 防止出生缺陷儿的发生，又称一级预防或病因预防，包括_____、_____和_____。
2. 有创性产前诊断包括_____、_____、_____等。
3. 染色体畸变包括_____的异常和_____的异常。
4. 致畸因子有_____、_____、_____和_____等几种。
5. 引起先天性畸形的遗传因素可分_____、_____和_____三类。

二、名词解释

1. 先天性畸形
2. 致畸因子

3. 致畸敏感期
4. 遗传度

三、问答题

有哪些环境因素可引起先天性畸形的发生？怎样预防先天性畸形的发生？

参考答案

一、填空题

1. 婚前检查　遗传咨询　孕期保健
2. 羊膜腔穿刺　绒毛膜活检　胎儿镜
3. 染色体数目　（染色体）结构
4. 生物性致畸因子　物理性致畸因子　致畸性药物　致畸性化学因子
5. 染色体畸变　基因突变　发育信号通路异常

二、名词解释

1. 先天性畸形：是指由于胚胎发育紊乱所致的出生时就存在的各种形态结构异常。
2. 致畸因子：引起先天性畸形的环境因素统称致畸因子。
3. 致畸敏感期：受到致畸因子作用后，最易发生畸形的发育时期称为致畸敏感期，这一时期的孕期保健尤为重要。
4. 遗传度：在环境因素与遗传因素相互作用引起的先天性畸形中，用来衡量遗传因素所起作用大小的指标称为遗传度。

三、问答题

答：在环境因素中，下列致畸因子都可导致先天性畸形的发生。

① 生物性致畸因子：主要是指致畸微生物，目前已确定的生物性致畸因子有风疹病毒、巨细胞病毒等。

② 物理性致畸因子：目前已确认各种射线尤其是离子电磁辐射、机械性压迫和损伤等对人类有致畸作用。

③ 致畸性药物：主要有抗肿瘤类、抗惊厥类等药物。如抗肿瘤药物氨基蝶呤可引起无脑、小头及四肢畸形；抗惊厥药物如三甲双酮可导致胎儿智力低下、发育缓慢、面部发育不良等畸形等。

④ 致畸性化学因子：目前确认的有某些多环芳香碳氢化合物、某些亚硝基化合物、某些烷基和苯类化合物、某些含磷的农药、重金属（如铅、镉、汞）等。

⑤ 其他致畸因子：酗酒、大量吸烟、咖啡因、维生素缺乏、缺氧、严重营养不良等均有致畸作用。

预防措施有：婚前检查、遗传咨询和孕期保健。婚前检查可用于判断婚配双方可否结婚或是否适宜生育。遗传咨询是防止遗传性畸形的重要措施，可通过家系调查、家谱分析、临床资料等确定婚配双方是否患遗传性疾病，确定遗传方式，评估遗传风险，并进一步提出医学婚育建议；对有遗传性疾病家族史的夫妇可进行妊娠监护和产前检查，尽早发现畸形胚胎，以便采取相应对策。孕期保健是防止环境致畸的根本措施。妊娠期间，特别是在妊娠前8周，要避免接触上述各种环境致畸因素，如要尽量预防感染，不滥用药物，戒烟戒酒，避免和减少射线的照射等。

（陈同强）

综合模拟测试（一）

一、**选择题**（A型题，每道题有A、B、C、D、E五个备选答案，从中选择一个最佳答案，每小题1分，共40分）

1. 化学突触传递信息的主要结构是（　　　）
   A. 线粒体　　　　　　B. 微管　　　　　　C. 突触小泡
   D. 神经丝　　　　　　E. 微丝

2. What are most neurons in the body（　　　）
   A. afferent neuron　　　B. efferent neurong　　C. sensory neuron
   D. interneuron　　　　E. motor neuron

3. 尼氏体在电镜下的组成是（　　　）
   A. 高尔基复合体和游离核糖体　　　　B. 线粒体和游离核糖体
   C. 粗面内质网和游离核糖体　　　　　D. 滑面内质网和游离核糖体
   E. 溶酶体和游离核糖体

4. 肌节的组成是（　　　）
   A. 1/2 I带＋A带＋1/2 A　　　　　　B. 1/2 A＋I＋1/2 I带
   C. 1/2 A带＋I带＋1/2 A带　　　　　D. 1/2I带＋1/2 A带
   E. 1/2 I带＋A带＋1/2 I带

5. 下列心肌纤维的描述中哪项错误（　　　）
   A. 粗、细肌丝主要形成肌丝束　　　　B. 有二联体
   C. 肌纤维分支互连成网　　　　　　　D. 有多个核位于肌膜下
   E. 有横纹

6. 弹性软骨与透明软骨结构的主要区别是（　　　）
   A. 纤维类型不同　　　B. 软骨细胞分布不同　　C. 纤维的排列方式不同
   D. 软骨囊的成分不同　E. 软骨膜的结构不同

7. 轴突传递神经冲动的结构是（　　　）
   A. 轴质　　　　　　　B. 神经丝　　　　　　C. 轴膜
   D. 微丝　　　　　　　E. 微管

8. 红细胞的形态和大小是（　　　）
   A. 双凸圆盘状，直径7.5μm　　　　　B. 双凹圆盘状，直径7.5μm
   C. 双凹圆盘状，直径10～12μm　　　D. 球形，直径8μm
   E. 扁平状，直径8～9μm

9. 关于疏松结缔组织的描述哪项错误（　　　）
   A. 大量蛋白多糖聚合体形成有许多微小孔隙的分子筛
   B. 基质的化学成分主要是蛋白多糖
   C. 纤维类型分三种
   D. 细胞有极性
   E. 细胞种类较多，纤维数量较少

10. 合成和分泌免疫球蛋白的细胞是（　　　）

A. 嗜碱性粒细胞　　　B. 嗜酸性粒细胞　　　C. 成纤维细胞
D. 巨噬细胞　　　　　E. 浆细胞

11. 巨噬细胞来源于下列哪种细胞（　　）
    A. 浆细胞　　　　　B. B 淋巴细胞　　　　C. 纤维细胞
    D. 单核细胞　　　　E. 成纤维细胞

12. 心肌纤维通过哪种结构相互连接（　　）
    A. 闰盘　　　　　　B. 肌丝　　　　　　　C. 横小管
    D. 肌质网　　　　　E. 二联体

13. 骨骼肌纤维收缩时（　　）
    A. I 带变宽、A 带变窄、H 带渐变窄甚至消失
    B. I 带变窄、A 带变宽、H 带变宽
    C. I 带和 A 带变窄、H 带不变
    D. I 带变窄、A 带不变、H 带渐变窄甚至消失
    E. I 带、A 带和 H 带均渐变窄

14. 透明软骨组织切片 HE 染色难分辨纤维的重要原因是（　　）
    A. 胶原纤维平行排列
    B. 胶原原纤维很细，且折光率与基质相同
    C. 胶原纤维数量少
    D. 纤维在 HE 染色中不着色
    E. 纤维由 Ⅲ 型胶原蛋白组成

15. 在结缔组织内，细胞外基质由哪种细胞产生的（　　）
    A. 巨噬细胞　　　　B. 肥大细胞　　　　　C. 成纤维细胞
    D. 淋巴细胞　　　　E. 以上都不是

16. 树突棘主要分布在神经元的（　　）
    A. 树突及其分支　　B. 轴突及其分支　　　C. 轴突及其终末
    D. 胞体和轴突　　　E. 整个神经元

17. 下列何种细胞是神经胶质细胞（　　）
    A. 卫星细胞　　　　B. 嗅细胞　　　　　　C. 锥体细胞
    D. 味细胞　　　　　E. 毛细胞

18. 关于骨骼肌纤维的光镜结构哪项错误（　　）
    A. 肌原纤维有明暗相间的横纹　　　　　　B. 肌原纤维顺肌纤维的长轴平行排列
    C. 有多个细胞核　　　　　　　　　　　　D. 为长圆柱形的细胞
    E. 细胞核位于肌纤维中央

19. 能产生心肌兴奋的起搏细胞是（　　）
    A. 心室肌细胞　　　B. 心房肌细胞　　　　C. 起搏细胞
    D. 移行细胞　　　　E. 浦肯野细胞

20. 大动脉管壁的主要结构特点是（　　）
    A. 弹性纤维和平滑肌纤维多　　　　　　　B. 弹性膜和弹性纤维多
    C. 弹性纤维和胶原纤维多　　　　　　　　D. 弹性膜和平滑肌纤维多
    E. 都不是

21. 夜盲症是由于（　　）
    A. 维生素不足　　　B. 视杆细胞减少　　　C. 视紫红质缺乏
    D. 视杆细胞膜盘不脱落　　E. 色素上皮顶部突起增多

22. 参与声波传导的结构是（ ）
    A. 位砂膜　　　　　　B. 血管纹　　　　　　C. 骨螺旋板
    D. 基底膜　　　　　　E. 螺旋韧带
23. 表皮中的干细胞是（ ）
    A. 棘细胞　　　　　　B. 朗格汉斯细胞　　　C. 梅克尔细胞
    D. 基底细胞　　　　　E. 都不是
24. 表皮由深至浅的分层顺序，哪项正确（ ）
    A. 基底层、棘层、颗粒层、透明层、角质层
    B. 基底层、透明层、颗粒层、棘层、角质层
    C. 基底层、颗粒层、角质层、棘层、透明层
    D. 棘层、基底层、颗粒层、透明层、角质层
    E. 都不是
25. 脾实质分为（ ）
    A. 皮质与髓质　　　　B. 白髓、边缘区与红髓　　C. 淋巴小结与边缘区
    D. 淋巴小结与脾索　　E. 白髓与红髓
26. 培育初始B细胞的淋巴器官是（ ）
    A. 胸腺　　　　　　　B. 骨髓　　　　　　　C. 脾
    D. 淋巴结　　　　　　E. 扁桃体
27. 淋巴结的胸腺依赖区是指（ ）
    A. 淋巴小结的生发中心明区　　　　　　　B. 小结帽
    C. 淋巴小结的生发中心暗区　　　　　　　D. 副皮质区
    E. 淋巴小结之间的弥散淋巴组织
28. 脾白髓包括（ ）
    A. 淋巴小结、边缘区和动脉周围淋巴鞘　　B. 淋巴小结和脾窦
    C. 淋巴小结和脾索　　　　　　　　　　　D. 脾索和边缘区
    E. 淋巴小结和动脉周围淋巴鞘
29. 关于甲状腺滤泡以下哪项是错误的（ ）
    A. 由单层立方的滤泡上皮细胞围成
    B. 滤泡可因功能状态不同而有形态差异
    C. 滤泡腔内含甲状腺素
    D. 滤泡上皮细胞内有发达的粗面内质网和较多线粒体
    E. 滤泡上皮基底面有完整的基膜
30. 糖皮质激素主要分泌处是（ ）
    A. 肾上腺球状带　　　B. 肾上腺束状带　　　C. 肾上腺网状带
    D. 垂体中间部　　　　E. 垂体结节部
31. 不属于门管区的结构是（ ）
    A. 小叶间胆管　　　　B. 小叶间动脉　　　　C. 小叶间静脉
    D. 小叶间的结缔组织　E. 小叶下静脉
32. 胰腺的腺泡细胞属于（ ）
    A. 黏液性腺细胞　　　B. 混合性腺细胞　　　C. 内分泌细胞
    D. 浆液性腺细胞　　　E. 固醇类分泌细胞
33. 肺小叶的组成（ ）
    A. 一个肺叶支气管及其各级分支和肺泡

B. 一个肺段支气管及其各级分支和肺泡
C. 一个细支气管及其各级分支和肺泡
D. 一个终末细支气管及其各级分支和肺泡
E. 一个呼吸细支气管及其各级分支和肺泡

34. 肺内分泌表面活性物质的细胞是（　　）
    A. Ⅱ型肺泡细胞　　　B. Ⅰ型肺泡细胞　　　C. 肺泡巨噬细胞
    D. 杯状细胞　　　　　E. 小颗粒细胞

35. 关于血管球的结构特征，哪项错误（　　）
    A. 由入球微动脉分支而形成　　　B. 为窦状毛细血管
    C. 被肾小囊包裹　　　　　　　　D. 内皮腔面被覆有糖蛋白
    E. 参与构成滤过屏障

36. 游离面微绒毛最发达的结构是（　　）
    A. 远曲小管　　　　B. 近端小管直部　　　C. 近曲小管
    D. 细段　　　　　　E. 远端小管直部

37. 构成成人生精小管内生精上皮的细胞是（　　）
    A. 支持细胞与间质细胞　　B. 支持细胞和精原细胞
    C. 间质细胞与生精细胞　　D. 支持细胞与生精细胞
    E. 间质细胞和精原细胞

38. 经变态可形成精子的细胞是（　　）
    A. A型精原细胞　　　B. 精子细胞　　　C. 初级精母细胞
    D. B型精原细胞　　　E. 次级精母细胞

39. 生精小管的切面中最不容易见到的生精细胞是（　　）
    A. 次级精母细胞　　　B. 精原细胞
    C. 初级精母细胞　　　D. 精子细胞　　　E. 精子

40. The time of primary oocyte completing the initial meiosis（第一次减数分裂）is（　　）
    A. at primary follicle stage　　　B. at secondary follicle stage
    C. at 36~48 hours preovulation　　D. during fertilization
    E. all of above are wrong

二、填空题（每小题2分，共12分）

1. 两个胚层的胚盘呈圆盘状，包括_____和_____。
2. 上皮细胞具有明显的极性，它们朝向身体的表面或有脏器官的腔面称_____，与游离面相对的朝向深部结缔组织的一面称_____。
3. 疏松结缔组织内含有_____细胞、_____细胞、浆细胞、肥大细胞、脂肪细胞、未分化的间充质细胞、白细胞等细胞。
4. 感光细胞分_____和视锥细胞两种。前者膜盘嵌有感光物质_____，感受弱光；后者膜盘嵌有感光物质视色素，感受强光和产生色觉。
5. 脾白髓由_____、_____和边缘区构成。
6. 尿生殖嵴是由_____胚层形成的生肾索组织增生形成，分内外两部分，内侧部为生殖腺嵴，外侧部为_____。

三、名词解释（每小题4分，共20分）

1. 连接复合体
2. 血窦
3. Herring body

4. Filtration barrier
5. 排卵

四、问答题（每小题 7 分，共 28 分）

1. 简述中性粒细胞的形态结构特点与功能。
2. 简述胃底腺壁细胞的结构与功能。
3. 简述中胚层的形成及分化。
4. 简述动脉干与心球分隔异常可能产生的畸形及其原因。

参考答案

一、选择题

1. C 2. D 3. C 4. E 5. D 6. A 7. C 8. B 9. D
10. E 11. D 12. A 13. C 14. B 15. C 16. A 17. C
18. E 19. C 20. B 21. C 22. D 23. B 24. A 25. E
26. B 27. D 28. A 29. C 30. B 31. E 32. D 33. C
34. A 35. B 36. C 37. D 38. B 39. A 40. C

二、填空题

1. 上胚层（或下胚层）　下胚层（或上胚层）
2. 游离面　基底面
3. 成纤维（或巨噬）　巨噬（或成纤维）
4. 视杆细胞　视紫红质
5. 淋巴小结（动脉周围淋巴鞘）　动脉周围淋巴鞘（或淋巴小结）
6. 间介中　中肾嵴

三、名词解释

1. 连接复合体：指在上皮细胞的侧面，有一系列的细胞连接，包括紧密连接、黏着小带、桥粒和缝隙连接，这些细胞连接只要有两个或两个以上同时存在即可称连接复合体。

2. 血窦：也称窦状毛细血管，主要分布在肝、脾、骨髓和一些内分泌腺中。其结构特点是管腔较大而不规则，内皮细胞之间可有较大的间隙，有的血窦内皮细胞有窗孔，内皮下的基膜或连续、或不连续、或缺如。不同器官的血窦结构有较大差别。

3. Herring body：即赫林体，下丘脑的视上核和室旁核内的神经内分泌细胞产生的分泌颗粒沿轴突被运输到神经部，在轴突沿途和终末聚集成团，使轴突呈串珠样膨大，于光镜下呈现为大小不等的嗜酸性团块。

4. Filtration barrier：即滤过屏障或滤过膜。当血液流经血管球毛细血管时，血浆部分物质经有孔内皮、基膜和足细胞裂孔膜滤入肾小囊腔，三层结构统称滤过屏障或滤过膜。

5. 排卵：在月经周期的第 14 天，成熟卵泡破裂，次级卵母细胞从卵巢排出的过程。排出物包括次级卵母细胞、透明带、放射冠和卵泡液，然后进入输卵管。

四、问答题

1. 答：中性粒细胞是数量最多的白细胞，约占白细胞总数的 50%～70%。细胞直径 10～12μm。

　　细胞核呈深染的弯曲杆状或分叶状，一般 2～5 叶，叶间有纤细的缩窄部相连，正常人 2～3 叶居多。当机体受细菌严重感染时，大量新生的细胞从骨髓进入血液，杆状核与 2 叶核细胞增多，称为核左移；若 4～5 叶核的细胞增多，称为核右移，表明骨髓的造血功能发生障碍。

　　细胞胞质呈极浅的粉红色，含有许多细小颗粒，其中浅紫色的为嗜天青颗粒，浅红色的为特殊颗粒。嗜天青颗粒约占 20%，含酸性磷酸酶、髓过氧化物酶和多种酸性水解酶。特殊颗粒约占 80%，含溶菌酶、吞噬素等。

　　功能：很强的趋化作用和吞噬功能，其吞噬对象以细菌为主。中性粒细胞在吞噬、处理大量细菌后，自身也死亡，成为脓细胞。中性粒细胞在血中停留 6～8h，在结缔组织中存活 2～3 天。

2. 答：胞体较大，多呈圆锥形；核圆，深染，居中，可有双核；胞质呈均质，呈嗜酸性。电镜下，胞质中有迂曲分支的细胞内分泌小管，管壁与细胞顶面质膜相连续，并均有微绒毛。分泌小管周围有微管泡系统，其膜结构与细胞顶面和分泌小管的相同。在非分泌时相，分泌小管多不与腺腔相通，小管与细胞顶面的微绒毛短而少，微管泡系统却极发达；在分泌时相，分泌小管开放，微绒毛增多并变长，充填在分泌小管管腔内，而微管泡系统的管泡数量则剧减。壁细胞有大量线粒体。壁细胞能分泌盐酸和内因子。

3. 答：(1) 中胚层的形成　原条的出现，原条中线出现浅沟为原沟，原沟深部的细胞在上下胚层之间向两侧及头侧扩展，形成胚内中胚层，即中胚层。

　　(2) 中胚层的分化

　　① 轴旁中胚层：体节，分化为背侧的皮肤真皮、骨骼肌及中轴骨骼。

　　② 间介中胚层：分化为泌尿生殖系统的主要

器官。

③ 侧中胚层：体壁中胚层分化为胸腹部和四肢的皮肤真皮、骨骼肌、骨骼和血管等；脏壁中胚层分化为消化和呼吸系统的肌组织、血管、结缔组织和间皮等；胚内体腔从头端到尾端分化为心包腔、胸膜腔和腹膜腔。

4. 答：动脉干与心球分隔异常常见以下畸形：①主动脉与肺动脉错位，即主动脉连于右心室，肺动脉连于左主室，其成因在于主动脉肺动脉隔未呈螺旋方向行走；②主动脉或肺动脉狭窄，其成因在于动脉干分隔时不均等，以致一侧动脉大，另一侧动脉狭窄；③法洛四联症，亦是因为动脉干分隔不均所致，从而产生肺动脉狭窄、室间隔缺损、主动脉骑跨和右心室肥大。

综合模拟测试（二）

一、**A1 型题**（单句型最佳选择题）（第 1～61 小题，每小题 1 分；第 62～82 小题，每小题 0.5 分。共 71.5 分）

1. 关于成骨细胞的形态描述，正确的是（　　）
   A. 胞体较大，有多个大而圆的细胞核
   B. 胞质嗜酸性
   C. 细胞表面有许多细小突起，可与邻近成骨细胞形成缝隙连接
   D. 有大量线粒体和溶酶体
   E. 有许多吞噬泡和吞噬体

2. 骨骼肌纤维的肌节是由（　　）
   A. 1/2 明带＋1/2 暗带组成
   B. 1/2 明带＋暗带＋1/2 明带组成
   C. 明带＋暗带组成
   D. 1/2 暗带＋明带＋1/2 暗带组成
   E. 1/2 明带＋1/2 暗带＋1/2 明带组成

3. 关于支气管树结构的变化错误的是（　　）
   A. 上皮逐渐变薄，杯状细胞逐渐变少以至消失
   B. 管径逐渐变细，管壁逐渐变薄
   C. 肌层越来越薄
   D. 腺体逐渐变少，最后消失
   E. 软骨呈不规则片状，逐渐减少以至消失

4. 肝巨噬细胞位于（　　）
   A. 肝血窦内　　　B. 窦周隙内　　　C. 肝板内
   D. 门管区内　　　E. 中央静脉

5. 睾丸的主要功能是（　　）
   A. 产生精子　　　B. 产生精子和分泌雄性激素
   C. 分泌雄激素结合蛋白　　　D. 分泌雌激素
   E. 形成精液

6. 下列结构不分布在皮质迷路内的是（　　）
   A. 入球微动脉和出球微动脉　　　B. 球旁复合体
   C. 远端小管直部　　　D. 致密斑
   E. 弓形集合管

7. 电镜观察骨骼肌纤维，只有粗肌丝而无细肌丝的是（　　）
   A. I 带　　　B. H 带　　　C. A 带
   D. A 带和 H 带　　　E. I 带和 H 带

8. 胆囊的主要功能是（　　）
   A. 合成胆汁　　　B. 储存、浓缩和释放胆汁　　　C. 分解胆汁
   D. 分泌消化脂类的酶　　　E. 储存消化的食物

9. 肺间质是指（　　）
   A. 结缔组织、血管、淋巴管及神经
   B. 结缔组织
   C. 结缔组织及血管
   D. 结缔组织、血管及淋巴管
   E. 结缔组织、血管、淋巴管、神经及支气管的各级分支
10. 间皮可见于（　　）
    A. 肺泡上皮　　　　B. 腹膜腔表面　　　　C. 血管外表面
    D. 心脏内表面　　　E. 肾小囊壁层
11. 肾上腺皮质细胞超微结构特点是富含（　　）
    A. 粗面内质网和滑面内质网　　　　　　B. 粗面内质网和高尔基复合体
    C. 粗面内质网和溶酶体　　　　　　　　D. 高尔基复合体和线粒体
    E. 滑面内质网和线粒体
12. 分泌具有抗恶性贫血的内因子的细胞是（　　）
    A. 表面黏液细胞　　B. 颈黏液细胞
    C. 主细胞　　　　　D. 壁细胞　　　　　　E. Paneth 细胞
13. 关于突触的描述，错误的是（　　）
    A. 突触前成分多由轴突末端形成
    B. 突触后成分多由树突、树突棘或胞体形成
    C. 突触前成分也可称突触小体
    D. 突触的前后膜基本对称
    E. 突触的兴奋或抑制，取决于神经递质及其受体的种类
14. 骨质的结构呈（　　）
    A. 板层状　　　　　B. 条索状　　　　　　C. 均质状
    D. 团块状　　　　　E. 网络状
15. 分泌甲状旁腺激素的细胞是（　　）
    A. 主细胞　　　　　B. 嗜碱性细胞　　　　C. 滤泡旁细胞
    D. 滤泡上皮细胞　　E. 嗜酸性细胞
16. 光镜下，相邻肺泡开口处有结节状膨大的结构是（　　）
    A. 终末细支气管　　B. 呼吸性细支气管　　C. 肺泡管
    D. 肺泡囊　　　　　E. 细支气管
17. 关于Ⅰ型肺泡细胞，错误的是（　　）
    A. 覆盖大部分肺泡表面　　　　　　　　B. 细胞扁平菲薄
    C. 胞质中细胞器丰富，具有分裂能力　　D. 相邻上皮细胞间有紧密连接
    E. 胞质内吞饮小泡多
18. 在化学突触的突触前成分胞质内，含神经递质的结构是（　　）
    A. 突触小泡　　　　B. 微丝　　　　　　　C. 微管
    D. 线粒体　　　　　E. 滑面内质网
19. T 淋巴细胞（　　）
    A. 在胸腺内分化发育而成　　　　　　　B. 在骨髓内分化发育而成
    C. 分布于淋巴小结和脾小体　　　　　　D. 与体液免疫有关
    E. 不能进行淋巴细胞再循环
20. 下图描述错误的是（　　）

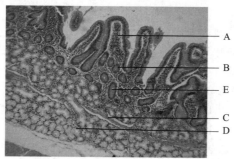

A. 小肠绒毛　　　　B. 中央乳糜管　　　　C. 黏膜肌
D. 十二指肠腺　　　E. 小肠腺

21. 分泌雄激素结合蛋白的是（　　）
    A. 精子细胞　　　　B. 初级精母细胞　　　C. 支持细胞
    D. 睾丸间质细胞　　E. 精原细胞

22. 一个肺小叶的组成是（　　）
    A. 一个终末细支气管及其分支和肺泡　　　　B. 一个细支气管及其分支和肺泡
    C. 一个呼吸性细支气管及其分支和肺泡　　　D. 一个小支气管及其分支和肺泡
    E. 一个主支气管及其分支和肺泡

23. 形成原条的胚层是（　　）
    A. 下胚层　　　　　B. 上胚层　　　　　　C. 胚内中胚层
    D. 胚外中胚层　　　E. 内胚层

24. 分泌房水的是（　　）
    A. 角膜上皮　　　　B. 角膜内皮　　　　　C. 晶状体上皮
    D. 虹膜色素上皮　　E. 睫状体非色素上皮

25. 产生肾上腺素的细胞是（　　）
    A. 嗜铬细胞　　　　B. 肾上腺束状带细胞　C. 肾上腺球状带细胞
    D. 嫌色细胞　　　　E. 交感神经节细胞

26. 抗利尿激素从何处释放入血（　　）
    A. 视上核　　　　　B. 室旁核　　　　　　C. 垂体神经部
    D. 垂体远侧部　　　E. 垂体漏斗部

27. 关于血-睾屏障的叙述，正确的是（　　）
    A. 是支持细胞间的紧密连接构成
    B. 是由生精上皮、基膜和支持细胞的紧密连接构成
    C. 防止细菌侵入生精小管影响精子发生
    D. 血-睾屏障影响生精小管的雄激素浓度，不利于精子发生
    E. 是由毛细血管内皮及基膜、结缔组织、生精上皮基膜和支持细胞间紧密连接构成

28. 关于卵泡的发育，错误的是（　　）
    A. 经过原始卵泡、生长卵泡和成熟卵泡三个阶段
    B. 自青春期开始，所有的原始卵泡同时生长发育
    C. 每28天左右通常只有一个卵泡发育成熟
    D. 大部分卵泡退化为闭锁卵泡
    E. 闭锁卵泡见于卵泡发育的不同阶段

29. 下列关于透明带的描述中，错误的是（　　）
    A. 卵母细胞和卵泡细胞共同分泌形成

B. 为一层嗜酸性的膜

C. 位于卵母细胞与卵泡细胞之间

D. 卵母细胞表面突起与卵泡细胞的微绒毛在透明带内形成紧密连接

E. 从初级卵泡开始出现

30. 关于单卵双胎结果的描述,不可能的是（　　）
   A. 均为男性　　　　　B. 均为女性　　　　　C. 性别各异
   D. 可能发生联体畸形　E. 可能发生寄生胎

31. 关于透明软骨的叙述,错误的是（　　）
   A. 它是体内分布最广的一类软骨　　　B. 细胞间质内无纤维
   C. 软骨细胞存在间质中的软骨陷窝内　D. 其新鲜标本呈淡蓝色半透明状
   E. 基质染色嗜碱性

32. 有关血管球的描述,错误的是（　　）
   A. 是一种独特的动脉性毛细血管网　　B. 与肾小体尿极相通
   C. 毛细血管为有孔型　　　　　　　　D. 血管系膜位于毛细血管之间
   E. 基膜较厚

33. 关于胃底腺结构,正确的是（　　）
   A. 由壁细胞、主细胞、颈黏液细胞、干细胞和内分泌细胞组成
   B. 位于胃底和胃体黏膜下层内
   C. 为混合性腺
   D. 其壁细胞主要位于腺的体、底部
   E. 其主细胞主要位于腺的颈、体部

34. 关于肝门管区三种管道的描述,错误的是（　　）
   A. 小叶下静脉来自肝静脉　　　　　B. 小叶间动脉来自肝动脉
   C. 小叶间胆管汇合成肝管　　　　　D. 三种管道互相伴行
   E. 三种管道在门管区内可有分支

35. 睑板腺的性质是（　　）
   A. 内分泌腺　　　　B. 汗腺　　　　C. 皮脂腺
   D. 浆液性腺　　　　E. 黏液性腺

36. 抗利尿激素和醛固酮的作用部位是（　　）
   A. 近端小管和远端小管　B. 髓袢　　　　C. 远端小管和集合管
   D. 髓袢和集合管　　　　E. 近端小管和髓袢

37. 增生期通常是月经周期的（　　）
   A. 第5～14天　　　　B. 第4～14天　　　C. 第5～15天
   D. 第5～16天　　　　E. 第1～5天

38. 腺垂体调节下丘脑的主要方式是（　　）
   A. 交感神经调节　　　B. 副交感神经调节　　C. 反馈方式调节
   D. 分泌释放激素调节　E. 分泌释放抑制激素调节

39. 心外膜内没有（　　）
   A. 滋养血管　　　　B. 脂肪组织　　　　C. 结缔组织
   D. 心肌　　　　　　E. 平滑肌

40. 组成胃底腺的细胞有（　　）
   A. 主细胞、壁细胞、颈黏液细胞、潘氏细胞和内分泌细胞
   B. 主细胞、壁细胞、颈黏液细胞、吸收细胞和内分泌细胞

C. 主细胞、壁细胞、颈黏液细胞、杯状细胞和内分泌细胞

D. 主细胞、壁细胞、颈黏液细胞和内分泌细胞

E. 主细胞、壁细胞、颈黏液细胞、干细胞和内分泌细胞

41. 消化吸收的重要部位是（　　）
    A. 绒毛表面的黏液　　B. 微绒毛表面的细胞衣　　C. 吸收细胞的细胞内小管
    D. 吸收细胞之间的间隙　　E. 吸收细胞之间的连接复合体

42. 神经元尼氏体分布在（　　）
    A. 胞体和轴突内　　B. 树突和胞体内　　C. 树突和轴突内
    D. 脂褐素内　　E. 细胞核内

43. 人体内最坚硬的组织是（　　）
    A. 牙本质　　B. 釉质　　C. 牙骨质
    D. 骨密质　　E. 纤维软骨

44. 透明带消失于（　　）
    A. 受精时　　B. 排卵时　　C. 晚期胚泡
    D. 桑葚胚期　　E. 早期胚泡

45. 化学突触是（　　）
    A. 神经元内的细胞器
    B. 神经元表面的纤毛
    C. 神经元核膜与核周质接触处
    D. 神经元之间或神经元与效应细胞之间的细胞连接
    E. 神经元合成神经递质的场所

46. 下列属于复层上皮的是（　　）
    A. 卵巢的表面上皮　　B. 输卵管上皮　　C. 子宫上皮
    D. 阴道上皮　　E. 乳腺的腺泡上皮

47. 骨骼肌纤维三联体的结构是由（　　）
    A. 一条横小管和两侧的终池形成　　B. 两条横小管和中间的终池形成
    C. 两条纵小管和中间的终池形成　　D. 一条横小管和一个终池形成
    E. 一条纵小管和一个终池形成

48. 红细胞膜骨架的主要成分是（　　）
    A. 核蛋白和血红蛋白　　B. 血影蛋白和血红蛋白　　C. 血影蛋白和肌动蛋白
    D. 血红蛋白和肌动蛋白　　E. 血影蛋白和核蛋白

49. 内耳的盖膜位于（　　）
    A. 膜蜗管内，悬浮螺旋器上方　　B. 鼓室阶内
    C. 膜蜗管外侧壁　　D. 前庭阶内
    E. 前庭阶和中间阶之间

50. 微循环是指（　　）
    A. 小动脉和小静脉之间的血液循环
    B. 微动脉和微静脉之间的血液循环
    C. 小动脉和毛细血管后微静脉之间的血液循环
    D. 微动脉和毛细血管后微静脉之间的血液循环
    E. 毛细血管和毛细血管后微静脉之间的血液循环

51. 心肌纤维内没有（　　）
    A. 横纹　　B. 糖原　　C. 脂滴

D. 脂褐素　　　　　　E. 密体
52. 关于桥粒的描述，不正确的是（　　）
　　A. 在上皮细胞顶部呈带状
　　B. 细胞间隙可见致密的中间线
　　C. 细胞膜的胞质面有较厚的附着板
　　D. 附着板上连有张力丝
　　E. 桥粒是很牢固的细胞连接
53. 关于胃底腺壁细胞的描述错误的是（　　）
　　A. 主要位于腺的颈部和体部　　　　B. 胞质嗜碱性
　　C. 有特殊的细胞内分泌小管　　　　D. 含丰富的线粒体
　　E. 细胞萎缩可引起贫血
54. 卵巢中的成熟卵泡正常情况下排卵时间约在月经周期的（　　）
　　A. 第 1 天　　　　　　B. 第 7 天　　　　　　C. 第 14 天
　　D. 第 21 天　　　　　E. 第 28 天
55. 以下关于皮肤的描述，正确的是（　　）
　　A. 是上皮组织，具备上皮组织的特点
　　B. 可分为五层：基底层、棘层、颗粒层、透明层和角质层
　　C. 是一个独立的器官
　　D. 由表皮、真皮和皮下组织共同组成
　　E. 可见丰富的神经末梢，但是没有血管分布
56. 关于肝小叶的描述错误的是（　　）
　　A. 中央静脉的管壁无平滑肌
　　B. 肝板通过分支互连成网
　　C. 肝血窦互连成网
　　D. 胆小管在肝板内互连成网
　　E. 胆小管与窦周隙直接相通连
57. 表皮由深至浅的分层顺序，正确的是（　　）
　　A. 基底层、棘层、角质层、透明层、颗粒层
　　B. 基底层、棘层、透明层、角质层、颗粒层
　　C. 基底层、棘层、颗粒层、透明层、角质层
　　D. 棘层、颗粒层、透明层、角质层、基底层
　　E. 基底层、颗粒层、棘层、角质层、透明层
58. 朗格汉斯细胞分布在表皮的（　　）
　　A. 基底层　　　　　　B. 棘层　　　　　　　C. 颗粒层
　　D. 角质层　　　　　　E. 透明层
59. 关于浆细胞的描述，正确的是（　　）
　　A. 细胞形态多样，可伸出突起　　　　B. 细胞核圆形，位于细胞中央
　　C. 核内异染色质呈辐射状分布　　　　D. 胞质内有丰富的滑面内质网
　　E. 胞质中充满异染性颗粒
60. 内、外弹性膜均明显的血管是（　　）
　　A. 大静脉　　　　　　B. 中静脉　　　　　　C. 小静脉
　　D. 大动脉　　　　　　E. 中动脉
61. 组成脾白髓的结构有（　　）

A. 脾索和淋巴小结
B. 脾索和脾血窦
C. 血窦和边缘窦
D. 脾血窦和动脉周围淋巴鞘
E. 动脉周围淋巴鞘和淋巴小结

62. 关于次级精母细胞的描述，错误的是（　　）
    A. 位置靠近管腔
    B. 较初级精母细胞小，核圆，染色较深
    C. 染色体核型为 23，X 或 23，Y
    D. 经 DNA 复制和第 2 次减数分裂后形成精子细胞
    E. 存在时间短，故生精小管切面上不易见到

63. 关于心脏传导系统正确的是（　　）
    A. 由特殊的神经细胞和神经纤维构成
    B. 均位于心内膜下层
    C. 包括起搏细胞、移行细胞和浦肯野纤维
    D. 各成分之间由细胞质桥连成功能整体
    E. 将神经元的起搏冲动传导给普通心肌细胞

64. 分泌物含黏液的腺体是（　　）
    A. 舌下腺　　　B. 腮腺　　　C. 汗腺
    D. 胰腺　　　　E. 泪腺

65. 关于消化管的外膜正确的是（　　）
    A. 咽和食管为纤维膜
    B. 胃、空肠、回肠为浆膜
    C. 十二指肠、升结肠和降结肠的前壁为浆膜
    D. 盲肠、横结肠和乙状结肠为浆膜
    E. 以上均对

66. 原始心脏发生于（　　）
    A. 脊索腹侧的中胚层
    B. 脊索头端的中胚层
    C. 口咽膜头端的中胚层
    D. 口咽膜尾端的中胚层
    E. 前肠背侧的中胚层

67. 血小板描述正确的是（　　）
    A. 是有核的细胞
    B. 细胞直径 7～8μm
    C. 胞质中有嗜碱性的特殊颗粒
    D. 胞质的特殊颗粒含组胺和肝素
    E. 双凸圆盘形，直径 2～4μm

68. 唇裂是由于（　　）
    A. 两侧的上颌突未愈合
    B. 两侧的内侧鼻突未愈合
    C. 两侧的外侧鼻突未愈合
    D. 同侧的上颌突与内侧鼻突未愈合
    E. 同侧的上颌突与外侧鼻突未愈合

69. 关于连续毛细血管的描述正确的是（　　）
    A. 内皮细胞含少量吞饮小泡，内皮细胞间有紧密连接，基膜完整
    B. 内皮细胞含许多吞饮小泡，内皮细胞间有紧密连接，基膜完整
    C. 内皮细胞含许多吞饮小泡，内皮细胞间有间隙，基膜不完整
    D. 内皮细胞含少量吞饮小泡，内皮细胞间有紧密连接，基膜不完整
    E. 内皮细胞含少量吞饮小泡，内皮细胞间有间隙，基膜不完整

70. 膀胱的结构特征是（　　）

A. 黏膜腔面没有皱襞
B. 固有层内含较多的腺体
C. 外膜均为浆膜
D. 肌层由内纵、中环、外纵三层平滑肌组成
E. 黏膜上皮为复层扁平上皮

71. 属于单核吞噬细胞系统的细胞是（　　）
    A. 少突胶质细胞　　　B. 星形胶质细胞　　　C. 小胶质细胞
    D. 施万细胞　　　　　E. 卫星细胞

72. 胸腺上皮细胞的功能不包括（　　）
    A. 形成网状纤维　　　B. 参与形成胸腺小体　　　C. 分泌激素
    D. 辅助培育T细胞　　E. 构成支架

73. 淋巴结内的高内皮微静脉主要分布于（　　）
    A. 浅层皮质　　　　　B. 副皮质区　　　　　C. 淋巴小结
    D. 皮质与髓质交界处　E. 髓索

74. 参与心房分隔的结构有（　　）
    A. 第一房间隔和第二房间隔　　　　B. 房间隔和心内膜垫
    C. 房间隔和动脉干嵴　　　　　　　D. 房间隔和室间隔膜部
    E. 房间隔和心球嵴

75. 以下关于骨骼肌纤维超微结构的描述，错误的是（　　）
    A. 每条肌原纤维由更细的肌丝构成
    B. 肌丝分粗肌丝、细肌丝两种
    C. 横小管位于Z线水平
    D. 肌质网在靠近横小管处膨大形成终池
    E. 横小管和两侧终池组成三联体

76. 以下哪项不是巨噬细胞的特征（　　）
    A. 能够吞噬异物及自身衰老细胞
    B. 能够分泌抗体
    C. 细胞膜表面表达有MHC-Ⅰ类及MHC-Ⅱ类分子
    D. 分布广泛，淋巴组织内常见
    E. 具有抗原提呈能力

77. 关于小动脉的描述错误的是（　　）
    A. 管径0.3~1mm　　　　　　　　B. 包括粗细不等的几级分支
    C. 属于肌性动脉　　　　　　　　　D. 各级小动脉均无内弹性膜
    E. 是形成外周阻力的主要血管

78. 淋巴组织最丰富的部位是（　　）
    A. 结肠　　　　　　B. 回肠　　　　　　C. 空肠
    D. 食管　　　　　　E. 胃幽门部

79. 喉气管憩室将发育为（　　）
    A. 喉和气管　　　　　　　　　　　B. 喉、气管和支气管
    C. 喉、气管、支气管和肺　　　　　D. 气管、支气管和肺
    E. 支气管和肺

80. 下列几种细胞中滑面内质网最发达的是（　　）
    A. 催乳素细胞　　　B. 肾上腺皮质细胞　　　C. 肾上腺髓质细胞

D. 滤泡旁细胞　　　　　　E. 滤泡上皮细胞
81. 神经元胞体不存在于（　　）
　　A. 视网膜　　　　B. 肌梭　　　　C. 胃黏膜下层
　　D. 肾上腺髓质　　E. 小肠壁肌层
82. 关于甲状腺素的形成错误的是（　　）
　　A. 滤泡上皮细胞自血中摄取氨基酸
　　B. 在溶酶体水解成 T_3、T_4 后释放入血
　　C. 摄入的碘与甲状腺球蛋白在细胞内结合成碘化甲状腺球蛋白
　　D. 分泌颗粒以胞吐方式入滤泡腔贮存
　　E. 甲状腺球蛋白在粗面内质网和高尔基复合体合成加工

二、A2 型题（病例摘要型最佳选择题）（每小题 0.5 分，共 7 分）

83. 血涂片用煌焦油蓝染色，可显示网织红细胞中的（　　）
　　A. 残留的核染色质　　B. 残留的核糖体　　C. 残留的溶酶体
　　D. 残留的微体　　　　E. 残留的内质网
84. 已知某一细胞内含有一种特殊的结构，PAS 反应呈阳性，可以推断该结构的最可能含有的化学成分为（　　）
　　A. 蛋白质　　　　B. 脂类　　　　C. 脱氧核糖核酸
　　D. 多糖　　　　　E. 核糖核酸
85. 食管腔面衬覆的上皮和小肠上皮相比要耐摩擦，之所以耐摩擦是与该上皮独特的结构特点有关，下列不属于这些特点的是（　　）
　　A. 组成的细胞层数多　　　　　　　　B. 浅层细胞胞质充满干硬的角蛋白
　　C. 细胞之间有大量的桥粒　　　　　　D. 基底层的细胞与基膜之间有半桥粒
　　E. 基底层细胞有很强的分裂增殖能力
86. 一早产新生儿，出生时心跳、呼吸完全正常，出生后几个小时逐渐出现呼吸困难、青紫，并进行性加重，其最有可能的原因是（　　）
　　A. 肺泡表面覆盖有血浆蛋白膜　　　　B. Ⅰ型肺泡细胞透明样变
　　C. Ⅱ型肺泡细胞发育不良，表面活性物质分泌不足　　D. 肺泡隔毛细血管玻璃样变
　　E. 肺间质发育不良
87. 冰冻切片之所以被用于临床快速诊断，是因为不需要进行（　　）
　　A. 固定　　　　B. 包埋　　　　C. 切片
　　D. 染色　　　　E. 封片
88. 胰腺炎是胰腺因蛋白酶的自身消化作用而引起的疾病，导致胰腺炎的蛋白酶源自（　　）
　　A. 胃底腺的主细胞合成分泌　　　　　B. 胃底腺的壁细胞合成分泌
　　C. 胰腺的腺泡合成分泌　　　　　　　D. 肝细胞合成分泌
　　E. 小肠腺潘氏细胞合成分泌
89. 28 岁经产妇，孕 37 周，阴道无痛性多量流血 5h 入院，查体：无宫缩，宫底在剑突下 2 指。本病例最终诊断为前置胎盘。此病例中胎盘的植入部位是（　　）
　　A. 子宫体　　　　B. 子宫底　　　　C. 近子宫颈处
　　D. 输卵管　　　　E. 卵巢
90. 人体的结构非常精巧，组织结构特点与其功能发挥密切相关，例如衬覆于心脏、血管和淋巴管腔面的上皮组织，其特点中最利于血液和淋巴液流动的是（　　）
　　A. 细胞为多边形　　　　　　　　　　B. 细胞核位于中央
　　C. 含核的部分略厚　　　　　　　　　D. 游离面光滑

E. 细胞间有连接结构

91. 要检测某一组织中是否含有特定的一种蛋白质，并要对该蛋白质进行细胞定位，最佳的检测技术是（　　）
    A. 透射电镜术　　　　B. PAS反应　　　　C. 孚尔根（Feulgen）反应
    D. 免疫组织化学术　　E. 原位杂交术

92. 女性，37岁。不孕10余年，现进行"体外授精-胚胎移植"治疗。试管婴儿的医学术语叫"体外授精-胚胎移植"。世界上第一例试管婴儿的诞生地是（　　）
    A. 美国　　　　　　　B. 英国　　　　　　C. 法国
    D. 日本　　　　　　　E. 德国

93. 35岁风湿性心脏病妇女，心功能Ⅱ级，第二次剖宫产术后1年，接受输卵管结扎术，进行节育。输卵管结扎术的节育原理是（　　）
    A. 阻止精卵相遇　　　B. 杀死精子　　　　C. 杀死卵子
    D. 抑制胚胎着床　　　E. 抑制排卵

94. 女性，22岁，孕1产0，孕24周。彩超检查：于胎儿骶尾部见一近圆形包块，内回声不均匀，可见无回声区。彩超诊断：妊娠24周，单活胎；胎儿先天畸形，骶尾部占位病变——畸胎瘤。骶尾部畸胎瘤形成的原因是（　　）
    A. 口咽膜残留　　　　B. 脊索细胞残留　　C. 泄殖腔膜残留
    D. 原条细胞残留　　　E. 体蒂残留

95. 几个相邻的上皮细胞用不能跨细胞膜的荧光染料进行标记，其中一个细胞内的染料被实验手段进行破坏而失去荧光，但停止处理后该细胞很快恢复染料荧光，这种显现最好的解释是因为被处理的细胞与其相邻的细胞间存在（　　）
    A. 多糖　　　　　　　B. 桥粒　　　　　　C. 缝隙连接
    D. 紧密连接　　　　　E. 黏合小带

96. 在一种上皮组织的垂直切面上细胞核不在同一水平，透射电镜观察所有细胞都附着于基膜上，有些细胞表面有纤毛，该上皮最可能是（　　）
    A. 小肠黏膜上皮　　　B. 附睾管上皮　　　C. 气管腔面上皮
    D. 食管腔面上皮　　　E. 膀胱腔面上皮

三、B1型题（标准配伍题）（第97~101小题，每题0.5分；第102~120小题，每题1分。共21.5分）

（97~101题共用备选答案）
    A. 游离神经末梢　　　B. 触觉小体　　　　C. 环层小体
    D. 肌梭　　　　　　　E. 运动终板

97. 感受冷、热、痛觉的是（　　）
98. 感受压觉和振动觉的是（　　）
99. 感受触觉的是（　　）
100. 感受肌肉的伸缩变化的是（　　）
101. 引起骨骼肌纤维收缩的是（　　）

（102~106题共用备选答案）
    A. 角质细胞　　　　　B. 基底细胞　　　　C. 棘细胞
    D. 朗格汉斯细胞　　　E. 梅克尔细胞

102. 含有伯贝克颗粒的是（　　）
103. 无细胞核和细胞器的是（　　）
104. 基部有感觉神经末梢的是（　　）
105. 抗原提呈细胞是（　　）

106. 有增殖能力的是（ ）

（107～111题共用备选答案）

　　A. 破骨细胞　　　　B. 成骨细胞　　　　　C. 间充质细胞
　　D. 骨祖细胞　　　　E. 骨细胞

107. 夹在相邻两层骨板之间或分散排列于骨板内的细胞是（ ）
108. 具有形成胶原纤维功能的细胞是（ ）
109. 细胞内含大量溶酶体的细胞是（ ）
110. 不属于骨组织细胞成分的是（ ）
111. 成骨细胞来源于（ ）

（112～114题共用备选答案）

　　A. 肝血窦　　　　　B. 中央乳糜管　　　　C. 胆小管
　　D. 闰管（Hering管）　E. 小叶间胆管

112. 相邻肝细胞的细胞膜内陷形成（ ）
113. 与脂肪消化产物的运送有关的是（ ）
114. 小叶间动脉和小叶间静脉的血液汇入（ ）

（115～117题共用备选答案）

　　A. 纵行皱襞　　　　B. 环形皱襞　　　　　C. 绒毛
　　D. 微绒毛　　　　　E. 微皱褶

115. 由黏膜和部分黏膜下层形成的突起，存在于食管，食物通过时可消失的是（ ）
116. 由细胞膜和细胞质形成的密集的指状突起，光镜下为纹状缘的是（ ）
117. 由黏膜上皮和固有层结缔组织形成的突起，存在于小肠各段的是（ ）

（118～120题共用备选答案）

　　A. 睾丸间质细胞　　　B. 支持细胞　　　　　C. 前列腺腺泡上皮细胞
　　D. 附睾管上皮细胞　　E. 直精小管上皮细胞

118. 分泌雄激素结合蛋白的细胞是（ ）
119. 分泌甘油磷酸胆碱的细胞是（ ）
120. 分泌雄激素的细胞是（ ）

参考答案

一、A1型题

1. C　2. B　3. C　4. A　5. B　6. C　7. B　8. B　9. A
10. B　11. E　12. D　13. D　14. A　15. A　16. C　17. C
18. A　19. B　20. B　21. C　22. B　23. B　24. E　25. A
26. C　27. E　28. B　29. D　30. C　31. B　32. B　33. A
34. A　35. C　36. C　37. A　38. C　39. D　40. E　41. A
42. B　43. C　44. B　45. C　46. D　47. A　48. D　49. A
50. B　51. E　52. A　53. D　54. C　55. C　56. E　57. C
58. B　59. C　60. E　61. E　62. D　63. C　64. A　65. E
66. C　67. E　68. D　69. D　70. D　71. C　72. A　73. B
74. B　75. C　76. B　77. D　78. B　79. C　80. B　81. B
82. C

二、A2型题

83. B　84. D　85. B　86. C　87. A　88. C　89. C
90. D　91. D　92. B　93. A　94. B　95. C　96. C

三、B1型题

97. A　98. C　99. B　100. D　101. E　102. D　103. A
104. E　105. D　106. B　107. E　108. B　109. A　110. C
111. D　112. C　113. B　114. A　115. A　116. D　117. C
118. B　119. D　120. A

（陈同强）